JE ME SENS BIEN
MAIS JE ME SOIGNE

19, rue Saint-Séverin 75005 Paris

ISBN : 978-2-85327-451-7
contact@dervy-medicis.fr
www.dervy-medicis.com

Jean-Marie Delecroix

JE ME SENS BIEN MAIS JE ME SOIGNE

Réédition de *Vivre ou ne pas vivre*

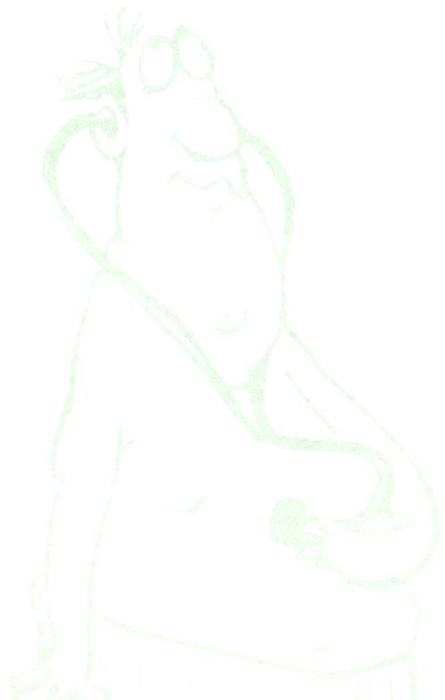

Éditions Médicis

Du même auteur

Aux Éditions Médicis

La cure de raisin : nettoyer son organisme
Le diabète : le gérer, le guérir
Les graines germées : une mine immense de vitalité
Nouvelles clés pour mieux vivre : 22 voies vers le bien-être
Les omégas-3, 6, 9 : vitalité du cerveau et du cœur
Être mince, gérer son poids : les vraies lois de la nature
La nouvelle alimentation : réflexes de base, tome I
La nouvelle alimentation : son rôle pour éviter les maladies, tome II
L'excès d'acidité : Comment le pondérer ?
Les compléments alimentaires nécessaires pour être en forme
Les huiles alimentaires : choisir les meilleures
Les algues alimentaires : riches légumes de la mer
Le miel et les produits de la ruche : équilibre et santé au naturel
L'argile : santé et beauté du corps
Le cholestérol : augmenter le bon, diminuer le mauvais
Les fruits : sources d'équilibre et gages de bonne santé
La maladie d'Alzheimer et autres maladies du cerveau : les comprendre et les prévenir
L'arthrose et les rhumatismes : combattre le vieillissement prématuré de vos articulations
Désoxydez votre corps : prévenir les maladies et retarder le vieillissement
Intestins sereins… intestins chagrins : Comment retrouver le bon équilibre ?
Un appareil cardiovasculaire vaillant et rigoureux
Calcium et autres minéraux indispensables pour le corps
Le lait, ami ou ennemi ? Un guide pour y voir plus clair
Ostéoporose, déminéralisation, acidose… même combat ou comment ces notions sont liées
100 conseils avisés pour bien manger : Comment choisir et cuisiner les bons aliments ?

Aux éditions Dangles-Piktos

L'apprentissage de la nutrition au quotidien : 265 assiettes sans fausse note
Devenir végétarien : les bienfaits, les dangers
La puissance de votre cerveau et ses étonnantes capacités

Aux éditions Chariot d'Or-Piktos

Les huiles essentielles pour toute la famille
Les 8 cures de revitalisation pour désintoxiquer le corps

Aux éditions Larousse

200 aliments qui vous veulent du bien : le point sur la recherche

Coordonnées de l'auteur

Nathalie & Jean-Marie Delecroix
Centre de Naturopathie et Ressourcement
Domaine de Cenfosse – 21430 Liernais
Tél. : 03 80 84 46 64 et 06 89 15 55 79
jmdelecroix@yahoo.fr
http://www.lesclesdelasource.com
http://www.chambresdhotes-gites-bourgogne.com

Quant à son temps, bien le sut dispenser :
Deux parts en fit, dont il soulait passer
L'une à dormir et l'autre à ne rien faire.

Jean de La Fontaine.

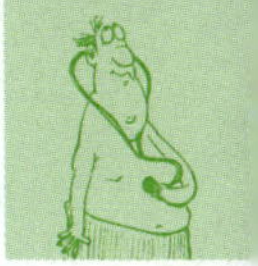

UNE HISTOIRE BANALE

Le 7 juin 1986, on sonne à ma porte. Une personne d'un laboratoire d'analyses médicales me fait comprendre que mon médecin doit appeler très vite le laboratoire car quelque chose ne va pas bien dans mes analyses. Affolement général ! J'appelle ma femme, le docteur... Transport d'urgence à l'hôpital. Depuis le matin, je tournais en rond dans l'appartement en quête de mieux-être. Quelques jours auparavant, j'étais allé voir le docteur car je ne me sentais pas très bien. Il m'avait ordonné une série d'analyses de sang. On y était ! 5,4 grammes de sucre à jeun. Un peu trop !

À l'hôpital, tout s'enchaîna aussitôt : piqûres d'insuline, puis hypoglycémie, régime aux biscottes avec leur dose élevée de sucre : ce que je ne savais pas encore à l'époque. Au bout d'une semaine de séjour, j'eus le choix entre les piqûres et les cachets journaliers avec un régime ultra-sévère : pas de fruits, mais de la viande, etc. Je n'étais plus le même : j'étais diabétique. Alors, j'ai sorti des tiroirs mes analyses de sang réalisées dans le cadre professionnel depuis plus de 10 ans. Je faisais du diabète depuis longtemps sans le savoir. À partir de cet instant, j'étais remboursé à 100 % par la Sécurité sociale, une faveur qui faisait de moi un malade exceptionnel !

Je me rappelai une vieille tante diabétique qui ne voyait plus clair et qui mit une pelletée de charbon dans la marmite de soupe familiale car elle perdait l'esprit. Je n'en savais pas plus.

Ce professeur de médecine m'avait interdit les fruits à vie. Je me dis : « Ce n'est pas possible que la nature ait offert des fruits et que cela ne soit pas bon pour moi. »

À partir de ce moment, tout a basculé. J'avais 39 ans et je reprenais tout à zéro. Pendant mes études, j'ai toujours eu une aversion épidermique pour la lecture. Pourtant, à partir de ce jour, je me suis mis à dévorer des livres sur le fonctionnement de notre organisme, les phénomènes naturels, la naturopathie, la radiesthésie, l'astrologie, le magnétisme, la numérologie, etc. Tout y est passé.

Peu à peu, je commençai à comprendre ce qu'était le sucre et comment il évoluait dans l'organisme. J'entrepris de me guérir du diabète en essayant sur moi tout ce que je lisais. J'ai fait bon nombre de jeûnes infructueux car je me trompais sur la reprise alimentaire. J'ai fait beaucoup d'erreurs. Deux ans et trois mois après ce déclic, j'étais guéri du diabète.

Au cours de mes recherches personnelles hors des sentiers battus, j'ai rencontré un ou deux médecins un peu particuliers mais absolument géniaux.

À ce moment-là, je me trouvais un peu « juste » pour donner des conseils de médecine naturelle. Une publicité dans une revue spécialisée m'a attiré par hasard (Einstein dit que le hasard est l'intervention de Dieu quand Il veut qu'on ne le reconnaisse pas). Je me suis inscrit à l'école de naturopathie du feu docteur André Passebecq.

J'ai découvert aussi la psychologie, la méditation, l'homéopathie sur les bancs de la faculté à Paris avec les docteurs Quemoun et Sananès, l'iridologie, la psychothérapie, la géobiologie, la graphologie et moult autres choses encore, en 100 stages, 400 ouvrages, et plus encore. Ensuite, j'ai étudié à Lyon pendant quatre années la médecine traditionnelle chinoise et son application par l'acupuncture et l'homéopathie. C'est la mère de toutes les médecines et la véritable cause des maladies y est mise en lumière immédiatement. On y retrouve aussi toutes les lois de la nature. Elle donne une cohérence étonnante à la naturopathie. Son symbolisme amplifie la compréhension anthroposophique. Puis je me suis formé à la médecine quantique et j'utilise le physioscan, qui réalise un bilan rapide et très précis du niveau énergétique des différents systèmes qui déterminent l'équilibre fonctionnel des organes de l'individu.

J'essaie d'appliquer tout cela avec une réussite qui m'émerveille à chaque fois. C'est ainsi que vous me retrouvez dans ces lignes. J'ai en effet désiré ardemment vous faire partager ces préceptes naturels et simples, d'une efficacité incroyable. Petit à petit, notre société en a perdu une bonne part. Il nous faut les réapprendre. C'est ce que je vous propose.

LA NUTRITION

Que la nutrition soit ta médecine.
Les premiers hommes qui se sont préoccupés
des différentes manières de se nourrir
ont été les premiers médecins.

Hippocrate, père de la médecine.

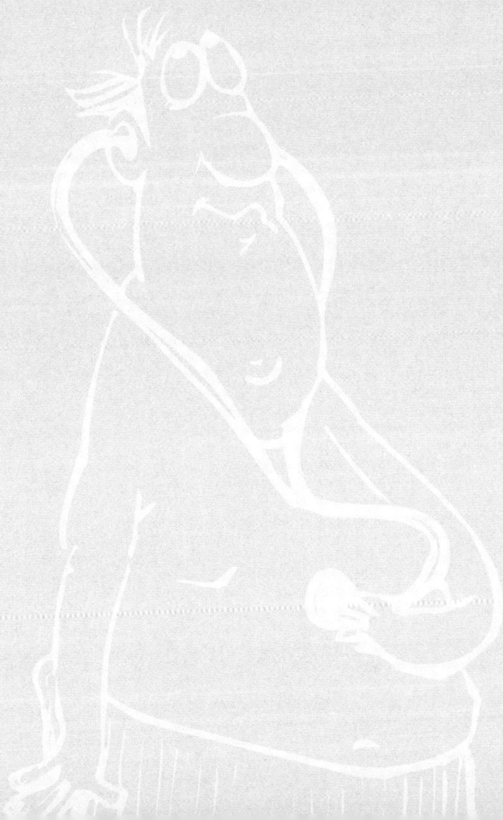

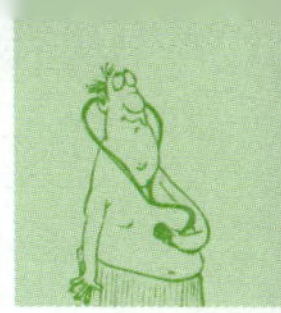

PRÉAMBULE

On ne commence pas l'alpinisme en affrontant d'emblée les sommets de l'Himalaya, la voile par un tour du monde en solitaire, la méditation par des heures de concentration ou d'abstraction, on ne déménage pas séance tenante de sa maison si on la trouve malsaine, la réforme alimentaire par une refonte totale instantanée, etc.

Les crises de nettoyage de l'organisme qui en découleraient entraîneraient des manifestations beaucoup trop violentes. Commençons tout doucement, en mesurant les effets, comme un jeu. Cet ouvrage est une panoplie dans laquelle on puise un peu chaque jour.

« On ne se débarrasse pas d'une habitude en la flanquant par la fenêtre ; il faut lui faire descendre l'escalier marche par marche », disait Mark Twain.

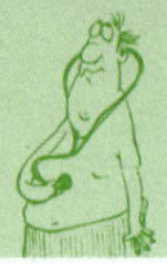

LES CHOSES SONT SI SIMPLES !

Cet ouvrage est à la fois la synthèse de plus de trois cents livres de grande notoriété dans le domaine de la vie saine et naturelle, et celle des résultats pratiques de l'application heureuse de ces préceptes.

« Que l'aliment soit ton unique médecin » disait Hippocrate. Que de chemins divergents parcourus depuis cet envoi en mission du père de la médecine. De nos jours, la médecine officielle française ne nous apprend pas la nutrition. Le président Chirac avait promis qu'en 2004 des cours de nutrition feraient partie du cursus de formation des médecins. Nous sommes en 2012 et rien n'a évolué. Nous le demandons avec insistance. En outre, nous sommes, hélas, en prise avec une gigantesque machine d'hommes d'affaires, de publicités pharmaceutiques aux heures de grande écoute. Aussitôt que l'opinion semble décidée à ne pas trop consommer de sucre, une vaste campagne publicitaire vers 20 h, avant le journal télévisé, vante avec talent les mérites du sucre. Le sucre repart de plus belle. Le jour de Noël, j'ai observé pendant dix minutes, par hasard, six spots publicitaires pour des médicaments, une « relance » des produits laitiers et du sucre. Où est le message du père spirituel ? Actuellement, ce sont les firmes pharmaceutiques qui font la politique de santé du monde entier. Attention danger !

En septembre 2012, les professeurs Bernard Debré et Philippe Even ont publié une étude édifiante : *Le guide des 4 000 médicaments utiles, inutiles ou dangereux* (Le Cherche Midi), où on apprend que 50 % des médicaments sont inutiles, 20 % sont mal tolérés et 5 % potentiellement très dangereux, alors que 75 % de ces mauvais produits sont remboursés par la Sécurité sociale et que l'annulation logique de ces remboursements ferait un gain pour notre pays de 10 à 15 milliards d'euros. Ces deux éminents professeurs donnent une explication : cette dérive est due au laxisme, à la démagogie, à l'incompétence et à la corruption. N'est-ce pas un peu grave ?

Bien sûr, la Sécurité sociale emboîte le pas en ne remboursant plus la phytothérapie. L'Ordre des médecins attaque les confrères qui s'écartent de la pharmacopée officielle. En France, n'existe plus pour tous le libre droit de guérir ses semblables. Subsiste le droit de faire marcher le grand commerce des drogues reconnues et conseillées.

Par ailleurs, de tout temps, les hommes ont eu besoin de parler, de se confier. C'est ainsi qu'existaient les curés, les confesseurs, les directeurs de conscience, le maître d'école, le pharmacien qui distribuaient des conseils. On les a remplacés par des psychiatres qui donnent des médicaments. Les gens les consultent volontiers car ceux-ci écoutent pendant des heures. Ne nous y trompons pas : ils sont bien souvent sollicités pour cela.

Certains thérapeutes sont « ouverts »

Actuellement, les naturopathes et praticiens de santé dits marginaux reçoivent des malades et les écoutent ; les consultations ne durent pas cinq minutes mais une heure. Ce n'est pas un échange à sens unique, un dialogue monologue, une prescription « automatique ». La relation n'est pas celle du patient qui remet son corps entre les mains du médecin qui seul sait et s'occupe de tout. J'ai observé des malades emmenés à l'hôpital péremptoirement. Tout le monde, sauf eux, savait que c'était pour une radio ou autre chose. Pas le droit de savoir, encore moins celui d'en discuter ; je ne parle pas de celui de contester les antibiotiques ou tranquillisants s'écoulant de la perfusion de glucose.

Alors que je rendais visite à un homéopathe de ma région afin d'obtenir quelques remboursements de la part de notre système de santé, je lui expliquai que j'étais en faculté pour me former en homéopathie. « Mais vous n'êtes pas médecin ! Comment ont-ils pu accepter ? Ce n'est pas sérieux, etc. » Il était fâché. J'avais l'impression, en l'écoutant, d'aller en « maison close », à l'insu de mes parents. Je devais être honteux d'apprendre. Ce monde est fou !

Tout cela est contraire – je vous l'assure – à l'esprit d'Hippocrate. Si j'osais, j'améliorerais encore la formule: «Que *ton* aliment soit *ton* unique médecin.»

Le but de cet ouvrage est d'expliquer des choses simples car il s'agit de choses simples. On mange pour se nourrir et non pas pour passer le temps ou discuter business. Selon ce dont on a besoin à un moment précis, on mange ceci ou cela. On ne mange pas si on n'a besoin de rien, si on a besoin d'éliminer. Ainsi, il s'agit de *mon* aliment, en fonction de *mon* corps, qui n'est pas celui de mon voisin. Bien souvent, quand je parle à bâtons rompus de ce qui fait la vie des gens venus me voir, assez vite, nous entamons le sujet de l'alimentation. À la question: «Comment mangez-vous?», j'ai presque toujours la même réponse: «Bien», «Je mange bien», «Comme tout le monde». Tout le monde est dans la norme; c'est confortable d'être dans la norme: viande journalière, bifteck-frites, tartine beurrée et confiture, coca, café au lait, charcuterie le soir pour manger plus léger, un peu de lait entre deux pour le calcium, un petit café à midi pour faire digérer tout ça. «Vous voyez: je mange bien, comme tout le monde.» Donc tout va bien! Quand j'ose m'aventurer davantage – «Il y a deux, trois petits aménagements éventuels à envisager» –, c'est la surprise, la consternation: «Tout le monde mange comme cela.»

«Moi, je suis malade. Pourquoi? Je n'ai pas de chance. Personne n'arrive à me guérir.» En fait, actuellement, la majorité des personnes creusent leur tombe avec leur fourchette. En effet, chacun envisage de finir sa vie de façon inéluctable dans la maladie: cancer, maladie cardiovasculaire. Ceci est aussi la norme. 70 % des hommes ont un cancer de la prostate en vieillissant. C'est normal aussi!

Nous pouvons vivre vieux et en bonne santé

Eh bien, non ! Notre alimentation est à revoir. Nous allons devenir notre propre médecin. Nous allons nous entretenir en santé. Quand la fièvre viendra, nous applaudirons cette défense naturelle de notre organisme, nous l'accompagnerons, l'aiderons à faire son office. Une grippe soignée aux antibiotiques se guérit en une semaine ; une grippe sans antibiotiques en 7 jours ! Nous saisirons alors qu'un écart existe entre notre façon de vivre et notre destinée, entre ce qui serait bon pour notre corps et ce que nous lui faisons subir. Nous apprécierons un mal de tête qui nous interpelle tout en nous désintoxiquant. L'aspirine nous l'enlèverait ? Quelle chance ratée ! Notre alimentation, chaque jour révisée, réinventée en fonction de ce qui nous arrive, nous guérira de tout, y compris en supprimant l'éventualité d'être malade.

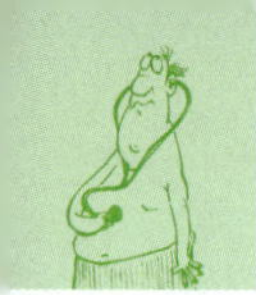

QUELQUES GRANDS PRINCIPES

« Aujourd'hui, les filles s'émancipent, en vertu des grands principes ; mais elles le font élégamment », chantait Guy Béart. Je vous le propose.

Pour qu'une machine fonctionne bien, il lui faut un carburant. Ce carburant doit être de bonne qualité. S'il est en excès, tout s'encrasse. S'il en manque, le rendement est médiocre. De plus, il faut veiller à nettoyer périodiquement les différents organes vitaux.

Le système médical français n'est pas spécialement nutritionniste ; il suffit d'observer ce qu'on donne à manger aux malades dans les hôpitaux pour s'en persuader. Les recherches médicales officielles annonçaient encore en 2003 que les cancers sont associés pour 35 % à l'alimentation (25 % au tabac, 10 % à l'alcool, 10 % au terrain génétique, etc.). En 2012, on commence à penser que l'alimentation a un rôle hautement prépondérant. Enfin !

La fameuse étude SUVIMAX

Fin mai 2003, l'étude SUVIMAX, effectuée sur 13 000 personnes pendant plus de 10 ans (c'est énorme !), annonce qu'on gagnerait 100 000 vies par an si les Français consommaient, 5 fois par jour seulement, des légumes crus et des fruits (entre les repas). C'est facile : une pomme, une figue, une salade, etc.

C'est une INFORMATION CAPITALE, un enseignement d'utilité publique, un cas de flash spécial, un sujet de numéro hors-série d'un grand magazine. Sauver des vies ! Vous rendez-vous compte ? 100 000 ! Qu'on se le dise ! Cette étude n'est pas parue dans les médias pour cause de canicule, information avec laquelle on nous bassina 4 mois durant. 100 000 vies, c'est autre chose que 20 000 procès-verbaux automatiques pour vitesse excessive de 130 à 135 km/h, non ? Échanger son uniforme de cow-boy contre celui de nutritionniste ? Il serait si simple de diffuser les bons préceptes à l'occasion des contacts médicaux. Heureusement, petit à petit, parfois, certaines choses changent un peu.

Manger, ce n'est pas de la chimie

La nourriture et son comportement dans l'organisme n'obéissent pas aux seules réactions chimiques. C'est bien plus que cela. Les maladies sont des manifestations physiques, plus précisément des écarts entre l'harmonie, la destinée, le devenir, l'application pure des lois de la nature et notre façon de vivre. La manifestation physique de cet écart, c'est la maladie, sorte de signal accessible à notre compréhension humaine, signal qui doit nous interpeller sur la recherche des causes de la dysharmonie. C'est pourquoi il est fâcheux de chasser, par exemple, les maux de tête afin de les oublier.

Ceci induit un changement de comportement alimentaire souvent complet mais très progressif. Les différentes modifications ne doivent pas se faire en même temps et, de toute façon, il faut les amener très progressivement. Tout changement, même mineur, dans le sens indiqué sera déjà un pas vers la santé.

Philippe vient me voir avec une sclérose en plaques. Nous nous entendons bien. La réforme alimentaire progressive produit déjà ses effets. Pendant six mois, les progrès sont lents mais certains. Puis un jour, plus de nouvelle ! Philippe en a marre. C'est trop long, il arrête. Dieu sait qu'il faut vingt ans de mauvais et déloyaux services à son organisme pour fabriquer une maladie grave. Et les gens voudraient qu'en quinze jours tout soit remis dans l'ordre. Il y a Lourdes pour cela ! Il faut à peu près autant de temps pour réparer correctement et définitivement qu'il en a fallu pour détériorer.

Avant d'attaquer sa petite révolution, notons sur une liste tous les symptômes, les douleurs, les gênes que nous avons. En effet, lorsque les choses évoluent, on ne se souvient plus exactement de ce qui nous gênait. On oublie vite. Ainsi, quelques mois après, nous découvrons, en parcourant la liste, tout ce qui a changé.

Un jour, Patricia me téléphone pour me dire qu'un mois après notre entrevue, rien ne va mieux, rien, mais rien du tout. Je lui dis : « Mais vous dormez toujours aussi mal ? » La réponse vient, timorée : « De ce côté-là, ça va un peu mieux, je dors. » OK ! « Et vous avez encore ces violents maux de tête incessants ? » La réponse se fait attendre mais sort, timide : « Oui, des fois, le soir... » OK ! Rien n'allait mieux !

Et prenons tout cela comme un jeu, un jeu où il y a gros à gagner : la vie. Alors, vivre ou ne pas vivre ?

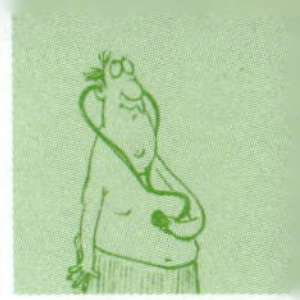

L'HOMME ET LA NATURE

Nous avons déjà vu que l'homme est fait pour vivre en symbiose avec la nature, que tout écart de comportement par rapport aux lois de la nature l'entraîne dans la maladie. Lorsque bon nombre de thérapeutiques échouent avec quelques personnes déprimées, celles-ci retrouvent un bon équilibre, petit à petit, en marchant dans la nature, un peu chaque jour.

Notre société nous apprend cependant à nous écarter de la nature. L'ignorance des choses de la nature est monnaie courante. Le Français est assez incroyable sur ce point. Jugez vous-même. Un sondage Sofres révèle ceci : les personnes interrogées pensent que, sans coq, les poules ne peuvent pas pondre ! Et ceci pour 50 % des réponses. 58 % croient qu'il y a deux variétés d'oliviers : ceux qui donnent les olives noires et les autres qui donnent les olives vertes. Il y a de quoi rire quand on voit que le lapin est un ruminant, comme le porc d'ailleurs ! C'est bien connu ! Pour beaucoup de monde, il n'y a pas de différence entre le bœuf et le taureau : zéro pointé ! Si alors on se met à leur raconter que certains poissons sont tour à tour mâles et femelles, ils crient au canular.

Tout ce savoir de « provincial » a un arrière-goût de passe-temps du dimanche après-midi – s'il fait beau ! La nature est un luxe, c'est tout. Quelle erreur essentielle ! L'homme est, avant tout, un animal de la nature, dont le corps n'est pas dissocié de l'âme et de l'esprit.

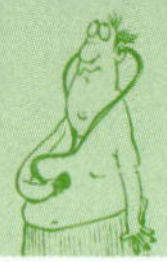

NOUS FAISONS DES PROGRÈS

Cependant, depuis quelques années, il semble que nous fassions de petits progrès. Hélas, la consommation de viande, de pâtisseries industrielles, de biscuits et biscottes, de potages instantanés continue son ascension effrénée. Mais le sport et son cortège d'exercices physiques envahissent un peu la vie de tout un chacun. Les parcours santé, le footing du dimanche matin, la marche du dimanche après-midi deviennent peu à peu des institutions. Les tenues de sport avec leur look moderne, joli et voyant, assorties du dernier MP3 à la mode, ont suivi le mouvement. Le sport pour le sport, en marge des compétitions, s'installe peu à peu comme une valeur sûre.

L'écologie prend une importance croissante. Évidemment, pour éclore, il a fallu qu'elle emprunte les chemins détournés et médiatiques des partis politiques. Cependant, elle est une prise de conscience collective du fait que l'homme a fait de la terre une immense poubelle et qu'il va bien falloir que quelqu'un la vide.

À la dernière foire aux vins où je suis allé rendre visite à un ami vigneron, celui-ci m'a avoué que tous ses collègues faisaient triste mine, alors que son vin biologique avait doublé ses commandes. De plus en plus, on ne croit plus aux régimes fous et de plus en plus, on recommande de manger « un peu de tout », de manière équilibrée. Il y a même des rayons « diététiques » de plus en plus vastes dans les supermarchés. Certaines familles, maintenant, recherchent les produits de qualité.

On sait, d'après une étude scientifique de New York, que les enfants nés de femmes qui fument pendant la grossesse ont un quotient intellectuel (QI) de 9 points inférieur aux autres. Heureusement, la consommation générale de tabac baisse en France. C'est un bon début !

Un sondage récemment présenté sur TF1 a montré que plus de 90 % des Français pensent que les aliments ont une incidence prépondérante sur la santé de chacun de nous.

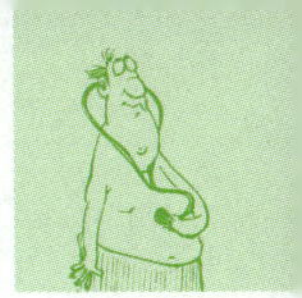

LES DEUX DÉMARCHES

Permettez-moi maintenant d'essayer de résumer quels sont les deux grands comportements thérapeutiques en face de la maladie. Il y a en effet deux sortes d'états d'esprit possibles, totalement opposés. Ces deux démarches n'ont pas les mêmes résultats évidemment.

Première démarche

Elle est bien connue : c'est la tradition allopathique chère à Pasteur. Tout ce qui nous arrive est commandé de l'extérieur de nous-mêmes, une espèce de malchance, un acharnement du sort. Allez savoir pourquoi ! Les microbes nous ont repérés et nous choisissent pour cible. Nous sommes malades. Ce n'est pas de chance ! Nous nous adressons donc à quelqu'un qui va ou qui ne va pas nous guérir. Nous attendons tout de lui. Il va nous donner des médicaments. Il va nous enlever un organe. Lui seul sait comment marche notre organisme, lui seul détient les rênes de notre guérison. Nous sommes prêts à payer très cher cette compétence. Celle-ci nous guide pas à pas dans ce que nous devons entreprendre. Si la guérison n'intervient pas, c'est par exemple que le problème a été pris trop tard ou alors que le thérapeute « n'a pas vu clair ». Cette démarche est la grande démarche actuelle de la société médicale française. Notre système de protection de la santé cautionne cette démarche et rembourse tous nos frais dans ce sens. La Sécurité sociale rembourse toujours des médicaments pour réparer des dommages mais ne prend pas en charge quelques autres produits dont l'usage pourrait améliorer la santé à titre préventif.

Seconde démarche

Celle-ci est complètement différente. Elle a pour fondateur le père de la médecine : Hippocrate. C'est un grand paradoxe que son « institution » ait tant dévié ! En ce temps-là, tous les médecins étaient naturopathes. Cette démarche est préventive, globale. Elle ne soigne pas la maladie mais des individus et leur terrain. Elle ne recourt pas aveuglément à des thérapeutes. Ceux-là sont présents pour aider et conseiller. Cette démarche a bien compris que les bactéries existent pour tout le monde, que le virus de la grippe a atteint toute une ville mais que chaque citadin ne contracte pas forcément la grippe. Le docteur Passebecq, qui nous a quittés en 2010, disait que la maladie est un signal bénéfique qui nous montre que nous dévions de la nature. La maladie est le résultat d'un écart entre notre destinée et la façon dont nous la vivons. C'est un signal d'alerte propice à nous le faire découvrir. À ce moment-là, nous cessons les activités qui ont amené ce déséquilibre, nous modifions notre alimentation trop éloignée de la nature et notre maladie aiguë cesse. Nous n'engendrons aucune maladie chronique car nous « soignons » à chaque instant notre « terrain ».

L'approche de ceux qui guérissent par eux-mêmes

Les malades du sida qui en guérissent sont ceux qui ont cette deuxième démarche. Les médias et les revues médicales font peu état des cancéreux, des sidaïques qui ont survécu. Il serait pourtant intéressant de se tourner davantage vers eux. En effet, ils ont découvert la voie de la guérison. Mais notre société est organisée politiquement pour que nous restions des moutons bien sages et il n'y a pas de place médiatique pour ces farfelus hors norme qui sont autant de « cas » médicaux inexplicables !

Leur approche est forcément utile à l'humanité. Ces gens se sont trouvés en face d'une maladie grave. Ils ont réfléchi et ont découvert la cause de leur maladie. Ils ont remédié à cette cause. Ainsi, la maladie n'a plus lieu d'être, elle ne peut plus justifier sa présence. Il ne lui reste plus qu'à disparaître.

Sur un plan biologique, ces grands malades ont découvert leur organisme complètement intoxiqué, déminéralisé et affaibli. Ils ont appris à le désintoxiquer, à renforcer leur système immunitaire, à se régénérer par des méthodes naturelles. Nous ne connaissons aucune méthode allopathique qui réussisse ces trois fonctions dans le cas de maladies graves. Ces notions ne nous font-elles pas réfléchir ?

Une idée simple

Voici une idée simple, donc difficile à croire. La santé parfaite est un état d'être naturel, c'est-à-dire que l'être humain revient à cet état automatiquement, de lui-même, lorsqu'on laisse faire la nature, c'est-à-dire qu'il s'en écarte lorsqu'on intervient par des procédés antinaturels. Nos cellules sont imprégnées au plus profond d'elles-mêmes d'un automatisme d'autoguérison. Si nous avons la grippe en même temps que notre conjoint, mettons-nous au lit bien au chaud sans ne rien prendre (sauf quelques tisanes et de l'eau). Nous verrons lequel des deux sera le plus vite sur pied, surtout si notre conjoint a droit, lui, aux meilleurs antibiotiques du marché. Celui qui tire les marrons du feu d'une telle expérience est, en fait, celui qui a vendu les médicaments.

Des propositions concrètes

Maintenant, il est temps de faire des propositions constructives et sérieuses. Je souhaite que ce pays crée pour les assurances maladie des systèmes de bonus comme pour les assurances automobile. Encourageons ceux qui ne prennent pas de médicaments et ceux qui font de la « médecine préventive » par des produits naturels. Arrêtons les recherches inutiles vers des produits encore plus nocifs. Encourageons la formation et l'existence de véritables professionnels de la santé, ceux qui enseigneraient la « deuxième approche ». Faisons une large publicité aux cas de guérison réalisés par les méthodes naturelles. Exposons longuement les circonstances de ces guérisons.

Ne faisons plus de la santé un système de rentabilité financière.

Osons un peu, que diable !

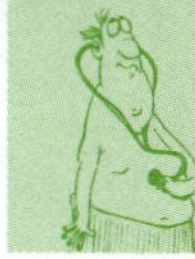

REMÈDES DE BONNES FEMMES

Le mot *fama* veut dire « renommée » en latin. On dit d'un lieu qu'il est bien ou mal famé, c'est-à-dire qu'il a bonne ou mauvaise réputation. Les remèdes de *bona fama*, soit de bonne renommée, ont été traduits par « remèdes de bonnes femmes ». Cette transcription fausse et péjorative en dit long sur l'intention des traducteurs. Le professeur Léon Binet, doyen de la faculté de médecine de Paris en 1955, écrivait dans la presse médicale : « Les plantes médicinales ont toujours joué un rôle important dans la thérapeutique d'autrefois et, malgré la découverte des produits de synthèse, les extraits de plantes gardent encore aujourd'hui une valeur thérapeutique importante pour le traitement de certaines maladies. »

Les vertus de ces plantes et légumes ont fait l'objet de publications scientifiques officielles. Elles font donc autorité. Les oublier ou les traiter de « remèdes de bonnes femmes » ne suffit pas à les discréditer. Leurs effets sont réels et démontrés. L'homme de Neandertal, il y a 60 000 ans, les utilisait déjà. Un quart des médicaments contiennent un ou plusieurs principes actifs de ces plantes. Mais voilà, tout cela est trop simple. Il n'y a quasiment plus de programme de recherche dans ce domaine. Henri Leclerc préconise aux snobs des infusions d'apozème de *Malus communis*, soit du jus de pomme. Voilà un nom qui pourrait faire fureur en pharmacie. Car en fait c'est très gênant – « pharmacopéement » parlant – que la carotte (oui ! la carotte *vulgaris* de nos jardins) dilate les artères coronaires. En cas de diarrhée – oh ! pardon... de syndrome de gastro-entérite –, mettons-nous à la diète et prenons des myrtilles, des myrtilles et des myrtilles. Nous y verrons aussi mieux la nuit, pour aller nous poser sur le « trône », mais nous irons de moins en moins vers ce lieu de souffrances. Les colibacilles intestinaux auront la vie dure et tout rentrera dans l'ordre sans rien d'autre. Les tisanes d'aubier de tilleul sauvage sauront nous faire un nettoyage hépatorénal comme aucun autre médicament chimique ne sait le faire. Le cidre dissout l'acide urique. C'est un bon diurétique et aussi un laxatif efficace. Et c'est sympa !

Les somnifères ont envahi notre vie. Les benzodiazépines qu'ils contiennent détruisent les cellules du foie, entre autres. Il y a des plantes dont l'action est réelle. L'aubépine apaise le rythme cardiaque, régularise le système nerveux sympathique. Les palpitations cardiaques sont atténuées. C'est une plante antistress efficace. Le coquelicot aide à combattre l'anxiété, la nervosité et l'émotivité. L'*Escholtzia* ou pavot de Californie est un bon sédatif. Il contribue à un bon endormissement. La passiflore est très connue : les tiges et les feuilles procurent un sommeil plus réparateur.

Abordons maintenant un chapitre délicat. Pourquoi délicat ? Parce qu'il est trop simple pour être admis. Le calcium en comprimés chimiques est assimilé à 2 %, mais à 100 % dans la coquille d'œuf. Pourquoi ? Parce que les produits naturels comportent la substance active utile associée à d'autres substances qui agissent en synergie, en catalyseurs si vous voulez. Le magnésium non raffiné agira beaucoup mieux. Le scorbut est guéri par le chou, le citron, mais pas par la vitamine C de synthèse à haute dose. Les vitamines de synthèse prises en surconsommation peuvent entraîner de graves dommages, alors que la même quantité prise au sein de légumes, même en surconsommation, ne produit aucun effet nocif. Eh oui ! La nutrition n'est pas de la chimie.

Des recherches médicales nombreuses et coûteuses sont entreprises. Cependant, on ne sait encore que peu de chose sur les vertus des produits naturels. Pourtant, l'extension de ces connaissances nous semble de première importance. Quelques exemples ? Pourquoi le raisin en cure fait-il en quelque sorte fondre les tumeurs ? Pourquoi le miel est-il aussi bon pour certains alors qu'il n'est pas recommandé pour d'autres ? Pourquoi et dans quelle mesure l'avoine aurait-elle tendance à empêcher de fumer ? Qu'est-ce qui fait que le thé vert dilate certains vaisseaux ? Quels sont les antibiotiques de l'avocat ? Pourquoi le jus de pamplemousse fait-il baisser la tension chez certains sujets seulement ?

Les vertus des plantes se sont colportées au fil de l'évolution de l'humanité. Puis ce savoir s'est perdu, remplacé par les produits chimiques pharmaceutiques. Il faut donc tout redécouvrir puisque, tout en les mettant sous l'éteignoir, on s'empressait aussi de contester leurs effets. Quel gâchis ! On vient de redécouvrir les propriétés des graines de courge contre les maladies de la prostate. On a dû les tester en hôpital alors qu'on le sait depuis si longtemps de façon incontestable. Ensuite, on en fera un médicament inutile, coûteux, inefficace et ridicule !

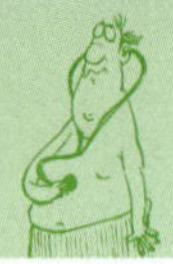

QU'EST-CE QUI A CHANGÉ ?

Tout d'abord, un phénoménal savoir-faire en matière de tape-à-l'œil. Les emballages sont des œuvres d'art en quadrichromie et carton peint pelliculé : de véritables mini-tableaux de maîtres. Ceci est relayé par une publicité audiovisuelle d'une puissance de persuasion incroyable. « Ceci a été vu à la télé » écrit-on souvent ; ce qui veut dire que c'est bon, évidemment. Tout cela est renforcé par l'utilisation, en publicité, d'enfants, de sexe et d'autres « trucs » très efficaces. Chez nos ancêtres, la vérité sur la qualité des choses subissait l'épreuve du bouche-à-oreille, avec la formidable sélection naturelle que l'on devine. La tradition populaire colportait ainsi la vérité. Maintenant, il suffit d'être puissant et friqué pour être cru. La culture change de mains.

La recherche de l'argent

Tout est business : la pharmacie, la santé, le bien-être, la morale, la religion, tout. Nous avons compris que cela pouvait hiérarchiser différemment les valeurs sûres et les vérités. L'essentiel n'est plus l'authenticité, l'essentiel est dans la propension de ce qu'on énonce à ramasser de l'argent...

Tout ce qui est simple

Tout ce qui est simple n'a pas de valeur. Ceci est un travers inoculé par l'évolution scientifique. L'intuition d'un praticien de santé n'a pas de valeur par rapport à cet outil idolâtré qu'est le scanner. Si, en plus, on peut glisser dans la conversation, au travail : « Je vais passer un scanner », alors là, cela fait sérieux. La maladie doit être importante. Ce n'est peut-être qu'une simple impression de mal de dos, mais s'il y a scanner – et, en même temps, endettement de la Sécurité sociale –, c'est important ! Soyons sérieux ! Il n'y a, au contraire, que les choses simples qui ont du sens.

La véritable évolution provient aussi du fait que notre civilisation occidentale a, peu à peu, abandonné la nourriture saine et naturelle de nos ancêtres. Cela a commencé vers les années 1850. L'homme a préféré la farine blanche, compliquée, raffinée, « nettoyée » de son enveloppe qui contient justement les vitamines et oligoéléments. Le pouvoir que procure l'argent y joua son rôle : les gens « bien » pouvaient se payer la farine blanche et, peu à peu, tout le monde a pu. Cet objectif social en a fait une valeur sûre comme pour le sucre raffiné. Nous reparlerons de cette consommation, multipliée par quarante depuis cette époque.

Vinrent ensuite les grandes guerres et leur cortège de privations. Entra alors en scène le scandale des huiles. Avant la guerre, les huiles étaient pressées à froid. Elles manquaient ; on les a pressées à chaud pour en extraire beaucoup plus, avec la même quantité de graines. On s'est bien juré que, sitôt la guerre finie, on reviendrait à l'huile saine. C'était oublier le pouvoir de ces gens qui font notre bien-être à coups de dollars. Et l'huile de première pression à froid ne revint point. Périrent ainsi, entre 160 et 200 °C, les acides gras polyinsaturés (linoléiques et linoléniques), qui contiennent la fameuse vitamine F, dont parlait la doctoresse Kousmine, qui s'appelle maintenant oméga-3, que ces huiles sont les seules à fournir. Ainsi, ces huiles chauffées ne réparent plus nos structures cellulaires, ne renforcent plus notre immunité, etc. Nous consommons de l'huile qui apporte certes des calories (nous en avons bien trop) et qui, de plus, n'apporte plus ce qui faisait sa richesse.

La pollution

Autre changement enfin : la pollution est partout. Dans les champs, il n'y a plus les papillons, les insectes, les fleurs sauvages de naguère. Les vers de terre meurent et n'aèrent plus la terre qui devient compacte. L'eau n'y pénètre plus. Les inondations sont partout. Les nappes phréatiques sont en carence. Les produits chimiques ont tout dévasté. Les poissons meurent des saletés déversées dans les rivières et la mer. La couche d'ozone et ses débats ! Bref, nous connaissons bien ce phénomène de pollution qui, cette fois, ne doit plus croître.

La canicule fait-elle réfléchir ?

Et, dans cette pollution, un phénomène particulier est alarmant : les nitrates. Personnellement, je trouve qu'on en parle assez peu. Et pourtant ! Ils ont modifié toutes les données. L'assimilation du calcium en est sérieusement perturbée : tant de femmes manquent de calcium à 40 ans. C'est fou le nombre de comprimés de calcium avalés ; ceux-ci ne servent à rien : certaines en ingurgitent pendant des années sans aucun résultat. Au lieu de dire que l'on manque de calcium alors qu'on en prend tant dans la nourriture, il serait plus astucieux de se demander pourquoi il n'y en a toujours pas, alors qu'on en absorbe suffisamment. Pourquoi donc est-il mal assimilé ? L'excès d'acidité ? Mais ceci est un autre débat, *le* débat ! Nous y reviendrons.

Comment l'organisme réagit aux nitrates ? Les nitrates se transforment en nitrites dès la mastication buccale. Ceux-ci ont des effets nocifs sur les globules rouges : l'oxygène est moins bien transporté. Les bébés sont très sensibles à ce phénomène. Le pire est la transformation des nitrates en nitrosamines, produits les plus cancérigènes reconnus à ce jour par des sommités scientifiques. La transformation s'opère en milieu très acide, d'où l'intérêt de ne pas créer ce milieu acide dans l'organisme. On retrouve ici le lien, énoncé dans cet ouvrage, entre l'apparition du cancer et l'acidité de l'organisme.

Les nitrates sont partout. D'où viennent-ils ? Tout d'abord des conservateurs : E249, E250, E251, E252. Ce sont tous des nitrates de potassium et de sodium. De nos jours, tout se conserve bien et longtemps. Mais à quel prix ! J'ai fabriqué une petite pommade antirides, avec des produits naturels exclusivement. Mais vous imaginez l'ennui : elle ne se conserve pas pendant des années ! Eh oui ! C'est passé dans les mœurs. Des conservateurs, il y en a dans les conserves, dans les légumes, dans la viande.

À l'occasion de la dernière guerre mondiale, si les huiles naturelles ont disparu, les engrais chimiques sont apparus et sont restés. Les méthodes naturelles d'épandage ont été délaissées. Les rendements sont devenus phénoménaux. Avant, on épandait fumier, humus, algues et compost, et on pratiquait la rotation des cultures. Avec ces nitrates, plus de problèmes : même les rotations peuvent être abandonnées. Tout est simple : plus on met de nitrates, plus il y a de rendement. Et la terre regorge de nitrates, les nappes phréatiques aussi, l'eau du robinet aussi. Le problème est d'importance car les effets sur l'eau distribuée ne seront connus que plus tard. En 1990, la Cité des sciences et le magazine *Que choisir?* sont partis en campagne et ont alerté l'opinion.

Il n'y a pas que la terre, les légumes regorgent aussi de ces nitrates. Un certain nombre d'agriculteurs peu scrupuleux abreuvent de pesticides leur récolte, parfois juste avant la cueillette. J'ai lu dans le journal que les autorités médicales avaient trouvé une relation entre certains pesticides et le cancer de la vessie. Les insecticides ont des effets très graves sur le sang, le système nerveux, le foie, le cerveau, etc. Ceci a été démontré par des expériences.

Les pesticides ont une action cumulative particulière sur l'organisme. Le corps ne les oublie jamais. Aussi, la petite dose répétée agit autant que la même quantité globale prise en une seule fois. Ceci est réel, même si les petites doses sont espacées de plusieurs dizaines d'années. L'effet est cumulatif sur toute la durée de la vie. De plus, cette accumulation est irréversible. Quand la dose critique est atteinte, il y a, par exemple, apparition d'une tumeur. Nous en sommes, hélas, aux balbutiements de la connaissance de ces effets. Ces produits atteignent en ce moment le paroxysme de leur taux d'emploi. Les effets seront visibles plus tard et il sera alors trop tard pour les contrôler.

Des aliments sains

La Suisse, très prudente et en avance dans ces domaines, a créé une norme qui fixe les quantités à ne pas dépasser pour les légumes. La pratique des plantations en serre, les accélérations de la croissance, la cueillette avant terme sont autant de facteurs aggravants : les légumes sont des éponges à nitrates. Nous conseillons donc d'acheter des pommes tachetées, mal calibrées, malingres à des petites exploitations paysannes artisanales. Ou alors achetons, chez les agriculteurs ou leurs revendeurs, des produits biologiques. Boudons les fruits et légumes lustrés, issus des cultures intensives, dépourvus d'insectes. Montrons que nous n'apprécions pas ce que les supermarchés nous vendent. Disons-leur que nous souhaitons couler des jours heureux dans notre vieillesse.

Jean-Pierre Garel, biologiste, directeur de recherche au CNRS, écrit : « Aucune autorité scientifique, médicale ou politique responsable ne peut désormais soutenir, sans tomber dans le ridicule, que se nourrir à longueur de vie d'aliments dégradés et pollués, bien qu'hygiéniquement sains (vieux principe pastorien), n'altère pas à un moment ou un autre la santé du consommateur. Équilibrer son assiette, comme le rappelle Annie Hubert en 1991, est une condition nécessaire mais non suffisante pour définir et prôner un aliment-santé. Un aliment hygiénique, stérilisé, sain, appétissant car contrôlé sur le plan organoleptique, équilibré en oligoéléments, etc. peut tourner le dos à la qualité intrinsèque difficilement contournable, la vie ou le vivant. Cette denrée est un beau complexe organominéral. Il est nécessaire mais insuffisant pour maintenir notre qualité de vie au niveau où nous nous trouvons, et même la rehausser. »

Il écrit ailleurs : « Nous disons que cet aliment hygiénique ne prévient pas les maladies mais peut distiller la mort à petite dose, la non-vie (car absence d'énergie vitale) si vous préférez. Or, des sommes considérables sont engagées dans la bataille de l'hygiène, conçue seulement sur le principe pastorien de l'absence ou de l'innocuité des micro-organismes pathogènes. L'alimentation-santé de demain sera un aliment de vie ou ne sera pas. »

Ces quelques phrases renferment quelques termes un peu techniques. Il n'en reste pas moins vrai que les supermarchés regorgent de produits pasteurisés, biologiquement sains, mais n'apportant aucune vie, aucune énergie à l'organisme. C'est le cas des conserves passées de surcroît au four à micro-ondes. C'est de l'anti-nutrition ! À l'autre extrémité, du côté de la vie, nous trouvons les légumes crus consommés juste après arrachage dans notre jardin biologique, jardin où tout a été planté selon les règles de l'art.

Alors que faire ? Consommer des produits de saison, de notre jardin si possible, biologiques, des produits bien mûrs et arrivés à terme. Retrouver l'étude AFSSA démontrant l'efficacité des produits biologiques. De plus, acharnons-nous à ne pas contribuer à cette pollution et faisons en sorte que chacun prenne conscience du phénomène.

Malgré tous ces conseils, personne ne peut de nos jours se targuer de ne consommer que des produits sains. Nous avons une vie sociale à assurer. Il nous faudra donc recourir aux désintoxications périodiques de l'organisme.

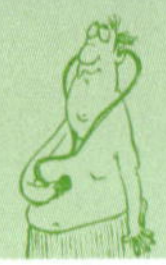

LA MÉDECINE EST MALADE

La France vivra vraisemblablement ce que les États-Unis connaissent actuellement. Les dépenses de santé américaines ont explosé en 30 ans, passant de 7 % du produit national brut dans les années soixante à 20 % de nos jours. Les pronostics se chiffrent à 700 milliards d'euros. Chaque Américain dépense 3 000 euros pour sa santé, soit 70 % de plus que nous, Français. Le plan de Mme Clinton qui prévoyait des réductions de dépenses a subi de gros assauts. La National Federation of Independant Business avait annoncé, à la suite de ce plan, plus de 3 millions de licenciements dans les trusts pharmaceutiques. Déjà 10 000 Américains en ont fait les frais. Ne dit-on pas qu'en France une personne atteinte du cancer donne du travail à 800 concitoyens ? Le président Clinton avait annoncé que la période faste des laboratoires était terminée. Wall Street avait vu la cote des valeurs pharmaceutiques s'effondrer. Savons-nous que le prix des médicaments, toutes choses égales par ailleurs, a augmenté là-bas de 65 % en 7 ans contre 3 % en France ? 90 % des Américains étaient favorables à la refonte globale du système de santé, prévoyant en outre des réductions des dépenses de l'assurance obligatoire généralisée. Le président Obama a proposé et a fait adopter une assurance obligatoire en 2012. Cela minimisera-t-il la misère des indigents mal soignés en même temps que ce gâchis ?

Le journal *La Tribune* du 24 septembre 2012 cite l'exemple du Plavix, « médicament très coûteux (antiagrégant plaquettaire) qui représente des dépenses annuelles de plus de 400 millions d'euros pour l'Assurance maladie. La boîte est vendue 37,11 euros, alors que son générique (Clopidogrel) est facturé 26,09 euros en France et seulement 2,26 euros en Grande-Bretagne ». Cherchez l'erreur ! À qui profite le crime ? Vous voulez des idées pour sortir notre pays de la mouise ?

Les dépenses de santé sont devenues pour les pays riches une source de préoccupation majeure.

On s'inquiète car on sait que nos comportements suivent, avec quelques années de décalage, celui de notre grand frère américain.

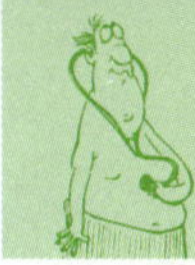

LES CONSERVATEURS

Comme le mentionne le site du ministère de la Santé, près de 350 additifs alimentaires sont autorisés en Europe. La nomenclature distingue 24 catégories d'additifs selon leurs effets technologiques sur l'aliment : colorants, conservateurs, antioxydants, édulcorants, acidifiants, correcteurs d'acidité, exhausteurs de goût, émulsifiants, gélifiants, stabilisants, épaississants, poudres à lever, gaz propulseurs, gaz d'emballage, antiagglomérants, antimoussants, raffermissants, agents de charge, sels de fonte, agents d'enrobage, humectants, amidons modifiés, séquestrants, agents de traitement.

La liste des additifs autorisés est longue. Elle se présente sous forme d'un code avec la lettre E (Europe), suivie d'un chiffre indiquant sa catégorie.

Freinez leur utilisation en sélectionnant les produits que vous achetez. C'est le consommateur qui conditionne les options des fabricants. Pensez à la santé de vos enfants.

L'ALIMENTATION ET SON ÉVOLUTION DANS L'ORGANISME

Hâte-toi de bien vivre
et songe que chaque jour
est à lui seul une vie.

Sénèque.

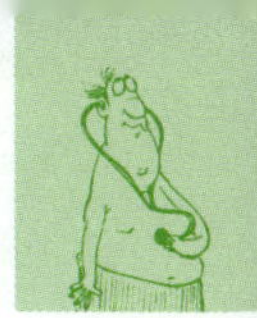

COMPOSITION DE L'ALIMENTATION

L'alimentation contient :

– de l'eau ;
– des glucides. Ce sont : les céréales, les légumineuses, les fruits, les sucres et le miel. Ils sont composés d'amidons, de dextrines, de saccharose, de lévulose et de glucose ;
– des lipides. Ce sont les corps gras ;
– des protides ou azotés. Ce sont : les fromages, les poissons, les viandes, les œufs, les fruits oléagineux, les légumineuses, les levures alimentaires. Ils sont composés de carbone, d'azote, d'oxygène, d'hydrogène, de soufre et de phosphore. Et surtout, ils apportent à l'organisme, qui ne sait pas les synthétiser autrement, 8 acides aminés essentiels ;
– des vitamines : A, B1, B2, B3, B4, B5, B6, B7, B8, B9, B12, B13, B15, B17, C, D, E, H, K, F, P, T, U ;
– des sels minéraux et oligoéléments dans l'ordre d'importance suivant : soufre, phosphore, silicium, sodium, potassium, magnésium, calcium, fluor, chlore, brome, iode, fer, cuivre, manganèse, zinc, étain, aluminium, cobalt, nickel, etc.

Nous savons qu'une réaction biologique dans l'organisme se produit en présence d'eau, de l'ion magnésium +, d'oligoéléments, de vitamines et d'enzymes spécifiques produits par l'organisme. Aucun de ces constituants ne doit manquer.

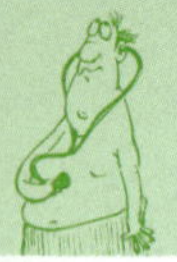

COMMENT BIEN MANGER ?

Quelques grands principes

Les aliments sont là pour nous nourrir et non pas pour nous occuper. Les végétaux sont venus sur cette terre pour aider l'homme à vivre ; à ce titre, ils sont à son service. Le repas est donc une cérémonie calme. On ne se met pas à table pour régler un problème familial ou professionnel.

Il est primordial de ne manger que si l'on a faim. Ne mangeons pas entre les repas. Le goûter est un repas inutile et surabondant, sauf si l'on prend des fruits frais, pour les adultes surtout. Manger à chaque repas des mets simples en nombre limité, les varier d'un repas à l'autre, bien mastiquer longuement pour permettre aux sucs salivaires de faire leur travail, ne pas inonder les sucs digestifs d'eau - surtout en début de repas - sont autant d'habitudes à prendre, assorties d'une présentation très soignée, sans cesse renouvelée. Ce dernier point est plus important qu'on ne le pense généralement.

La cuisson est modérée et il est préférable de rechercher les légumes crus. Les crudités prennent place en début de repas. Les graisses cuites et les fritures sont à éviter (l'acroléine est un poison pour le foie). Ces petits conseils concernent l'alimentation de chaque jour : celle qui, maintes fois répétée, crée notre santé. Les exceptions en société sont une autre histoire dont nous reparlerons.

Afin de cultiver notre intuition renaissante, évitons les sauces complexes et chargées, les excitants comme le tabac, l'alcool, le café, le sel en surquantité, les médicaments bien sûr.

Tout en évitant les carences et les régimes plus inefficaces et inutiles les uns que les autres, on s'attachera à éviter les combinaisons douteuses dont nous reparlerons. Il est important de ne pas prendre de sucre blanc, de pain blanc et de réduire la viande, le fromage, le pain, les pâtes et les pommes de terre. Nous ferons aussi la guerre à tous les produits chimiques qui nous envahissent : édulcorants, pesticides, fongicides, conservateurs, etc.

Après le repas, n'accomplissons pas de travail intense. Il est important et sympathique de se reposer quelque temps avant de reprendre ses activités.

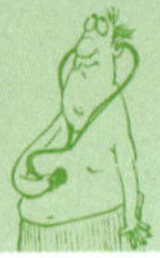

DIS, FAIS-MOI UN DESSIN !

Comment se passe la digestion ? Voilà une question intéressante, un peu technique et donc un peu fastidieuse. Cependant, il convient de bien la connaître afin d'orienter la prise des aliments. Tout commence dans la bouche où les dents, avec l'aide des lèvres et de la langue, coupent, écrasent, déchirent, broient et mastiquent les aliments. Pendant cette transformation physique a lieu une première transformation chimique. En effet, les sucs digestifs interviennent, sécrétés par les glandes salivaires. Ils contiennent de la ptyaline qui digère les amidons. Une fois bien imprégnés de salive et de sucs digestifs, les aliments sont chassés par la langue dans le larynx qui les fait progresser dans l'œsophage par l'action de ses muscles.

La contraction des muscles circulaires de l'œsophage, déclenchée par le contact des aliments avec sa paroi, entraîne les aliments vers l'estomac. Celui-ci commence à brasser les aliments et à les diviser. Il secrète un mucus de défense antiacide et un suc gastrique. Ce dernier est composé d'acide chlorhydrique très concentré, de pepsine qui réduit et transforme les protides en albumine, de lipase gastrique qui digère les graisses et, chez l'enfant, de présure qui coagule le lait. Notons au passage que ce ferment, actif jusqu'à l'âge de 3 ans, ne l'est plus chez l'adulte. Ceci concourt encore à l'idée que le lait est un aliment strictement enfantin et ne doit pas être consommé chez l'adulte.

Après la digestion dans l'estomac, la masse nutritionnelle qu'on appelle chyme est plus liquide. Ce chyme est précipité dans l'intestin grêle où il progresse grâce aux contractions rythmées qu'on appelle péristaltisme. Ce mouvement est une constriction annulaire qui se propage de haut en bas, en rythme, afin de faire progresser le bol alimentaire. Vous voyez, tout est rythme !

À ce moment-là, la bile intervient, accompagnée des sucs intestinaux et pancréatiques. Le foie émet environ un litre par jour de bile, solution aqueuse composée de sel et de cholestérol. L'effet de la bile est d'émulsionner, grâce à ses sels, les corps gras qui, devenant de minuscules particules, sont sensibles à l'action des sucs pancréatiques et intestinaux. La bile est alcalinisante et donc neutralise l'acidité du chyme. La trypsine agit alors et digère les protides. Cette trypsine n'agit qu'en milieu basique. Nous apprécions au passage les notions d'équilibre acido-basique que nous développons par ailleurs dans cet ouvrage. Il est important que le pH soit correct aux différents stades de la digestion.

Le suc pancréatique est sécrété à raison de 500 cm^3 par jour. Cette sécrétion alcaline est déclenchée par l'acide chlorhydrique agissant sur la paroi du duodénum. À ce moment-là, la muqueuse réagit et déclenche par transport sanguin jusqu'au pancréas la sécrétion du suc pancréatique. Le rôle de ce suc pancréatique est très sérieux. L'amidon est transformé en maltose par l'amylase; ce maltose est transformé en glucose assimilable par la maltase. Les lipides sont transformés en glycérine et en acides gras directement assimilables. Cette transformation est confiée à la lipase. Les albumines qui ont déjà subi l'action de la pepsine gastrique continuent leur transformation grâce à la trypsine. Ces albumines sont réduites en petites molécules qui deviennent des acides aminés directement assimilables, comme chacun le sait.

Vient ensuite le tour du suc intestinal. Celui-ci contient plusieurs diastases importantes. La maltase agit comme le suc gastrique pour donner le glucose. Les lipases transforment les graisses en savons directement assimilables. Les entérokinases transforment le trypsinogène en trypsine. L'érepsine achève la décomposition des albumines en acides aminés.

L'intestin grêle intervient alors pour absorber les aliments. Les aliments digérés passent dans le sang par sa muqueuse. Il est très important, comme nous l'avons traité ailleurs dans cet ouvrage, que cette paroi intestinale soit en parfait état car c'est là que se passent tous les échanges nutritifs. Il est donc primordial que cette paroi soit nettoyée de temps à autre. Le sang et la lymphe charrient donc aliments déchirés et toxines. L'ensemble arrive aux cellules. Celles-ci en acceptent une partie et rejettent les ingrédients indésirables dans le sang. Le sang les stocke dans le foie sous forme de glycogène ou les infiltre dans les tissus. Vous venez de comprendre le processus de la cellulite, quand il y a trop de toxines.

Le système nerveux – comme nous nous en rendons compte – a un rôle primordial dans la digestion. Le système nerveux végétatif, orthosympathique et parasympathique règle les sécrétions pancréatiques, biliaires, intestinales, ainsi que les mouvements rythmiques péristaltiques. Il y a donc nécessité de manger dans une bonne ambiance, au calme. Il n'est pas non plus évident qu'il faille discuter excessivement pendant les repas. Dans cette idée, on attachera une importance toute particulière à la présentation agréable de la table ainsi qu'à la présentation des mets, notamment des crudités.

Vous suivez toujours ? Chapeau !

Dans le gros intestin subsiste ce qui n'a pas été absorbé par la muqueuse de l'intestin grêle. C'est une bouillie jaune clair qui contient des débris de cellulose et d'amidon. Le gros colon contient des milliards de bactéries dans le but de créer des fermentations microbiennes importantes. Ces fermentations transforment les celluloses des végétaux et dissocient les molécules pour en faire des sucs assimilables. La paroi du colon les absorbe à son tour en partie. Un certain nombre de vitamines sont élaborées dans l'intestin grâce à cette flore microbienne au cours de la digestion. Souvent, les vitamines du groupe B viennent à manquer et le système nerveux est insuffisamment nourri. Ceci arrive quand les conditions normales d'acidité et de qualité des nutriments ne sont pas remplies, par exemple dans le cas de la digestion du café au lait qui ne s'arrête jamais puisqu'elle dure plus de 24 heures et que chaque jour, une nouvelle prise matinale vient surcharger la digestion de la veille non terminée. Le système nerveux est alors déficient par manque de vitamines du groupe B et toutes les fonctions de l'organisme tournent au ralenti ; le moral est mauvais ; il n'y a aucun optimisme ; donc la digestion est mauvaise. C'est un cercle vicieux.

Un jour, à l'heure de midi, je reçois un coup de fil. « Il faut que je vienne vous voir... Non c'est urgent... Je dors mal... etc. » Je ne pouvais pas recevoir cette personne aussi vite qu'elle le souhaitait. C'était un jeune gars de 16 ans. On discute donc un peu de son problème et, en attendant de se voir, nous décidons de supprimer le lait du matin. Trois jours après, il m'appelle à nouveau : « Rendez-vous annulé, je dors, au revoir monsieur et merci. »

L'appendice joue un rôle important de réserve de bactéries et de lubrifiant pour faciliter la progression des résidus dans le colon. On comprend aisément qu'il faille donc garder cet organe.

Les résidus de la digestion sont éliminés sous la forme que vous connaissez. Les selles contiennent encore des bactéries vivantes : colibacilles et entérocoques. Il s'agit là du fonctionnement normal des intestins. Cet équilibre est parfois déstabilisé par l'emploi d'antibiotiques ou de médicaments qui génèrent des putréfactions intestinales.

Nous avons donc bien compris que la qualité des aliments est une notion importante, mais que la qualité du terrain qui les reçoit pour les gérer est aussi primordiale. Un état de stress permanent bloque tout ou partie du système nerveux, donc la création de sucs gastriques. Les déchets toxiques ainsi non digérés surchargent le sang. Si ce phénomène est constant, c'est-à-dire s'il y a un stress permanent, il y a une toxicité de l'organisme continue et une surcharge métabolique perpétuelle. Ajoutons que l'oxygène de l'air vif contribue à l'oxydation de ces toxines, d'où son intérêt vital chaque jour pour une bonne digestion.

La boulimie, exagération momentanée de l'appétit, est une perturbation du système nerveux. À ce titre, les aliments ingérés sont non seulement en surnombre, mais leur assimilation est incorrecte, bien entendu.

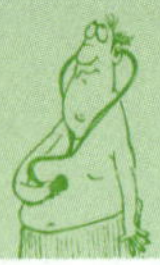

ÉCHEC AUX RÉGIMES

«Tous les régimes se contredisent ou ne disent pas la même chose.» Ainsi se plaignent les candidats à une meilleure nutrition. On parle de «cacophonie diététique». «Cholestérol: on vous ment», proclame un hebdomadaire. Tel quotidien réhabilite le pain blanc. Les magazines féminins énoncent tour à tour leur théorie, souvent sans autre fondement que la nécessité de vendre le magazine, donc de créer des surprises, des scoops. Claude Fischler, directeur de recherche au CNRS, écrit: «Face à la cacophonie diététique, les mangeurs affirment scepticisme, lassitude.» La notion d'équilibre absolu, quels que soient les nutriments, est devenue à la mode après celle de la dissociation complète.

Faisons un peu le point. Quelles sont les grandes familles de régimes? Tout d'abord, un peu d'histoire. D'après sa dentition, l'homme préhistorique mangeait des fruits et des racines. Plus tard, il se tourna vers le feu et donc le gibier cuit. Cette première modification de la tendance naturelle était le début d'une longue série d'écarts. En effet, a priori, l'homme n'a pas l'estomac ni l'intestin d'un carnivore. Aussi, il doit cuire la viande pour la digérer. À moins que, pour l'homme, cette tendance soit une évolution normale? On doit cependant reconnaître que des peuplades se nourrissant exclusivement de graines germées et de crudités ont vécu très longtemps. Il faut dire qu'ils mangeaient peu et faisaient beaucoup d'exercice chaque jour. Beaucoup de choses ont changé.

Quelles sont donc les grandes familles et tendances?

Les végétariens ne mangent pas de viande. Les végétaliens non plus, mais ils refusent aussi les sous-produits des animaux: lait, œufs, fromages. Souvent ils rejettent les produits raffinés, le café et l'alcool et recherchent la qualité biologique. Ces dernières précautions sont intéressantes. Cependant, ces gens ont souvent une alimentation trop peu variée avec des excès de fruits ou de produits laitiers. On note très souvent des excès de fromage et de soja (attention !). La suppression du lait après l'âge de 3 ans est une excellente chose chez les végétaliens. En cas de maladie grave, tous les produits laitiers aussi sont à laisser au placard. On constate déjà que ces deux régimes ont un fondement de vérité.

La macrobiotique est, en plus d'une philosophie, l'art de combiner les aliments yin et les aliments yang. Le riz, étant les deux à la fois, est très recommandé dans ce régime, ainsi que les céréales complètes. Les crudités sont en partie écartées, de peur de la cellulose. C'est une erreur. Par contre, il y est recommandé de consommer des produits de saison pour être en harmonie avec celle-ci : un véritable fondement de vérité cette fois, selon la médecine chinoise, mère de toutes les médecines. Les algues et le tamari sont de tous les repas. Voilà une excellente initiative. Mais ce régime est assez préoccupant de par ses surcharges en amidon et sa pauvreté en aliments crus. Le riz et les céréales peuvent rééquilibrer un organisme carencé mais momentanément.

L'alimentation « Kousmine », du nom du docteur Kousmine, médecin suisse d'origine russe disparu en 1992, est un net progrès car elle réinstaure l'alimentation traditionnelle à la place des produits dévitalisés. Elle écrit : « L'usage exagéré que l'homme fait depuis plus de cent ans de cette nourriture dénaturée a provoqué chez lui l'apparition de maladies dégénératives, dont actuellement, sous des formes et à des degrés divers, tous sont atteints. » C'est la vérité même. Cette alimentation insiste sur la qualité des huiles de pression à froid qui sont recommandées chaque jour. La crème Budwig est un mélange matinal de fromage blanc, d'huile, de banane, de miel, de fruits oléagineux de saison, de céréales moulues.

L'alimentation uniquement crue est simple à envisager : elle comprend tous les végétaux naturels. Cela est adapté en cas de maladie grave et d'un grand besoin de désintoxication.

L'instinctothérapie consiste à manger selon un rite particulier: les aliments sont tous présentés en même temps et l'on prend ce que notre intuition nous commande, selon le principe que notre intuition est la seule valable. Sommes-nous en état de grâce suffisant pour avoir à chaque instant une intuition totalement fiable ? De plus, la mise en œuvre est délicate et onéreuse.

Tous les régimes restrictifs ont à peu près la même stratégie. Sur un plan psychologique, ils nous permettent d'osciller entre l'euphorie de la gourmandise et la pénitence des interdits. L'un et l'autre de ces états créent des situations fatigantes et inconfortables. Sur le plan technique, les régimes restrictifs suppriment toujours, en gros, certains glucides, voire tous. On trouve souvent la suppression des féculents et la réduction des sucres. À ce moment-là, l'organisme est carencé. Il se produit une perte de poids car il puise dans ses réserves. En fait, la graisse stockée dans la culotte de cheval ne part pas la première. Il s'agit surtout du glycogène, cette réserve en glucose fixée dans le foie et les muscles. Cette réserve est aussi une réserve d'énergie dont l'organisme peut disposer à tout moment pour les besoins du cerveau. Donc, le corps entame un état de faiblesse, d'irritation, de dépression et de fatigue. Souvent, la viande est conservée dans les régimes car le fait de la maintenir est un facteur psychologique important. On la conserve parce qu'elle est pauvre en glucides ; ceci est une erreur bien sûr. Il ne faut pas affaiblir l'organisme qui ne doit pas puiser l'énergie dans ses réserves. Les diètes de fruits, de pommes par exemple, sont une bonne solution. Nous connaissons tous des femmes maigres qui veulent encore maigrir et qui en perdent parfois leur cycle menstruel !

Contre les régimes

Nous combattons résolument tous les régimes : il faut manger quasiment de tout, en faible quantité, dans des proportions saines, y compris un peu de viande. Les 8 acides aminés essentiels que l'organisme ne sait pas synthétiser sont disponibles dans les protéines. Si l'on en manque, l'organisme s'étiole. Notons que les protéines animales sont très inférieures aux protéines végétales, pour des raisons que nous expliquerons bientôt. Si l'un de ces acides aminés manque, il y a beau avoir pléthore d'autres, l'organisme est carencé. De la même façon, les sels minéraux en surquantité sont nocifs en l'absence d'un équilibre de ceux-ci. L'émail des dents a besoin pour se construire de calcium – c'est bien connu –, de phosphore, de vitamines A, C, D et de fer. Sans l'un de ces éléments, comme le soleil pour la vitamine D, l'émail se construit mal. Cette théorie, sans cesse vérifiée, fait échec aux régimes ainsi qu'aux vitamines de synthèse dont nous reparlerons et qui sont non seulement inutiles, mais nocives. Dans cet ordre d'idées, le lait de vache, qui ne contient pas de cystine contrairement au lait maternel, est insuffisant pour les enfants. Sans fer, il n'y a pas d'oxygénation cellulaire ; sans cuivre, le fer est inopérant ; sans sodium, l'acide carbonique reste dans les cellules, etc. Donc, donner du fer en comprimés à quelqu'un qui manque de fer est inadapté. Quand un organisme manque de fer et que ceci est mis en lumière par des analyses de sang, les médecins estiment qu'il faut de nombreux mois pour reconstituer cette carence, et ils prescrivent des médicaments. C'est la preuve même de l'inefficacité de ces « Tardyferon » ou autres. Avec une nutrition adaptée, c'est l'affaire de quelques jours (cas vécu de nombreuses fois). Les médicaments chimiques composés de fer, de calcium, etc. servent seulement à fabriquer des calculs biliaires ou rénaux.

L'organisme dispose de sécrétions digestives multiples. Si l'une ou plusieurs de ces sécrétions sont inutilisées dans un régime ou un autre, c'est à ce moment-là qu'apparaissent les phénomènes de boulimie et de frustration. Il ne sert à rien de perdre 20 kg et d'en reprendre 30, et ceci chaque année : nous connaissons tous des personnes qui ont déjà perdu et repris plusieurs quintaux.

Avant d'aborder la répartition équilibrée de l'alimentation, nous pouvons dire que certains végétariens souffrent d'un excès de cellulose et de fermentations, de gastro-entérite en découlant. Parfois, nous constatons une déminéralisation attribuée à l'excès de fruits acides. Souvent ceux-ci sont pris aux mêmes repas que les glucides. De plus, les végétariens consomment, en mauvaise association, des céréales complètes. Bien plus souvent encore, leur absence de viande les oblige à forcer sur les farineux et à créer les problèmes d'inflammation des voies respiratoires, des yeux et des oreilles. On trouve aussi parfois une insuffisance d'azote, donc de tonus musculaire. Il n'est pas rare non plus de les trouver arthritiques à cause d'un excès de purines et d'acides oxaliques, sans parler des fromages pris en abondance. Le soja, un aliment de prédilection pour certains, n'est pas sans danger à haute dose, et il convient, par exemple, de ne pas en consommer la graine mais seulement la pousse lorsqu'on le fait germer. La boulimie due à certaines carences protidiques peut aussi être au rendez-vous. Certains végétariens savent par contre organiser correctement leur alimentation et être en pleine forme.

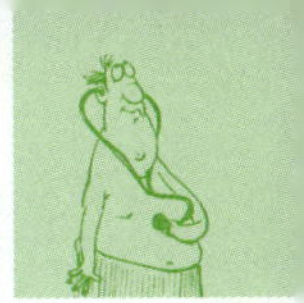

LA RÈGLE DES 5 FOIS 20 OU LA RÉPARTITION ALIMENTAIRE

Dans un repas donné, il faut veiller à l'équilibre suivant en poids :

- 20 % de végétaux crus frais ;
- 20 % de végétaux cuits ;
- 20 % de fruits bien mûrs, non acides ou secs ;
- 20 % (voire un peu moins) de viande, œuf, poisson, fromage ;
- 20 % (voire un peu moins) de farineux, féculents comme les légumineuses, céréales et sucres, pâtes, pain, pommes de terre ;
- 5 % d'huiles végétales ou de fruits oléagineux.

Rassurez-vous : toute règle a des exceptions et en France, on est abonné à en faire collection !

Il va sans dire que ces valeurs sont indicatives et qu'il ne faut surtout pas peser. D'autre part, dans un repas comportant des farineux et des céréales, l'absence de fruits acides est remplacée par des légumes : 60 % de la ration dans ce cas (les fruits acides, dont la tomate, ne doivent pas être associés aux farineux). L'hiver, par temps froid, en cas d'efforts musculaires importants, on peut augmenter la dose de farineux. Le repas commence par des crudités pour mobiliser les sucs digestifs. Un peu de fromage non fermenté le midi suffira bien mais surtout pas tous les jours. On y trouvera aussi un peu de viande, de poisson ou d'œuf. Il faut éviter, autant que possible, l'apport de plusieurs protéines au même repas, comme le pain et la viande ou le pain et le fromage, etc. Les épices trop fortes ou excitants seront évités afin de redévelopper l'instinct qui habite nos animaux : si on installe 10 rats dans un compartiment offrant la nourriture aux bonnes proportions indiquées ci-avant, ceux-ci seront bien portants, tandis que les 10 rats du compartiment voisin, qui peuvent choisir ce qu'ils mangent, seront encore mieux.

Et puis, de temps en temps, on fera un petit excès afin de régler quelques comptes psychologiques et de stimuler nos défenses. On a en effet remarqué que les gens rigoureux en nutrition supportent moins bien les écarts que les autres : sans doute, paient-ils la petite « facture » au coup par coup, tandis que les autres la paieront en bloc.

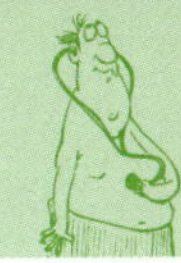

Y A-T-IL DES COMBINAISONS ALIMENTAIRES REDOUTABLES ?

Il faut éviter la répétition de certaines combinaisons alimentaires douteuses :

- les plats de résistance composés de mets sucrés ;
- les fruits acides associés aux farineux et céréales. Les fruits acides pris avant les farineux stoppent l'action de la ptyaline qui agit correctement en milieu basique. Pris après, ils stoppent les enzymes intestinaux qui travaillent normalement en milieu basique. Que penser des pâtes associées aux tomates et au pain ? De la même façon, pas de yaourt au cours de repas comportant des farineux. Les yaourts et les fruits acides ont leur bonne place, seuls, aux environs des 10 ou 17 h. Et pas de yaourt du tout est encore mieux, sauf les yaourts végétaux ;
- le vinaigre pendant les repas (préférez-lui du tamari ou du jus de citron bien mûr en faible quantité), sauf un peu au printemps ;
- le miel pendant les repas ;
- le pain au levain associé à la viande ;
- les crèmes glacées ou glaces en fin de repas donnent l'impression de faire digérer parce qu'elles évacuent tout ce qui est dans l'estomac par un phénomène de rejet ;
- le café au lait : sans doute la plus grosse erreur alimentaire de certains insomniaques ou dérangés 24 heures sur 24 sans le savoir. Et c'est encore pire avec des farineux comme le pain ;
- le fromage associé au pain vous garantit une prise de poids ;
- et, répétons-le, attention aux sauces, tabac, alcool, café, thé, digestifs et apéritifs, etc.

Certains obèses auront intérêt à faire attention à certaines associations. À un repas, ils prendront des légumes verts et des protéines comme le pain complet (fait à partir de bonnes céréales), le poisson, la viande (un peu), les œufs et le fromage (un peu). À un autre repas, ils associeront les légumes verts et les glucides comme le pain, les pommes de terre, le riz, les pâtes. Ils éviteront la viande associée au pain ou aux pommes de terre, ainsi que les œufs ou le fromage avec du pain. Nous en parlons plus en détail dans un chapitre consacré à ce sujet : « Maigrir ».

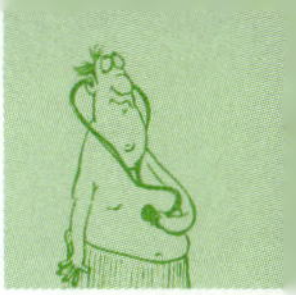

FAUT-IL MANGER CUIT OU CRU ?

Le docteur A. Passebecq écrit : « Lorsqu'on ingurgite un aliment cuit dans l'organisme, il y a leucocytose, c'est-à-dire augmentation des globules blancs, comme en cas d'agression bactériologique. Ceci a été observé assez fortement avec le sucre blanc, le vinaigre, le vin et les produits cuits. L'organisme se défend. » On préférera donc tout ce qui est cru. Les fruits cuits sont infestés de toxines et créent l'acidité. Les légumes cuits ne peuvent pas être réchauffés car ils s'oxydent fortement. Il faudra donc cuire un minimum et, par exemple, se servir de la cocotte-minute (à 110 °C de cuisson) pour faire fleurir des géraniums sur le balcon...

Quant au four à micro-ondes, s'il vous a coûté très cher, gardez-le pour décorer ou offrez-le à quelqu'un à qui vous voulez beaucoup de mal, mauvaise action qui vous sera « payée » en retour comme telle. Manger n'est pas de la chimie et les aliments ont une certaine énergie qu'ils vous donnent avec « amour ». Aussitôt sortie de terre, une carotte a beaucoup d'énergie ; quelques heures après, déjà beaucoup moins ; le lendemain, elle en a encore perdu, etc. Si vous la mettez au congélateur, elle en aura un peu moins encore ; si vous en faites des conserves, son énergie sera nulle ; mais si vous la maltraitez au four à micro-ondes (sans compter le rayonnement de cet affreux appareil), son énergie sera négative. Cet appareil est une catastrophe ! Nous y reviendrons dans le détail.

La cuisson détruit tout ou partie des vitamines. L'adjonction de citron diminue ce carnage. Donc, il faudra privilégier les cuissons courtes et douces. Apprenons à redécouvrir la saveur de la choucroute crue, par exemple. Chaque repas doit comporter des produits crus. Ceci est important. Ma chère et tendre épouse fit un jour, lors d'un repas pour des amis, des épinards crus en entrée. Puis nous fîmes deviner ce qu'était ce légume. Ils suggéraient telle plante exotique fantaisiste. Nous avons bien ri. Ce ne sont que d'excellents épinards crus.

Il est donc préférable de ne pas manger cuit. Qui l'eût cru ?

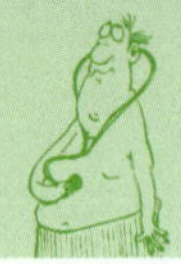

FAUT-IL CONSOMMER LES FRUITS ACIDES ?

Les fruits doux non acides sont les fruits secs, la banane et la datte. Les fruits courants comme la pomme, l'orange, la tomate, etc. sont dits acides.

D'abord, les fruits contiennent de l'eau et pas n'importe quelle eau, puisque c'est une eau empreinte de vie, qui porte en elle tous les éléments vitaux et énergétiques du monde où elle a vécu jusqu'à sa maturité. Cette eau vaut mieux encore que les eaux Mont Roucous, Montcalm ou Rosée de la Reine, considérées comme les mieux équilibrées.

Ensuite, même s'ils sont acides, leur action dans l'organisme est inverse : désacidifiante, alcalinisante ou basique (synonymes). Ce paradoxe controversé est le résultat de l'action des sels de potassium, sodium, magnésium, qui se transforment en carbonates alcalins. Cette action alcalinisante ou antiacide est plus forte que l'acidité propre des fruits eux-mêmes. On peut s'amuser à vérifier cela soi-même à la maison. Pour ce faire, il suffit d'acheter en pharmacie du papier qui, par coloration, permet de déterminer l'acidité de l'urine. Consommez quelques citrons et vous constaterez de visu sur vous-même l'effet alcalinisant de ce fruit acide. Intéressant et mieux que 200 pages de théories et de controverses, n'est-ce pas ?

Avec l'orange, tout s'arrange. Point du tout ! Il faut être prudent, surtout pour ceux qui ont des problèmes de foie ainsi que d'acétone. Le jus d'orange au début du petit-déjeuner, afin de tonifier, crée absolument l'inverse par association avec les farineux que sont les tartines de pain ou les croissants. La gêne dure toute la journée, à notre insu. De la même façon, les tomates sont, à la limite, utiles en dehors des repas comportant des farineux ou des sucres. C'est une erreur alimentaire très fréquente. Les oranges et tomates acidifient l'organisme. Ainsi donc, les fruits acides participent à l'équilibre acido-basique de l'organisme. Bien souvent, cet équilibre est rompu chez la plupart d'entre nous et notre organisme a tendance à l'acidose. Le cancer n'est rien d'autre que la suite logique de cela. En effet, la viande, les céréales, le poisson, le fromage, le pain, les œufs acidifient l'organisme.

Les légumes crus et les fruits crus en dehors des repas désacidifient. Les fruits acides stimulent la nutrition par la combustion renforcée qu'ils opèrent. En outre, ils contribuent à évacuer les déchets : il suffit d'observer les selles noires en début d'une monodiète de raisin blanc. Ils déclenchent une véritable libération des toxines : rappelez-vous ce que l'on sait des allergies aux fraises ! Il suffit de continuer à en manger. La désintoxication qu'on appelle « allergie » continue et l'« allergie » disparaît. On constate qu'une allergie aux noix disparaît comme par miracle après une bonne diarrhée de désintoxication sans l'avoir recherchée (cas vécus).

Ainsi, les fruits acides, en dehors des repas, sont un véritable sérum contre l'acidose qui engendre le diabète, la goutte, le cancer, les rhumatismes, l'arthritisme, l'arthrose (qui peut se guérir bien sûr), les douleurs arthritiques ou rhumatismales, les problèmes de rein et de cœur, l'infarctus, l'obésité, les états délicats de certaines femmes enceintes, etc. Si d'aventure quelques intestins abîmés voulaient lutter contre l'acidose, nous leur conseillons de commencer par des légumes verts crus, tendres ou jeunes. Moyennant ces précautions, le résultat est certain et il est probable que la rééducation permette plus tard la consommation de fruits acides.

Nous ne pouvons clore ce chapitre sur les fruits sans parler des fruits secs, véritable trésor de vitamines A, C, D, B, PP, d'oligoéléments, de minéraux et de sucres directement assimilables.

Si les fruits acides causent une certaine indisposition, il y a lieu de se poser quelques questions. Il ne faut pas en consommer trop le soir. Seule la pomme, fruit roi, est recommandée le soir car elle calme. Les fruits acides cuits ne sont pas très bons pour l'organisme. Faisons attention à ne pas consommer de fruits acides insuffisamment mûrs. N'oublions pas qu'ils ne s'associent pas avec les farineux aux mêmes repas. En cas d'infection ou de maladie aiguë, il ne faut pas trop consommer de fruits acides. Dans ces cas, ainsi que chez certaines personnes nerveuses et maigres, les cures de légumes ou de jus de légumes seront plus favorables.

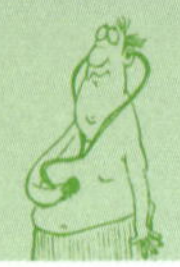

LA RATE ET LA MÉDECINE CHINOISE

Permettez-moi de finir ce chapitre par un cadeau : je me suis laissé aller et, pris par le symbolisme, je vous offre le fruit de mon aventure, à la lumière de la médecine traditionnelle chinoise, dont vous faites, par la même occasion, connaissance ici.

La chair qui est la nôtre est faite de ce que l'on mange : elle est de la pourriture si nous mangeons de la pourriture.

La rate est « notre centre », au centre de notre fonctionnement, au centre des lois qui nous régissent. Elle est la matrice de toutes choses qui naissent ou disparaissent. Elle est notre adaptation. Elle est notre foyer-harmonie.

Notre organisation biologique et psychique est régie par 3 lois :

- la rate est en relation avec le rein pour le yin-yang ;
- elle participe au « triangle » de l'énergie (avec le rein et le poumon) ;
- elle participe au « triangle » du sang (avec le foie et le cœur). La rate fabrique le sang qui fabrique l'énergie.

L'âme (*anima* en latin : « qui donne la vie ») est véhiculée par le sang. Le « psychisme » est géré par la relation rate-cœur : centre de la terre en relation avec le centre du ciel. L'homme est venu sur terre pour mettre en relation le ciel et la terre. Le rein est le dépositaire du ciel antérieur, de la création, de la mémoire innée. La rate est le ciel postérieur, réceptacle de la mémoire acquise : tout ce qui vient après la conception. La rate est le centre de la terre, en relation intime avec le centre de l'homme : elle oblige au retour à la terre. Le pancréas est lié à la rate. En hébreu, cela se dit *basar* et signifie « corps-âme », lieu d'union avec Dieu.

La rate commande le transport et la transformation des aliments liquides et solides. Elle est la base de l'énergie yin acquise, de l'énergie nourricière, de la matière, de la structure, du sang et de son contrôle. Le sang de la rate est la salive. Les muscles et la chair sont sous le contrôle du rein, la fonction tendino-musculaire sous celui du couple foie-vésicule biliaire. Mais la commande des chairs (tumeurs, verrues, etc.) est à la rate. L'énergie de la rate est en liaison avec les membres, les muscles et les lèvres. Son orifice est la bouche. Sa couleur est le jaune. Sa saveur est le doux. Sa céréale est le riz complet, à consommer en force après la récolte. Son odeur est aromatisée. La rate est maîtresse des saveurs.

- La rate est associée au chiffre 5, le nombre sacré, définissant le centre : 1, 2, 3, 4, 5, 6, 7, 8, 9.
- Le nombre 5 est l'énergie, le souffle de vie, l'épanouissement, l'évolution en numérologie.
- 5 éléments (ou 5 mutations du Yi-king) : le bois, le feu, la terre, l'air, l'eau.
- 5 étapes de la vie : la naissance (terre), le baptême (eau), la transfiguration (feu), la crucifixion (air), la résurrection (le bois). Ne dit-on pas au printemps : « Tout ressuscite. » Le baptême se fait dans l'eau. « Il vit une boule de feu » à la transfiguration, etc.
- 5 organes maîtres correspondants : le foie, le cœur, la rate, le poumon, le rein.
- 5 saveurs correspondantes : l'acide, l'amer, le sucré, le piquant, le salé.
- 5 saisons correspondantes : le printemps, l'été, la 5e ou l'été indien, l'automne, l'hiver.
- 5 souffles ou états du ciel : le vent, le froid, la chaleur, l'humidité, la sécheresse.
- 5 sens : toucher, vue, odorat, goût, ouïe. Le sixième est l'intuition : « avoir un sixième sens ».
- Le 5 est le phallus dressé au niveau du plexus solaire du dieu Min égyptien.
- Le 5 est la libido.
- Les 5 noms de Ramsès II.
- Les 5 interdits bouddhistes : tuer, voler, tricher, avoir du désir, prendre de la viande.

– Les 5 obligations de l'islam : aller à La Mecque, etc.
– Les 5 divinités celtiques.
– Le pentagramme étoilé de Léonard de Vinci avec le sexe au centre.
– Le pentagramme chinois *jen* qui signifie l'« homme ».
– 5 est le nombre nuptial des pythagoriciens. C'est le nombre de la Pentecôte.
– 5 est l'étoile à 5 branches de Salomon. C'est aussi le crucifix dont le Christ est le centre : le Christ a sauvé le monde par sa transmutation (voir l'alchimie) de la mort vers la vie.
– 5 est le 5e chakra : le plexus solaire (jaune) : passage de l'énergie de l'extérieur vers l'intérieur et vice versa.
– Le 5e jour de la semaine est voué à Jupiter.
– Le 5e signe du zodiaque est le Lion. La 5e maison est la vie sentimentale, les relations amoureuses, les plaisirs, les sports, l'élégance, l'apparence.
– Les 5 métaux des alchimistes, 5 viscères, 5 orients, etc.

La rate est en relation avec les autres organes. Si la rate est normale, le sang est abondant. Si le cœur est bon, il le propulse bien. La rate fournit et livre le sang. Le poumon le distribue, le purifie, le fait descendre. Le foie est la réserve du sang. Il contrôle le drainage et l'évacuation. C'est le yang du rein qui produit la fonction transformation-transport de la rate.

La rate est partout. Sans une bonne alimentation, il n'y a ni adaptation au temps qu'il fait, ni adaptation au temps qui passe, ni réaction correcte au stress, ni harmonie, ni « bon sang » au lieu du « mauvais sang » (« se faire du mauvais sang »), ni énergie (nous sommes *é-reintés*). Nous sommes *dé-ratés*, des ratés.

La rate abrite la pensée, les idées, l'esprit de base harmonisant. Elle nourrit tous les esprits. La rate aime le calme, le tiède, le moyen (foyer moyen). Son pouls est lent et régulier. La rate est harmonisée par la méditation.

La rate intervient chaque jour en fin de matinée, mais aussi pendant 18 jours à chaque intersaison. Qu'est-ce qui peut déstabiliser le plus la rate (décentrer le centre) ? C'est simple : la mauvaise nourriture, les vaccinations et les antibiotiques (suppression de l'adaptation). Les maux d'estomac sont un signe d'écrasement de la rate. La rate craint l'humidité et les aliments trop acides (comme le yaourt, l'orange et la tomate). Si l'on mange mal, on dépense plus d'énergie pour effectuer les transformations et l'énergie vient à manquer, on s'encrasse, on « chauffe », on s'use. Un moteur de voiture peut fonctionner correctement à 7 000 tours au lieu de 2 000... pendant un certain temps. On appelle cela « courir comme un dératé ». Concrètement, cela veut dire : l'énergie vient à manquer (périodes de fatigue ou fatigue permanente ou matinale), on s'encrasse (100 % des organismes malades sont à drainer), on chauffe (feux au sang, au digestif, etc., calculs, anti-inflammatoires) et on s'use (organes à enlever, organismes usés, vieux à 30 ans).

Comment faire ? Élémentaire, car la rate ne se nourrit que de bonne nourriture et de bon sucre. En général, les gens sont épuisés de transformer l'intransformable et de tenter une adaptation impossible. À force de gaver notre corps physique, nous affamons notre être psychologique. Le meilleur moyen pour asservir quelqu'un (son corps aussi), c'est de ne pas lui donner ce qu'il demande, ce dont il a besoin.

En outre, la rate est attaquée par les angoisses et les soucis, de la même façon que la tristesse, la mélancolie et les chagrins attaquent le poumon, de la même façon que la peur et les frayeurs attaquent le rein, de la même façon que la colère, les émotions et les chagrins attaquent le foie. La joie est le sentiment du cœur.

Comme la saveur qui tonifie la rate est le sucré, celle qui tonifie le cœur est l'amer, la *mer* et la *mère* ; le rein : le salé ; le poumon : le piquant ; le foie : l'acide. Un foie malade recherche le sucré car un foie malade attaque la rate. Un cœur malade recherche l'épicé et le piquant. Un rein malade recherche l'amer. Un poumon malade recherche l'acidulé, le citron. Une rate malade requiert le salé car le yang du foie la réchauffe.

LE SUCRE

Est-ce que celui qui a mangé
de la canne à sucre
demandera une récompense ?

Maxime indienne.

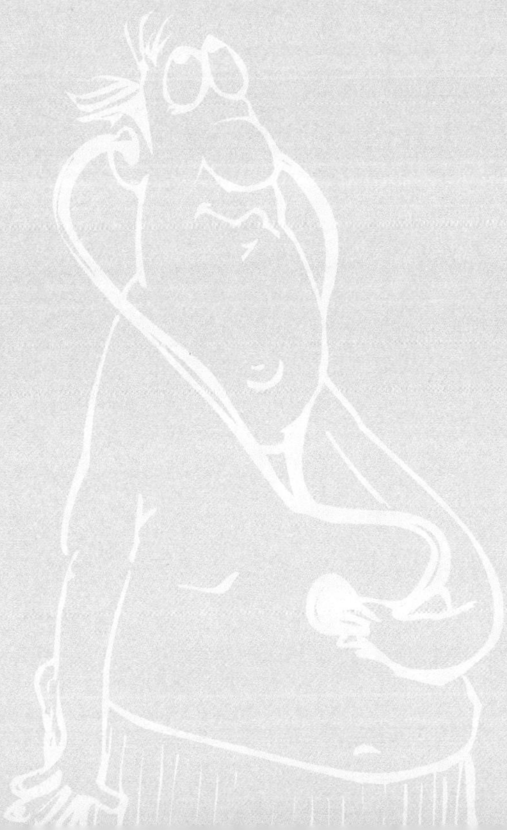

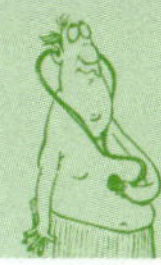

LE SUCRE INDUSTRIEL

Avant Henri IV, le sucre était considéré comme une drogue dangereuse et l'on en trouvait seulement en pharmacie.

Trop de sucre

En 1789, la consommation de sucre industriel était inférieure à 1 kg par an et par habitant. En 1880, soit un siècle plus tard, elle était de 8 kg, soit environ 5 morceaux de sucre par jour. En 1900, elle était de 17 kg. En 1960, elle est – tenez-vous bien – de 30 kg. En 1972 de 38 kg. Heureusement, en 1978, elle était de 37 kg, amorçant ainsi une certaine accalmie dans la progression diabolique. À ce jour, nous serions stabilisés à 35. Singapour détient le record avec 81, suivi du Costa Rica et Cuba aux alentours de 60. La France occupe en Europe le troisième rang après l'Allemagne et le Royaume-Uni.

La proportion de sucre industriel rajouté aux boissons, bonbons, biscuits, conserves, etc. ne fait que croître malgré cette stagnation globale autour des 35 kg, soit 25 morceaux de sucre par jour. La proportion de sucres rajoutés est passée de 0 à 76 % environ. Ces sucres « cachés » sont dans les boissons aux fruits, yaourts, crèmes dessert, chocolaterie, biscuits, pâtisseries, biscottes, viennoiseries, confiseries, confitures, conserves de fruits, sirops, aliments pour enfants, glaces et sorbets. Chacun se donne bonne conscience en rajoutant de moins en moins de sucre mais, en vérité, chacun en consomme toujours autant, voire plus. Les édulcorants de synthèse envahissent les tasses de café et on ne sait encore véritablement rien d'eux quant aux influences sur la santé, sauf qu'il faut les éviter en tant que produits chimiques. On sait aussi qu'ils ne sont pas nocifs au-delà d'une certaine dose journalière : cette notion nous a toujours fait rire. En effet, un produit est nocif ou ne l'est pas !

L'aspartame controversé

L'aspartame est le plus connu et utilisé. Il a un pouvoir sucrant 200 fois supérieur au sucre. Il n'apporte pas de calories, donc il fait fureur. Et avec lui, on peut manger sucré quand même. Cependant, des études ont été faites sur des dizaines de milliers d'individus. L'aspartame induit une décharge d'insuline qui est suivie d'hypoglycémie. Cette décharge d'insuline transforme les sucres ingérés en graisses. L'organisme a été trompé et dopé en quelque sorte. L'effet n'est pas insignifiant. En outre, le docteur Jacques Fradin, qui a participé à la mise au point du protocole de l'alimentation hypotoxique, écrit : « Sur un plan toxicologique, l'aspartame se décompose au cours du stockage, et même à température ambiante, en produits toxiques[1]. »

Les études menées sur des rats par le centre de recherche sur le cancer de la Fondation Ramazzini (Bologne, Italie), en 2005 puis en 2007, avaient semé le trouble, en montrant un lien entre l'aspartame et l'augmentation des cancers. Mais l'Autorité européenne de sécurité des aliments (EFSA), notamment, avait conclu qu'il « n'y avait pas de base scientifique pour reconsidérer son utilisation dans les aliments ».

Marie-Christine Favrot, responsable de la direction des risques nutritionnels et sanitaires à l'AFSSA (autorité sanitaire officielle française), assure que « les éléments scientifiques accumulés sur ce sujet depuis des années ne permettent pas de conclure que l'aspartame présente un risque pour la santé humaine ». Philippe Reiser, directeur scientifique au Centre d'études et de documentation du sucre (Cedus), est sur la même ligne : « Ma position est celle des autorités sanitaires, qui ont réaffirmé l'innocuité de l'aspartame. »

1. Source : forum actif Internet Mizania.

Chacun est sur ses gardes

Quand j'explique, avec moult précautions oratoires, qu'il convient de fuir le sucre industriel en rajout alimentaire habituel, inévitablement, j'entends mon interlocuteur me dire qu'il n'en prend pas puisqu'il ne met pas de sucre dans son café. Poursuivant la conversation, je lui parle des pâtisseries, des glaces et des jus de fruits. Souvent, à ce moment-là, il m'écoute, bien silencieux. Prenons l'exemple du jus de fruits industriel. Sa consommation a augmenté de 80 % en France ces quatre dernières années. Et cette progression continue. Voici, à titre d'exemple, la consommation comparée entre certains pays du monde[1]. Cette comparaison nous donne une idée de ce qui nous attend, nous qui « courons » volontiers derrière les États-Unis en matière de comportement. Bien souvent, nous sommes à leur niveau quelques années plus tard.

La consommation, par habitant et par an, du jus de fruits dans l'Union européenne est de 26 litres. L'Allemagne est le premier consommateur européen de jus avec 42 litres par an et par habitant.

Pays	Consommation (litres)
USA-Canada	45
Allemagne	42
Autriche-Finlande	31
Benelux-Danemark	30
Espagne	25
France-Angleterre	23

Pour cette fois, nous sommes mieux placés que ces pays. Nous consommons moitié moins de jus de fruits que les Américains et les Allemands, qui nous apparaissent bien gros à la télévision lorsqu'on filme les foules...

1. Source : AIJN, Bruxelles.

Mais la consommation en France devrait encore progresser d'au moins 50 % d'ici 5 ans, d'après une étude du cabinet britannique Euromonitor. Les producteurs le savent bien, qui ont fait de la France un champ d'application intense avec les gigantesques campagnes médiatiques dont nous subissons l'invasion à chaque instant. Tous les pays développés apprécient cette consommation qui a une résonance écologique saine. Le jus de fruits fait penser aux aliments sains et naturels. La présence de sucre industriel et de conservateurs à foison est oubliée. La France verra ses ventes internes progresser d'au moins 10 % par an pour atteindre plus de 2 milliards d'euros.

Les grands producteurs français d'alcool comme Pernod, Ricard et Marie Brizard ont annoncé vouloir rééquilibrer leurs ventes par ce secteur sans alcool très prometteur. Ils visent 50 % de leur chiffre d'affaires avec ces produits. Cinq grands producteurs français contrôlent 50 % du marché. Ce sont : Les Vergers d'Alsace (Réa), Joker, Pampryl (producteur Pernod-Ricard) et Les Jus de Fruits Réunis (Golden Valley). À côté de cela, les marques des supermarchés, avec leurs premiers prix notamment, prennent une part de plus en plus importante. De beaux jours en perspective pour les caries dentaires des enfants et l'acidité de nos organismes.

Savez-vous qu'un verre de coca contient 4 morceaux de sucre et une bouteille, que certains enfants consomment en un jour, 35 ? La situation est alarmante : tout est prétexte à consommation de glaces sucrées, de biscuits d'un distributeur. Qui n'a pas « au congel » tout ce qu'il faut pour être en mauvaise santé car le sucre industriel déminéralise l'organisme par la digestion ? Il diminue les vitamines du groupe B, nourricières du système nerveux. Avis aux insomniaques, aux fatigués, aux dépressifs, à ceux qui perdent la mémoire, aux enfants qui suivent mal à l'école et à ceux qui voient mal !

Le sucre industriel ne contient rien d'utile ; c'est un produit chimique pur. Les oligoéléments n'existent pas. Les caries dentaires des enfants sont dues à cette déminéralisation excessive. Le sucre industriel est le principal responsable des maladies cardiovasculaires, fléau numéro un de notre société (avant le cancer). Les tribus d'Afrique qui n'en consomment pas ont des coronaires en parfait état. On attribue aussi à cette folie du sucre la prolifération de maladies mentales et nerveuses qui apparaissent chaque année. Le sucre industriel est un poison inventé récemment par notre société, poison qui ne conduit pas les tribus qui en sont privées à ces maladies de dégénérescence : cancer, diabète, tumeurs, scléroses.

Et le chocolat me direz-vous ? Pour cette friandise, j'ai quelque indulgence. Il en existe en effet d'excellents à 70 % de teneur en véritable cacao, sans trop de sucre industriel. Il est vrai que ce délice sympathique contient du magnésium et des substances euphorisantes qui calment bien les déprimés que nous sommes tous un peu certains matins. Mais attention ! N'essayons pas de trop calmer cette déprime naissante en dévorant la plaquette entière. La vésicule biliaire est assommée de tant de labeurs ! Un petit carré chaque matin comme une récompense à notre « savoir se tenir » est une bonne idée. Le chocolat du matin part dans votre cerveau, celui du soir dans vos fesses. À vous de voir !

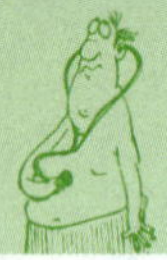

LES BONS SUCRES

Il existe cependant de bons sucres qui minéralisent et apportent des nutriments utiles. Les fruits, même acides, en apportent d'excellents. Il s'agit aussi des sirops d'agave (index glycémique 20), d'érable ou de bouleau non dénaturés et du suc de canne complet (ceux-ci ont des index de l'ordre de 50). Notez bien « suc » et non « sucre ». Ceci est de la sève sèche de canne, qu'il ne faut pas confondre avec le sucre de canne, cousin germain et presque aussi mauvais que le sucre de betterave. Hélas, certains distributeurs écrivent « sucre » sur le paquet de « suc », pour des questions de marketing.

Le miel, directement assimilable, apporte du glucose au foie pour mieux lyser les graisses. Il demande à être consommé en dehors des repas, soit seul, soit avec une tisane, soit avec quelques gouttes d'essence de citron : ce qui tonifie le cœur et relance la circulation. Cependant, le miel ne convient pas à tout le monde.

Joël Acremant fait ces comparaisons. Voyez les vitamines ! On peut cuisiner avec du « suc » complet qui reminéralise.

Pour 100 g de :	Sucre blanc	Sucre brut	Suc complet de canne
Saccharose	99,6 g	96 à 97 g	75 à 88 g
Glucose	0 g	0 à 1 g	2 à 9 g
Fructose	0 g	0 à 1 g	3 à 10 g
Eau	0,05 g	1 à 2 g	2 à 4 g
Sels minéraux	30 à 50 mg	330 à 740 mg	1 500 à 2 800 mg
Potassium (K)	3 à 5 mg	15 à 150 mg	600 à 1 000 mg
Magnésium (Mg)	0 mg	13 à 23 mg	60 à 130 mg
Calcium (Ca)	10 à 15 mg	75 à 95 mg	40 à 110 mg
Phosphore (P)	0,3 mg	3 à 4 mg	14 à 100 mg
Fer (Fe)	0,1 mg	0,5 à 1,3 mg	4 à 40 mg

Pour 100 g de :	Sucre blanc	Sucre brut	Suc complet de canne
Vitamines	0 mg	0 mg	3,9 mg
Provitamine A	0 mg	0,01 mg	0,14 mg
Vitamine B1	0 mg	0,006 mg	0,14 mg
Vitamine B2	0 mg	0 mg	0,4 mg
Vitamine B5	0 mg	0,02 mg	1,18 mg
Vitamine B6	0 mg	0,03 mg	0,19 mg
Vitamine C	0 mg	0 mg	38 mg

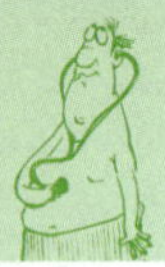

L'INDEX GLYCÉMIQUE

Le sucre est vital pour notre organisme. C'est l'énergie de nos cellules. Le régime « sans sucre » consiste à exclure les glucides à index glycémique élevé, car les aliments ont des index différents. Ce chapitre va vivement intéresser les diabétiques.

Il y a donc trois notions à distinguer :

– la quantité de sucre ;
– le pouvoir sucrant ;
– l'index glycémique.

On a souvent confondu les trois. Le pouvoir sucrant est la sensation gustative « que c'est sucré ». L'index glycémique est l'effet de glycémie produit sur l'organisme, la montée de la teneur en sucre dans le sang. L'intérêt pour tous est un aliment au fort pouvoir sucrant (pour en mettre peu) et au faible index glycémique (pour ne pas nuire). Ceci est vrai pour tous les organismes.

Le glucose a un index glycémique de 100, le miel et les sirops de blé et chicorée : 80 - c'est déjà mieux -, le saccharose ou sucre de betterave ou canne à sucre : 70, le lactose ou sucre de lait : 30, le fructose ou sucre des fruits et légumes : 30. C'est pour cette raison que nous répétons inlassablement qu'il faut consommer des fruits et légumes. Le fructose agit peu sur la glycémie et a un pouvoir sucrant de 1,4 fois le saccharose. On utilise le lactitol, l'isomalt, le maltitol et le xylitol, obtenus par hydrogénation du (respectivement) lactose, du saccharose, du maltose et de la coque d'amande, qui ont un index glycémique de zéro ! Le sorbitol a un index de 20. L'effet sucrant est présent et l'effet nocif absent.

Le mal-être de nos sociétés se situe là : ne pas connaître ces lois et donc ne pas les appliquer. Le maltose a un index glycémique de 110. On se demandait pourquoi la bière est si nourrissante. Ah ! le « muscle Kronenbourg » ! On a compris cette fois.

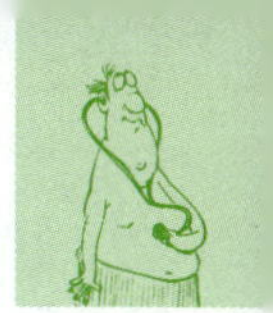

LE DIABÈTE ET L'ALIMENTATION

Le sucre, le diabète : une suite logique. Le diabète est une maladie de dégénérescence de l'organisme. Symboliquement, on pense à la « bête du diable » qui détruit le « temple de Dieu ». Il se trouve que je suis venu à bout de cette maladie sur moi-même. Je peux donc en parler savamment, comme on dit.

Il y a deux périodes : la première qui consiste à attaquer de front la maladie, la seconde qui permet de perpétrer le travail accompli par une bonne santé.

Dans la première période donc, si les îlots de Langerhans du pancréas ne sont pas détruits, l'espoir de guérir du diabète est sérieux. Mais le « travail » est immense. Pour ce faire, pendant cette période, il faut arrêter de manger de la viande. En effet, ce sont les sucs pancréatiques qui digèrent la viande. Ces sucs sont fournis par le pancréas qui, comme chacun sait, est fatigué en cas de diabète. Donc la viande est mal digérée. Des toxines en surnombre arrivent au foie. Selon les principes de la médecine traditionnelle chinoise, le foie est atteint et attaque la rate, donc le pancréas. La vésicule submergée calme ses ardeurs à trier correctement, devant l'ampleur irraisonnable des arrivages. Et voilà le foie et le pancréas en sommeil. Le diabète progresse. Au lieu de persécuter le foie, il faut l'aider et donc appliquer tous les conseils pour hépatiques : manger des légumes crus aux repas principaux et des fruits secs et oléagineux crus au petit-déjeuner, manger des végétaux, ne pas prendre de sucres industriels, consommer des fruits en dehors des repas et surtout la pomme. Je sais bien qu'à l'hôpital, on m'a dit que je pouvais manger de la viande et que je devais éviter les fruits sucrés. Je sais bien, mais j'ai démontré l'inverse. J'ai expliqué ci-avant le mécanisme viande-pancréas. Continuons !

Concernant les sucres des fruits, je rappelle qu'ils sont assimilés directement sans digestion. En aidant le foie, on aide le pancréas. Il faut donc éviter : alcool, bière, conserves, sauces (évidemment), oranges, tomates.

Par contre, il faut manger : cassis, betteraves rouges, fraises, choux, dattes, endives, persil, pissenlits, etc. et surtout artichaut, ail, oignon, radis noir, citron, pomme. Le radis noir a notamment la propriété de vider la vésicule biliaire. En cas de crise de foie, faisons-en une bonne cure sous la forme naturelle ou sous forme d'extrait, votre crise sera vite réparée. Mais revenons au sujet. Il est surtout recommandé de consommer plusieurs fois par jour un oignon cru haché dans un demi-litre d'eau ou sur une tartine de pain complet avec de l'huile d'olive de première pression à froid.

Les sucres simples n'ont pas tous le même pouvoir hyperglycémiant. Le glucose l'est fortement mais d'autres le sont beaucoup moins. La pomme de terre a des sucres à absorption rapide et se comporte comme un sucre simple. Les aliments complets sont moins hyperglycémiants que les mêmes aliments raffinés. Le pain complet au levain et les pâtes complètes donnent une assimilation glycémique lente et un niveau de sucre peu élevé dans le sang. Voyez le chapitre sur les index glycémiques.

Le chrome a un rôle primordial dans l'amélioration du métabolisme en cas de diabète chronique, sucré, ou en cas d'excès de sucre momentané. C'est en 1955 que le docteur Mertz fit ces découvertes. Une étude sur des patients prenant 1 000 mcg par jour de chrome pendant 4 mois a démontré la baisse nette de l'hémoglobine A, test du diabète sur la durée. Le chrome améliore la tolérance au glucose, c'est-à-dire qu'il fait en sorte que l'insuline soit utilisée à meilleur escient. Le chrome réduit le mauvais cholestérol (LDL) et augmente le bon (HDL). Il se trouve que la consommation excessive de sucre produit une fuite du chrome vers les urines. Il faut donc le reconstituer. Le chrome augmente l'efficacité de l'insuline. Le docteur Rebecca Riales de Virginie a démontré que la prise de chrome augmentait très fortement le taux de bon cholestérol. Le chrome permet aussi de contrôler l'appétit, en agissant indirectement sur l'hypothalamus, centre de régulation de la faim et de la satiété. On trouve le chrome dans les céréales complètes biologiques, germées ou non, dans la levure alimentaire, le foie et aussi, dans une moindre mesure, dans les pommes de terre avec leur peau, les cuisses de poulet, les légumes frais, le fromage, le pain complet, le bœuf.

Le zinc joue lui aussi un rôle prépondérant dans le diabète. D'ailleurs, les diabétiques cicatrisent mal. Ceux qui cicatrisent mal manquent de zinc. La boucle est bouclée. Le docteur Amanda S. Prasad de Detroit dit : « Il est possible que l'inaptitude de certains diabétiques à guérir d'ulcères (du pied ou d'ailleurs) ait un rapport avec la carence en zinc. » J'ajouterais que les problèmes sexuels aussi. On a constaté des guérisons après des apports en zinc. La sécrétion d'insuline baisse quand le zinc manque.

À propos du magnésium, ce minéral roi, Mark Bricklin écrit : « Lorsqu'en novembre 1978, une équipe de docteurs danois examina 71 patients traités à l'insuline, patients qui souffraient de cette maladie depuis au moins 10 ans, ils ont constaté une nette insuffisance des taux de magnésium dans le sang par comparaison avec ceux de 194 non-diabétiques. Et ce sont les patients dont le cas était le plus grave qui avaient le taux de magnésium le plus bas de tous. »

Voici des tisanes pour stimuler et nettoyer le foie et le pancréas : eucalyptus, queues de cerises, aubier de tilleul sauvage, menthe, renouée des oiseaux, racines de pissenlits, cassis, fenugrec. Deux fois par jour, il est intéressant de prendre 6 gouttes d'essence de citron et 2 gouttes d'essence d'eucalyptus ensemble, à parts égales, dans un verre d'eau chaude et de jus de citron.

On peut ajouter à cette révolution nutritive une demi-heure de marche rapide par jour (6 km/h), quelques exercices de tao ou de qi gong (rotation alternative sur le chakra *hara* 35 fois), pour stimuler le pancréas et le foie. Un bon magnétiseur aidera aussi à cette stimulation.

Au fur et à mesure que le taux se normalise, il est bien de diminuer l'insuline chimique apportée chaque jour. Il ne faut pas abandonner cette thérapie rapidement sous risque de coma diabétique. Si l'on commence le jeûne, on risque aussi un coma hypoglycémique à cause de cet apport d'insuline chimique. Il faut donc moduler l'alimentation en fonction de cet apport et le réduire suivant les résultats obtenus. On peut aussi prier pour que l'automne arrive vite, afin de faire trois semaines de cure de raisin (voir le chapitre à ce sujet).

Stéphanie de Besançon est venue me voir en septembre, mois privilégié pour cette cure (le hasard sans doute !). J'ai très vite conseillé à cette grande diabétique depuis 5 ans la fameuse cure. Scandale ! À l'hôpital, on lui avait dit : « Surtout pas de raisin, c'est trop sucré. » Comment la convaincre ? Elle travaillait à l'hôpital, c'était facile. Elle fit un prélèvement sanguin chaque matin. Pendant la cure de raisin, le taux de sucre sanguin monte les premiers jours puis redescend sous 1 g à jeun et y reste après la cure. Je l'ai revue récemment : elle était aux anges ! Bien sûr, ensuite, on a abordé ensemble la seconde période.

Celle-ci correspond aux conseils généraux contenus dans cet ouvrage.

Chez les diabétiques incurables, une alimentation correcte peut limiter l'hyperglycémie et réduire les facteurs de risque d'athérome.

L'hypoglycémie est un état aussi redouté des diabétiques que l'hyperglycémie car les crises ou comas sont effrayants.

Résumons-nous : il est donc important de privilégier les protéines et de supprimer autant que possible tous les hydrates de carbone raffinés que sont le sucre blanc et brun, la farine blanche, le riz blanc. Remplaçons-les par des hydrates de carbone plus complexes comme le riz complet et les bonnes céréales complètes qui sont : petit épeautre, quinoa, millet, sarrasin.

Il est important aussi de consommer des aliments riches en fibres ainsi que des céréales complètes. Les lentilles, les haricots, les légumes et les graines seront de la partie. Entre les repas, ce sera le moment privilégié pour les jus de fruits naturels et les fruits.

Comme il en est fait état tout au long de cet ouvrage, l'alcool, le café, le thé et tous ces stimulants qui ont un effet toxique sur le foie sont à rejeter.

Quelques suppléments alimentaires efficaces peuvent être apportés aux repas à condition de bien les choisir. Ce sont ceux qui sont à base de vitamines B et C, de zinc, de magnésium, de manganèse et de chrome. Ceux-ci sont importants car ils contribuent au métabolisme du glucose dans l'organisme. Ils réduisent notamment les besoins d'insuline et, de ce fait, reposent le pancréas.

Puisque les muscles sont une grande réserve de glycogène, il est intéressant de convertir le glycogène de ces muscles en glucose par un exercice physique journalier. Évitons le stress ou, si nous ne pouvons pas le gérer, apprenons les disciplines antistress que nous pratiquerons chaque jour comme la méditation, la relaxation, le yoga ou la sophrologie. Pratiquons régulièrement une activité qui nous fait plaisir.

Et, peut-être – mais là, nous quittons le domaine de la nutrition –, recherchons les causes de cette « bête du diable » au plus profond de nous-mêmes.

Aline vient me voir avec un bon diabète, si j'ose dire. Passons sur les préambules et venons-en rapidement à la fin de notre conversation de la première et unique heure de rencontre. Par expansion de conscience et quelques tests psychologiques, nous tombons d'accord que le détonateur fut, à 40 ans, un échec à un examen, examen passé avec des petites jeunes qui l'avaient eu, elles ! On se met d'accord aussi sur le fait que ceci est sans valeur, que ces jeunes n'avaient aucun mérite, et qu'au contraire, à 40 ans avec des enfants, il faut le faire...

Je ne revois plus la personne et, un peu interrogatif sur cette perte de contact, je laisse la vie suivre son cours. À l'entracte d'un concert, un jour, une personne vient vers moi. C'était Aline ! « Vous savez, c'est extraordinaire. Le diabète ? Hop, fini ! Parti ! Terminé ! Je n'en ai plus... Je n'ai pas jugé utile de venir vous revoir. »

MINÉRAUX ET OLIGOÉLÉMENTS, SOURCES DE VIE

La nature, pour être commandée,
doit être obéie.

Francis Bacon.

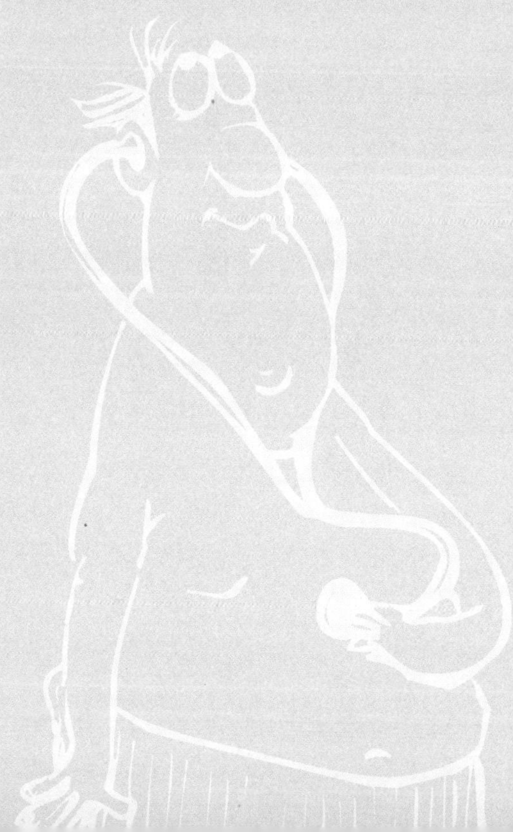

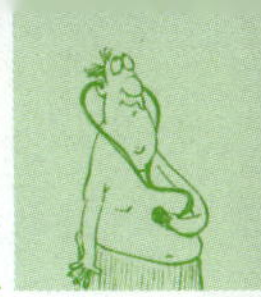

LE RÔLE DES MINÉRAUX

Les plantes en vivent, les animaux et l'homme aussi. L'univers est fait de gaz et de minéraux. Notre corps est composé de 96 % d'oxygène, d'hydrogène, de carbone, d'azote et de 4 % de minéraux. Ceux-ci sont puisés dans ce que l'on mange. Si l'un d'eux manque, c'est la catastrophe. Certains minéraux sont en grande proportion dans l'organisme, d'autres sont à l'état de traces. Ces traces sont importantes pour notre équilibre organique. Il faut 10 fois moins de zinc que de calcium pour que notre équilibre soit correct. Certains éléments sont même nocifs en surquantité. Les minéraux en grande quantité sont le phosphore, le calcium, le soufre, le potassium, le magnésium, le chlore, le sodium. Les minéraux en petite quantité sont le fer, le zinc, le fluor, le nickel, l'étain, le vanadium, le cobalt, etc. Le cobalt est aussi important à la digestion que le cuivre.

Les minéraux assurent, par leur présence, l'utilisation des vitamines par le métabolisme de l'organisme. Nous connaissons bien la synergie : magnésium et vitamine B6. La vitamine C permet l'assimilation du fer, la vitamine D celle du calcium. Ce sont des notions de plus en plus connues. Pourtant, il y a encore peu de temps, certains ne croyaient pas aux oligoéléments. Certaines vitamines contiennent même des minéraux : la vitamine B12 contient du cobalt.

Nous manquons de magnésium dans notre alimentation moderne. L'agroalimentaire produit une carence phénoménale en minéraux. Autrefois, le sol, pour se fertiliser, recevait de l'humus, des ferments, des algues. Les insectes et les minuscules organismes faisaient un travail de transformation naturelle. Cet ensemble était producteur d'une riche variété de minéraux. Maintenant, on n'utilise plus guère ces humus et autres engrais naturels. Les apports d'engrais chimiques sont beaucoup plus rentables. Le sol est utilisé à titre intensif, sans apport de fumier, de plantes et de déchets végétaux en décomposition. Les engrais chimiques sont composés d'azote, de phosphore et de potassium artificiels. Ce sont surtout des nitrates, des phosphates et des potasses qui envahissent les sols. Ces engrais artificiels détruisent l'équilibre entre les organismes et les minéraux dans les sols, tuent les bactéries bénéfiques et créent des saturations intempestives au niveau des racines des plantes. Nous savons qu'une plante pousse mieux dans une eau pure privée de minéraux que dans une eau où il y a saturation de l'un d'eux, a fortiori lorsque cette saturation vient d'un produit chimique sans énergie ! Bien que l'on sache tout cela, la progression mondiale de consommation d'engrais continue à un rythme de + 2,9 % par an.

Des études très sérieuses ont confirmé que cette culture réduisait la teneur en minéraux des aliments. Il est reconnu que le blé est maintenant déficient en zinc, en fer, en cuivre et en manganèse. Les épinards perdent de leur fer. Les feuilles de chou ont une quantité de phosphore en baisse ; cette quantité remonte quand le sol est fertilisé par des matières organiques. Une étude portant sur 12 ans, effectuée par l'Institut fédéral de recherche pour la qualité des plantes en Allemagne de l'Ouest, a établi que les légumes cultivés par des méthodes organiques ont une teneur plus élevée en vitamine C, en potassium, calcium, phosphore et fer que les légumes cultivés avec des engrais chimiques. M. Werner Schupar, directeur de cet institut, l'a écrit en décembre 1978 et l'étude récente AFSSA l'a démontré en 2003.

Au fur et à mesure que les minéraux disparaissent dans l'alimentation moderne, les maladies croissent. L'espérance moyenne de vie des hommes a augmenté sensiblement ces dernières années par la baisse considérable de la mortalité infantile. Si on enlève des statistiques cette mortalité infantile, l'espérance de vie diminue.

Dès août 1975, le docteur Eric Underwood a dit, au 10e Congrès international sur la nutrition : « La recherche en matière de "traces" montre que les déficiences légères ou exceptionnelles se produisent dans les populations, particulièrement dans celles dont l'alimentation comporte une large proportion de produits raffinés et transformés. » Nous sommes de ces populations. Les médicaments ont beaucoup d'effets secondaires sur les minéraux, en ce sens qu'ils se combinent à eux et les rendent inassimilables. Le docteur Henri Schroeder intervint, lors d'un séminaire sur la recherche en matière de traces à Princeton, dès janvier 1973 : « La pénicilline, comme d'autres antibiotiques, est un des principaux accapareurs de minéraux. » Les médicaments diurétiques éliminent le potassium alors que le potassium naturel est un puissant diurétique.

La plupart des médicaments détruisent les équilibres calcium-phosphore-magnésium. On sait que ces minéraux sont des plus utiles. On sait aussi que l'équilibre calcium-phosphore est un des principaux ingrédients de la constitution des os et des muscles. La prescription de médicaments devrait donc s'accompagner de prescriptions de minéraux naturels, ceux-là même qui viendront à manquer à la suite de la prise de ces médicaments. Encore faut-il les connaître !

Nous avons vu précédemment que certains minéraux peuvent être nocifs. Il s'agit du plomb, du cadmium et du mercure. Le mercure, notamment, s'est beaucoup immiscé dans notre alimentation, dans les eaux que nous buvons depuis ces dernières années. Il est faux de penser que ces minéraux « maléfiques », une fois dans l'organisme, ne peuvent plus en être expulsés. Les minéraux « bénéfiques » naturels jouent ce rôle de régulateurs. Le zinc diminue les concentrations de plomb par exemple. Tout cela est vrai à condition que la toxicité soit faible. Si d'une main vous nettoyez et que de l'autre vous salissez, regardez le résultat.

Si nous sommes fatigués et que cela dure, nous allons voir le médecin. Plaçons-nous dans le cas où celui-ci ne change rien à notre alimentation mais ajoute des fortifiants. Souvent, ceux-ci encombrent encore plus le système. Parfois, nous allons mieux. Sans fortifiant, c'eût été pareil ! On revient toujours à la santé spontanément. Il y a quelque chose à savoir et à comprendre : le corps consomme de l'énergie pour digérer. Ne pas manger repose l'organisme. D'ailleurs, si le corps n'a pas faim en cas de grande fatigue, c'est justement parce qu'il a besoin de son énergie pour réparer les causes de la fatigue. Dans ce cas, si nous mangeons – soi-disant pour prendre des forces –, en fait nous en perdons. Ainsi faisant, nous dispersons notre énergie à digérer et donc elle n'est plus entièrement disponible pour assainir la situation.

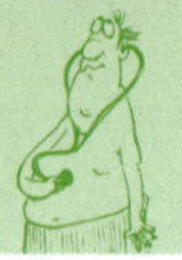

LE MANQUE DE MINÉRAUX

La biochimie et ses travaux récents démontrent qu'un organe malade ne contient pas les minéraux constituants en quantité correcte, ce qui revient à dire qu'il suffit d'apporter à cet organe malade les minéraux manquants pour le guérir. Pour cela, une association de minéraux travaille mieux en synergie qu'un apport isolé.

Nous vivons une époque de graves carences en minéraux. Les problèmes de santé de tous les jours ont souvent leur origine dans le manque de minéraux de l'alimentation. Les problèmes de prostate viennent d'une carence en zinc, facilement récupérée par la poignée quotidienne de graines de courge. Nous verrons que la fatigue chronique peut résulter d'un manque de fer, magnésium et potassium. L'iode manque aux goitreux, le fer aux anémiques.

Les infections sont traitées aux antibiotiques et diminuent les minéraux de l'organisme alors que ces mêmes minéraux, si on n'y touche pas, amènent l'immunité. Ce sont le fer, le cuivre, le zinc et le phosphore. Lorsque les virus s'activent, il faut activer en parallèle leur apport naturel. L'ostéoporose, qui est une dégradation générale du système osseux, est une maladie qui nous fait réfléchir. Il s'agit d'une autodestruction de la charpente de l'organisme alors que, bien souvent, on lui apporte des quantités invraisemblables de calcium chimique. Il semble que celui-ci ne soit pas utilisé. Je pencherais plutôt pour le fait qu'il y a présence excessive de minéraux toxiques en même temps qu'une insuffisance de minéraux indispensables, en bon équilibre. Dans ce cas, ceux-ci sont le calcium, le phosphore, le silicium, le magnésium, le fluor, le molybdène et la vitamine D.

Le paradoxe vient du fait que nous avons de plus en plus de minéraux nocifs et de moins en moins de minéraux bénéfiques. Le problème est connu. Le docteur Kirchgessner, de l'Institut de physiologie de la nutrition de l'Université de Munich, explique : « Il y a une augmentation spectaculaire du nombre de travaux remarquables sur les problèmes médicaux et nutritionnels relatifs aux traces de minéraux chez l'homme. Depuis 1973, 2 000 rapports scientifiques sur les traces ont été publiés. » Nous apprécions que ce nombre de recherches se multiplie.

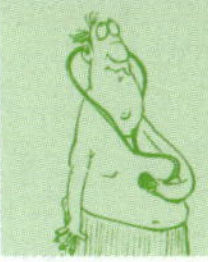

LE CALCIUM : PLUS J'EN PRENDS, MOINS J'EN AI !

Le calcium est essentiel pour la fonction des os, des muscles, du cœur, des nerfs, du sang. Les signes de carence en sont la dépression, l'anxiété, la fatigue, les insomnies, les crampes. Les personnes âgées en souffrent beaucoup.

La carence en calcium est un phénomène médiatique tellement à la mode que deux paragraphes sans en parler seraient une « erreur de marketing impardonnable », surtout qu'après la lecture de cet ouvrage, vous prendrez la résolution de laisser le lait de vache aux petits veaux. Les palourdes ne boivent pas de lait, ne mangent pas de fromage... Pourtant, elles ont une coquille de calcium extra-solide. Les poules ne prennent pas le biberon mais fabriquent une belle coquille de calcium, chaque jour que Dieu fait. L'*American Journal of Clinical Nutrition*, dès octobre 1977, écrit que le lait apporte certes du calcium, mais que celui-ci est mal assimilé. Par contre, le fromage prédigère le lactose. Les hommes primitifs avaient une charpente plus robuste que la nôtre. Pourtant, ils n'avaient pas de réfrigérateur ni de vache disponible à toute heure. Ils mangeaient des racines, des pommes de terre, des carottes, des navets, du persil. Cette nutrition donne des doses journalières supérieures à nos besoins.

Dans bon nombre d'organismes, le calcium s'assimile mal car il y rencontre l'acidose. Nous reparlerons de la méthode pour la combattre avec les légumes et les fruits par exemple. Le sucre blanc bloque l'assimilation du calcium. Il faut se méfier du vinaigre dont l'acide acétique est un grand « évacuateur » de calcium. S'il faut apporter un complice dans la sauce des crudités à l'huile de première pression à froid, nous lui préférerons le jus de citron bien mûr en faible quantité ou le tamari, jus de soja autolysé salé. Celui-ci a un rôle très efficace dans la dynamisation de la vitamine B12.

Des tests scientifiques ont été effectués avec grand sérieux sur une population de femmes atteintes d'ostéoporose. L'ensemble a eu des apports de calcium supplémentaires. La moitié de cette population a fait des exercices physiques trois heures par semaine seulement. L'autre moitié a continué sa sédentarité. Le taux de calcium dans le corps a augmenté chez les femmes qui faisaient de l'exercice et a diminué chez les autres. La nuit, le calcium diminue dans l'organisme. Les os et les muscles perdent leur richesse en calcium quand cessent les exercices physiques. Une marche de nuit augmente le calcium ; le repos le diminue. Nous recommandons donc l'exercice physique à tous ceux qui veulent assimiler le calcium, avoir des os et des muscles toniques, un cerveau créatif et une bonne mémoire, de bonnes dents, etc. Le calcium et la vitamine D qui doit l'accompagner sont une absolue nécessité pour l'organisme. La vitamine D est donnée par le soleil, même en hiver.

Les médicaments empêchent l'assimilation du calcium. Ah ! le nombre de malades qui ont retrouvé la forme par la paix thérapeutique, c'est-à-dire l'arrêt de tous les médicaments ! La mode est aussi de donner soufre et fer médicamenteux. L'assimilation de calcium peut être perturbée par le sulfate de fer qui peut en naître. Les médicaments acidifient et déminéralisent, tout en fatiguant le foie, sans compter les autres effets secondaires bien sûr.

L'équilibre calcium-phosphore est primordial. La surconsommation de phosphore dans notre société (nous en reparlerons) empêche l'assimilation de calcium. La poudre d'os est un complément alimentaire utile à 45 ans chez les femmes. La proportion de calcium et de phosphore est la même que dans les os humains. L'assimilation sous cette forme naturelle est donc automatique. La dolomite est une roche calcaire que nous pouvons utiliser car elle contient aussi beaucoup de magnésium. De plus, elle est composée de végétaux, d'algues et de petits crustacés.

Parfois, certaines eaux des villes comportent du chlore ou du fluor, tout à fait contre-indiqués dans ce processus. Il arrive que certaines personnes ajoutent du bicarbonate de soude qui combat la bonne utilisation du calcium par l'organisme. Le tabac et l'alcool sont des facteurs très négatifs quant à cette assimilation. Nous évoquerons à nouveau le problème de l'acide phytique du son, qu'il faut prédigérer en mangeant du pain fait au levain naturel.

Voici les aliments qui contiennent le plus de calcium, dans un ordre décroissant à poids égal : sardine, chou vert, amande, soja en grains, cresson, persil, noisette, crevette, escargot, figue sèche, pissenlit, pois chiches, cacao, jaune d'œuf, pistache, graines de sésame, tout cela bien avant le lait. D'autres aliments ont aussi un bon apport, en moindre proportion. Les voici en ordre dispersé : les fromages, les haricots secs, la sole, les moules, le yaourt, la blette, le chocolat, le chou-fleur, les lentilles, les noix, le céleri, les épinards, les dattes, les olives, etc. N'oublions pas, en matière de laits végétaux, le lait de châtaigne, de noix, d'amande, de noisette et un aliment encore trop peu connu : les algues, qui en sont très riches.

Tous ces aliments ne concourent pas au même résultat global. Le calcium des légumes et des fruits s'assimile mieux que celui des produits laitiers, qui sont riches en graisses et acidifient. Le fromage contient 50 % de graisses ainsi que du cholestérol. Ces produits laitiers sont à éviter en cas de rhumatismes et de maladies graves.

Les primitifs mangeaient des os. Ceux-ci contiennent bien plus de calcium que tout ce que nous avons cité. Nos grands-mères nous préparaient d'excellentes tartines avec la moelle des os. Elles faisaient des soupes et des bouillons où cuisaient les os. On a perdu cela aussi ! Si nous manquons de calcium, nous pouvons toujours remettre cela au goût du jour.

Un traitement de choc

Claudine est venue me voir un jour pour une fatigue accompagnée d'un manque de calcium. Je lui ai recommandé le « traitement de choc » suivant, qu'elle applique à chaque coup de pompe. Elle en dit beaucoup de bien. Je vous le recommande.

Chaque soir, pendant 4 jours environ, vous prenez un verre normal dans lequel vous versez le jus d'un citron bien mûr pressé par vos soins. Vous y faites baigner toute la nuit un œuf de poule avec sa coquille. Vous buvez le lendemain matin à jeun le contenu du verre avec la coquille décomposée en partie par le jus de citron. L'œuf rangé à nouveau au réfrigérateur vous servira pour faire la cuisine. Le calcium naturel ainsi libéré par le citron est directement assimilé par l'organisme. Vous verrez : l'effet est saisissant.

Méfions-nous ! À l'Université d'Oregon, des tests ont mis en évidence que 35 % des hommes et 85 % des femmes consomment moins de calcium que leurs besoins journaliers. Le ministère de l'Agriculture américain a montré que 5 500 femmes de plus de 45 ans prises au hasard consommaient en moyenne 0,5 g de calcium par jour. La valeur normale est de 1 g environ. L'ostéoporose guette ! Le taux préventif contre cette maladie se situe à trois fois plus que la moyenne de ces 5 500 femmes.

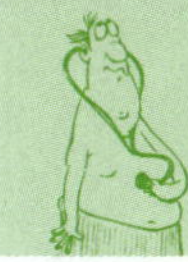

MAIS OÙ EST DONC PASSÉ LE MAGNÉSIUM ?

Ceci est une absolue certitude. Notre alimentation moderne manque de plus en plus de magnésium. À moins de se doper véritablement d'amandes et autres fruits secs, nous sommes dans l'obligation de prendre des compléments alimentaires à base de magnésium. La dose recommandée est de 0,4 à 0,5 gramme par jour. De récentes études ont montré que nous en absorbons environ la moitié. Les classes sociales aisées sont aussi touchées que les moins bien nourries (respectivement 0,3 g et 0,2 g).

Nous consommons beaucoup de viande et de farine blanche raffinée ; nous délaissons trop les légumes frais, les amandes, les noix. D'après mes faibles statistiques, une personne sur trois n'en mange pas. C'est grave ! Je crois que le magnésium est le matériau dont l'organisme moderne manque le plus. Parallèlement, les maladies cardiovasculaires sont la première cause de mortalité avant le cancer. Coïncidence ?

Le principal rôle du magnésium est de tonifier le muscle cardiaque. Certains spécialistes du Downstate Medical Center de l'Université de l'État de New York pensent qu'il existe une relation étroite entre le manque de magnésium et le déclenchement d'une crise cardiaque. Les états de tension profonde font que l'organisme consomme plus de magnésium. Les docteurs Burton M. Altura et Prasad Turlapaty disent : « Le magnésium est indispensable pour dilater et ouvrir les vaisseaux sanguins des tissus du cœur et le calcium est nécessaire pour les resserrer. Un équilibre particulier entretient un rythme cardiaque régulier. Le manque soudain de magnésium entraîne un déséquilibre en faveur de la constriction des vaisseaux. L'un d'eux peut se contracter soudainement en un spasme, interrompant la circulation vers une partie du cœur, et déclencher une crise cardiaque. »

Dans le même ordre d'idées, à savoir que le magnésium tonifie le muscle cardiaque, des expériences ont été faites en Italie avec le docteur Ripari. Celui-ci a divisé une population de sportifs en deux. La moitié de ces sportifs ont eu une dose importante de magnésium et l'autre non. Sous le stress de l'effort, la tension artérielle et le rythme cardiaque montent beaucoup plus haut chez les sportifs qui n'ont pas pris de magnésium. Dans bon nombre d'hôpitaux, en cas de crise cardiaque, les médecins font des piqûres intraveineuses de magnésium. Cette pratique diminue les dommages et empêche la mort subite. Les douleurs de l'angine de poitrine sont souvent résorbées par le magnésium. De la même façon, les palpitations, les extrasystoles, la tachycardie sont souvent réglées par une dose suffisante de magnésium chaque jour, ce qui veut dire qu'il faut en prendre en plus de l'alimentation qui en contient trop peu.

Le potassium est un fidèle allié dans la bonne résistance cardiaque. Il s'oppose au sel qui, de surcroît, augmente la tension. Le docteur Carl Johnson et ses collègues de l'University of Colorado School of Medecine ont découvert ceci : « Les concentrations en magnésium et potassium sont inhabituellement basses dans les tissus cardiaques d'hommes morts subitement de crises cardiaques. » Ils ont constaté que ceci ne s'était pas produit en cas de morts subites pour d'autres raisons. La nature ayant bien fait les choses, il y a aussi beaucoup de potassium dans les légumes verts et les graines germées.

Le sélénium est aussi un facteur essentiel à la bonne harmonie avec le magnésium contre les risques cardiaques. Les chercheurs finlandais ont établi cette corrélation entre le faible taux de sélénium et l'apparition de beaucoup de maladies cardiaques en Finlande. Le climat y est pour beaucoup. Le sélénium se trouve surtout dans les céréales, graines germées ! Les légumes en contiennent aussi beaucoup.

Le chrome manque aussi en Finlande. Les Finlandais ont donc un taux élevé en cholestérol. Et le chrome, où croyez-vous qu'on en trouve le plus ? Eh bien, dans les céréales, germées aussi ! Ces « coïncidences » sont assez extraordinaires. Elles nous ont au moins appris que pour éviter ou réparer les maladies cardiovasculaires, il faut prendre chaque jour du magnésium, du potassium, du sélénium, du chrome, que l'on trouve dans tous les légumes, les graines et céréales non « raffinées », germées de préférence.

La spasmophilie est une maladie étrange. S'agit-il vraiment d'une maladie ? Les vrais spasmophiles ont une tétanie chronique. Les pseudo-spasmophiles sont très nombreux. Le docteur Patrick Véret écrit : « C'est pour ces malades un combat de tous les jours à la recherche d'un mieux-être ; c'est dramatique pour ces gens : ils en sont au stade où ils n'espèrent même plus la guérison mais un certain équilibre pour mieux vivre. » Leur excitabilité neuromusculaire est excessive. Ils sont anxieux. Des taches blanches apparaissent sur les ongles. De nombreux symptômes de fourmillements de certaines extrémités des membres, ajoutés à une grande fragilité aux agressions, sont le lot de chaque jour. Le professeur Roger Lucciano a prouvé qu'il y avait chez 50 % des spasmophiles un prolapsus de la valvule mitrale. La bonne contraction du muscle cardiaque requiert une dose suffisante de magnésium, de calcium et de potassium. Selon les chercheurs du CNRS, 20 % de la population est porteuse du groupe tissulaire HLA-Bw35. Ce groupe présente un défaut du transport du magnésium de l'extérieur vers l'intérieur des cellules. Le magnésium est le remède de tous les spasmophiles. Ceci a été archi-démontré et recommandé. Dans 80 % des cas, il permet de tout remettre en ordre. Le magnésium se conduit comme un sédatif nerveux très efficace. Il opère comme s'il permettait aux vitamines du groupe B, notamment la B3, la B6, d'être efficaces.

Dans le chapitre concernant la composition de l'alimentation, j'ai énoncé le fait qu'une réaction biologique dans l'organisme ne se produit que si l'ion magnésium existe. Sans magnésium donc, pas de réaction biologique. Compte tenu de notre carence générale, on peut dire que la construction de notre organisme est imparfaite sur le plan osseux, musculaire, cellulaire, nerveux, circulatoire. Alors que faire ?

Tout d'abord, mangeons ce qui contribue à nous nourrir correctement. L'alimentation n'est pas un passe-temps euphorisant. Prenons bon nombre de produits riches en magnésium. Voici les meilleurs, à poids égal, par ordre décroissant : le germe de blé, le chocolat, les amandes, les grains de soja, les haricots secs, les pois cassés, les escargots, les noisettes, les noix, le blé complet, le gruyère (à consommer avec modération), les lentilles, les dattes, les châtaignes, les blettes, l'oignon jeune vert, les épinards, le riz complet, la sole, les moules, les huîtres, les crevettes, les grains de céréales. On en trouve aussi, dans une moindre mesure, dans ces aliments, en ordre dispersé : les bananes, les avocats, les pommes de terre anciennes, le persil cru, le saumon, les choux de Bruxelles, les haricots verts, le céleri en feuilles, le poisson, les carottes, le miel, les navets, les laitues, les cerises, les champignons, les œufs, les choux, le vin, le pain, les abricots, les pêches, le raisin, la pomme...

J'entends souvent dire, après une discussion sur ce qu'il est conseillé de manger, que le choix est restreint. Jugeons nous-mêmes : j'ai dû interrompre cette longue liste pour ne pas surcharger. Nous mangeons toujours les mêmes choses sans intérêt : bifteck, pâtes, frites, sandwichs, fromage. La nature nous offre pourtant mille autres richesses. Si nous trouvons les légumes fades et s'ils ont tous le même goût pour nous, c'est que nous avons pris l'habitude de les noyer de sauce. Évidemment, leur goût propre, qu'est-il devenu ? Notre palais a ainsi perdu le sens du goût. Sachons les faire cuire dans des casseroles où ils ne baignent pas dans l'eau de cuisson. Ainsi, l'eau de cuisson jetée ne leur volera pas leur goût raffiné, leurs vitamines, oligoéléments et sels minéraux. Peu à peu, Nous redécouvririons et apprécierons à nouveau leurs saveurs originales. Vous êtes sceptiques ? Essayez !

Le professeur Lautié conseillait de prendre chaque matin, à jeun, dans certaines circonstances dont nous reparlerons, un petit verre de la solution du professeur Delbet. Celle-ci est composée d'un litre d'eau de Volvic dans lequel on dilue un sachet, qu'on trouve en pharmacie, de 20 grammes de chlorure de magnésium hexahydraté. On lui préférera 12 grammes de ce chlorure de magnésium trihydraté desséché – mais celui-ci est difficile à trouver. Si vous avez bien compris, votre solution vous durera une bonne semaine. Si vous préparez d'avance 1,5 litre de Volvic, mettez donc 1,5 sachet pharmaceutique dont le prix est dérisoire. Cet apport nutritif est à réaliser dans les périodes d'épidémie, aux changements de saison, pendant les périodes de fatigue, de maladie ou de convalescence. Personnellement, je préfère conseiller le choix entre deux formules, soit un matin sur deux, soit 21 jours de suite puis 21 jours d'arrêt et on recommence ; et ceci à longueur d'année, de vie. Si le goût vous déplaît toujours autant au bout de 10 ans, ajoutez-y un peu de jus de citron bien mûr pressé par vous.

La dolomite est une roche naturelle qui contient du magnésium et du calcium en bonne proportion et synergie.

Il faut terminer ce chapitre en parlant des vertus particulières du magnésium. *Le magnésium est utile à tous les mécanismes de l'organisme* ; nous l'avons déjà vu. Mais il a des applications plus typées en fonction du mode de vie de notre société. Il active la défense de l'organisme contre toutes les agressions virales et microbiennes. Il sert de catalyseur d'enzymes, d'activateur aux vitamines, surtout la vitamine C. Il stimule toutes les fonctions et particulièrement les fonctions digestives. Il crée l'équilibre cellulaire en synergie avec le potassium. Il contribue à fixer le phosphore et à faire les os et les muscles. C'est un puissant anticancéreux ; le chlorure de magnésium acidifie les urines et contribue ainsi à l'élimination active des toxines. Il nourrit le système nerveux, et donc aide au sommeil, à la mémoire, et réduit le stress. C'est de ce précieux apport que notre société a besoin car elle est un brûlant consommateur de magnésium par son organisation stressante de chaque instant. Il tonifie le cœur. Il est partout.

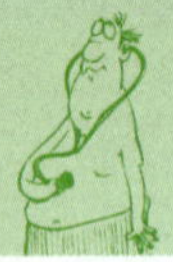

SANS FER DANS LA VIE

Sans fer dans la vie, il y a de quoi s'en faire si l'on est une femme, effectivement ! En effet, les femmes en utilisent presque le double des hommes. D'abord, elles en perdent de grandes quantités par leurs règles mensuelles. Ensuite, les grossesses, les accouchements et le stérilet en usent de grandes quantités. Un rapport du CNRS a montré que 75 % des femmes étaient en manque au neuvième mois de leur grossesse. De quoi mettre au monde un enfant fatigué de naissance. En plus de cela, les femmes font régime sur régime pour perdre les kilos en trop qu'elles n'ont d'ailleurs pas, bien souvent.

L'aspirine évacue le fer en faisant saigner les parois de l'estomac. Toutes les blessures et hémorragies bénignes de l'organisme comme les hémorroïdes font perdre aussi beaucoup de fer. Une étude effectuée à l'Université de Göteborg en Suède a démontré que la prise de thé réduisait de moitié l'assimilation de fer à cause de son acide tannique.

Dans notre société, nous manquons de fer aussi à cause des nitrates et phosphates qui constituent les conservateurs que l'on trouve partout dans l'alimentation industrielle. Tous les nutriments sont raffinés, en fer aussi. Le fer rajouté chimiquement, par exemple au pain blanc pour le « compléter », est peu assimilé par l'organisme. C'est une duperie.

Nous trouvons beaucoup de fer dans les aliments suivants, par teneur décroissante à poids égal : foie de bœuf, bœuf, haricots secs, graines de tournesol et de soja, épinards, céréales complètes, abricots secs, blanc de poulet, jaune d'œuf, persil, fruits secs azotés et sucrés. On augmente l'absorption du fer dans l'organisme par la présence de vitamines C et E (respectivement fruits et huiles de première pression à froid). L'assimilation correcte du fer requiert la présence de cuivre (voir le chapitre sur le cancer) et les vitamines du groupe B (on en parle beaucoup tout au long de cet ouvrage) qui sont ainsi métabolisées par la présence du fer.

Le manque de fer entraîne l'anémie. L'hémoglobine baisse, les globules rouges sont affaiblis, l'oxygène est mal véhiculé vers les cellules, nous n'avons pas de tonus, nous éprouvons de la difficulté à penser et à agir, nous avons envie de ne rien faire, nous sommes fatigués, irritables. Les cheveux tombent. Les ongles sont fragiles. Nous nous essoufflons facilement. La mémoire est incertaine. Des cernes noirs décorent nos yeux. Les menstruations sont excessives (il y a carence de fer et notre ordinateur central en évacue de ce fait encore plus. C'est l'anarchie !). Nous avons des palpitations. Nous sommes superficiels. Nous avons la peau pâle... et la rate qui se dilate. Je plaisante mais le manque de fer est un inhibiteur de vitalité. Cette carence est très courante. 25 % des enfants de moins de six ans présentent cette anomalie... déjà, d'après une étude de 1988 de l'Inserm dans le Val-de-Marne. Les personnes âgées sont très touchées aussi.

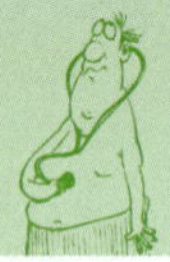

CICATRISONS AU PLUS VITE AVEC LE ZINC

Lorsque nous arrivons au cours de naturopathie chez le docteur André Passebecq, chargé de cours à l'Université de médecine de Paris, il nous pose une question et nous demande d'y répondre par écrit : « À quoi reconnaît-on que quelqu'un est en bonne santé ? » Chacun y va de sa théorie, de ses certitudes : « À son beau teint, s'il mange bien, s'il n'est jamais malade. » Le stage se poursuit et, à la fin, nous corrigeons ensemble. Les deux signes les plus révélateurs, d'après M. Passebecq, sont : « À sa propension à faire de la fièvre de temps en temps » et « À la vitesse de cicatrisation de ses plaies ». Retenons l'idée générale, sans plus !

C'est vrai qu'une bonne alimentation aide à cicatriser vite.

À ce propos et presque hors sujet, je peux témoigner de ce qui m'est arrivé personnellement. On a tous et toutes des cicatrices anciennes qui marquent notre peau et ne disparaissent jamais. J'en avais un certain nombre, notamment aux mains et aux jambes. Je fais des monodiètes de raisin, de 25 à 50 jours, chaque année. Toutes ces cicatrices disparaissent à cette occasion. Il faut dire que le raisin contient aussi 1 mg de zinc par kilo. C'est 200 fois moins que les huîtres mais le raisin est un aliment complet.

Qui n'a jamais été opéré à l'hôpital, qui n'a pas eu de blessure ou de plaie sérieuse ? Le zinc est, en effet, le minéral d'excellence pour se munir contre ces désagréments. Il est intéressant de se préparer aux opérations quinze jours à l'avance. Ce procédé accélère la cicatrisation et met à l'abri des infections.

J'ai expérimenté cela sur moi-même, notamment un jour, à l'occasion d'une grave opération dentaire. Quand je me suis présenté une semaine après pour retirer les fils, il n'y en avait plus depuis quatre jours. Le dentiste a été surpris: ils étaient tombés et tout était cicatrisé comme si j'avais été opéré trois semaines auparavant.

Le zinc se précipite vers la blessure. Toutes les réserves en zinc de l'organisme y passent. Le reste du zinc de l'organisme baisse fortement. Au fur et à mesure que la blessure guérit, l'organisme doit envoyer de plus en plus de zinc sinon la réparation est très longue. C'est le collagène qui intervient, cette protéine fibreuse des tissus. Ces fibres constituent la réparation dès le premier jour après la blessure. Plus le taux de zinc est élevé, plus la blessure guérit vite. Ceci a été démontré et maintes fois reconnu.

Le docteur Frédéric W. Pullen, de l'Université de Miami, a fait des expériences en aveugle sur de jeunes enfants opérés des amygdales (zinc et placebo). Il écrit dans le *Clinical Applications of Zinc Metabolism*, dès 1974: « Les résultats sont d'autant plus frappants que les opérations ont été effectuées sur des patients par ailleurs en bonne santé et non sur des victimes de cirrhose du foie ou autre maladie débilitante [...] Il est indéniable que le zinc est nécessaire au processus de cicatrisation. » Il est vrai que les alcooliques, les gens au régime, les femmes prenant la pilule, les coureurs, les candidats à l'ostéoporose perdent beaucoup de zinc et ont un besoin renforcé. Même les greffes réussissent mieux avec une bonne alimentation riche en zinc. Les chercheurs des universités anglaises écrivent: « Chez les patients recevant un traitement prolongé aux corticoïdes, on observera un faible taux de zinc dans le sang et la cicatrisation des plaies sera difficile. Les suppléments de zinc semblent accélérer la cicatrisation chez ces patients. D'autres conditions peuvent entraîner une demande accrue de zinc: chirurgie, blessure, cirrhose du foie. Les patients ayant peu de zinc risquent fort d'avoir des carences d'autres nutriments qu'il faudrait pallier pour que la guérison puisse prendre place. »

Ceci est assez méconnu, n'est-ce pas? Il faut donc, en cas de blessure ou d'opération, avoir une bonne réserve de zinc, en aucun cas une carence. Mark Bricklin écrit: « Les carences en zinc sont signalées par: perte de poids, d'appétit, apathie, peau rugueuse, mauvaise vue de nuit, émoussée, taches blanches sur les ongles, cheveux ternes, acné, psoriasis, impuissance, frigidité. Peu de zinc, et les plaies se referment lentement. Une faible consommation ne suffit pas : une blessure accidentelle, une brûlure, une opération chirurgicale ou une maladie s'ajoutant à une consommation de zinc tout juste suffisante signifient convalescence prolongée et rétablissement difficile. » Sans le zinc, la cicatrisation est impossible. La carence en fer ralentit aussi la guérison des plaies. Les vitamines A et C sont de même très utiles à la formation du collagène. Une bonne ration de protéines vous donne automatiquement une bonne ration de zinc. Il faut éviter les comprimés de sulfates ou acétates de zinc qui démolissent l'estomac et préférer les gluconates.

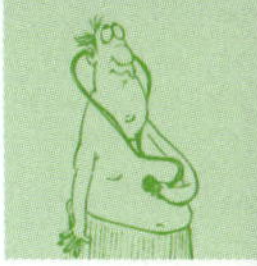

LES FEMMES ENCEINTES : MANGER POUR DEUX ?

C'est un moment formidable dans une vie que de porter en son sein un enfant. C'est un moment tout aussi formidable que de s'occuper de son corps pour en faire la « cathédrale » de ce miracle de la nature. S'occuper de son corps par respect pour l'enfant qui vient est un rendez-vous avec la vie tout à fait exceptionnel. Beaucoup de mamans le souhaitent instinctivement mais ne savent pas comment faire. Souvent, elles sont contrariées par les conseils contradictoires de leur entourage : les magazines qui copient sur d'autres qui eux-mêmes copient, les médecins qui donnent très tôt des vitamines en médicaments ou autres, la famille qui formule des généralités sur ses essais « réussis », etc. Nous allons donc tenter d'y répondre ici.

On a enquêté sur les comportements alimentaires de centaines de femmes enceintes. On y a découvert des surplus en acides gras saturés et pas d'apports en fer, magnésium, calcium, acide folique (vitamine B9). Il n'y a pas que la peur de la prise de poids !

En fait, les besoins énergétiques de l'embryon sont infimes, même dans les derniers mois. Pour parler en termes de « calories » selon la mode, il a besoin, au plus fort, de 90 kcal pour sa prise de poids, 30 kcal pour ses dépenses énergétiques. Quant aux besoins protéiques, ils sont de 1 g par jour à 10 g les derniers mois. Tout cela est plus que largement fourni par l'augmentation de la masse grasse de la femme et la réduction de son activité physique.

Le fer

C'est ici que nous trouvons les principales carences. 30 à 60 % des femmes enceintes ou non manquent de fer. Tout cela commence mal me direz-vous ! Il y a en effet une attention très forte à apporter ici. Le fer est « l'énergie » de la femme comme le zinc est « l'énergie » de l'homme. Le besoin journalier de la femme est de 18 mg. Le besoin moyen quotidien supplémentaire en fer absorbé pendant la grossesse est de 1 mg à 6 au fil des mois de grossesse. Il est donc clair que la complémentation en fer est absolument nécessaire : de 20 mg au début à 50 mg à la fin. Voyez dans le chapitre sur le fer dans quels aliments on le trouve le plus. Les vitamines B, C et E stimulent le métabolisme du fer, le manque de cuivre l'inhibe. Malgré tous ces efforts et surtout la mauvaise qualité fréquente des aliments, s'ajoute le fait que les bonnes résolutions se perdent avec le temps. Afin de ne pas « s'en faire », rappelons que l'on peut utiliser un complément alimentaire absolument extraordinaire : l'algue spiruline ou l'algue *Chlorella*. Ce sont des plantes immensément riches, surtout en fer. 8 mg pour 10 comprimés ! C'est la solution simple et riche pour tous les minéraux d'ailleurs.

L'acide folique ou vitamine B9

Nous avons ici le même constat que précédemment. La supplémentation est nécessaire car la consommation d'alcool détruit cette vitamine dans le corps. On la trouve dans le foie de bœuf, les légumes verts cuits ou crus comme les brocolis, les endives, les choux, les épinards, les huîtres et le chocolat que, pour moult autres raisons, je recommande souvent, s'il est de bonne qualité. On la trouve dans des compléments alimentaires naturels diététiques.

Le calcium

Évidemment, on le retrouve ici. Le principal problème de l'assimilation du calcium est le terrain. En effet, si l'organisme a un terrain acide, le calcium ne se métabolise pas. Comme ce constat se rencontre très fréquemment

– pour ne pas dire toujours –, il convient d'entreprendre un nettoyage, une désacidification de l'organisme. Je reproduis ici le résumé de ce que j'ai écrit sur ce sujet. Les aliments qui acidifient beaucoup sont : la viande, les produits laitiers – surtout le yaourt –, l'alcool, le tabac. Les aliments qui désacidifient sont : les légumes crus, les fruits crus de saison, même acides, entre les repas. La vitamine D améliore le métabolisme du calcium. Trop de prise de magnésium l'inhibe. Le fait de bouger ou marcher ou faire du sport améliore sa biodisponibilité.

Pendant la grossesse, il n'est pas utile de manger plus, on peut même manger moins, mais surtout des aliments de très bonne qualité, avec des fruits de saison entre les repas, des légumes crus et peu d'aliments acidifiants, en introduisant les amandes et le pain complet au levain au petit-déjeuner par exemple, sans oublier les compléments alimentaires en fer, vitamine B9 et citrates de potassium.

Et surtout, il faut penser que si vous fumez, votre petit fume, si vous buvez de l'alcool, il en boit, si vous prenez des médicaments, il en prend, si vous hurlez de colère, il hurle, et si vous vous nourrissez du soleil, il s'en nourrit. Ah ! Si ma mère s'était nourrie de paix !

QUELQUES NUTRIMENTS USUELS

Rappelez-vous bien, mes enfants,
qu'il n'existe rien de constant,
si ce n'est le changement.

Bouddha.

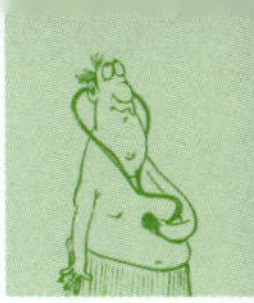

LE PAIN

Le pain est souvent fabriqué à partir du blé, formé d'une enveloppe de son et de cellulose avec, à l'intérieur, de l'amidon et du gluten. Dans la fabrication du pain blanc, le blutage à 65 % écarte quasiment toute l'enveloppe riche en minéraux, oligoéléments et vitamines. Ceci rend ce pain inutile, déminéralisant par la digestion qu'il requiert et donc décalcifiant. Il n'est pas étonnant qu'on le jette si facilement dans les poubelles. De plus, sa cuisson fréquente au mazout apporte des substances cancérigènes. Quelques personnes veulent contourner la difficulté en lui préférant les biscottes industrielles : le désastre est équivalent avec un tiers de calories en plus !

Le pain bis représente un blutage à 85 % et, conservant une bonne partie de l'enveloppe, contient du phosphore, du magnésium, du calcium, du fer, du cuivre et des vitamines B1, B2, PP, D, E, des acides aminés, métaux et métalloïdes, diastases et enzymes. Le pain complet contient la totalité de la graine, donc toute la cellulose qui, digérée en milieu basique, libère des vitamines du groupe B et K. Cependant, hélas, cette cellulose est peu digeste et l'acide phytique du son déminéralise. Aussi, il faut surtout veiller à manger du pain fait au levain naturel et non pas à la levure chimique. Ce levain digère le gluten. La difficulté réside dans le fait de savoir si le pain a été fabriqué au levain naturel. Le pain complet est grossier d'aspect ; le beau pain sans trous n'est pas souvent du pain complet au levain naturel. Une bonne céréale cultivée dans les principes de la biodynamie, ennoblie par la mouture à la meule, est un excellent préalable. Le levain naturel est un mélange d'eau vive et de farine non traitée, dégénérée naturellement. Quatre critères font un pain complet correct : la farine complète, le vrai sel complet de Guérande (par exemple), l'eau pure de source du Mont Roucous (par exemple) et surtout le levain. Souvent, il est fait sans levain ; cela pousse certains à dire : « Le pain complet se digère mal. » Ceci est faux !

De plus en plus de personnes et d'enfants sont allergiques au gluten dans notre société trop nourrie. C'est la maladie cœliaque. Le système immunitaire est en jeu : anticorps et lymphocytes. Pour eux, on fabrique du pain à base de riz, millet, soja, maïs, sarrasin, des fibres et des légumes – donc sans blé, ni seigle, ni avoine. Évitez surtout le maïs et surtout le maïs OGM car, selon l'étude de l'équipe de Gilles-Éric Séralini (professeur à l'Université de Caen, longtemps expert du gouvernement chargé d'évaluer les risques des OGM) sur des rats en septembre 2012, le maïs OGM serait nocif pour la santé : des tumeurs seraient apparues. Mais le maïs OGM NK-603 a été autorisé par l'Agence européenne de la sécurité des aliments, sur la base d'une étude de moins de 3 mois alors que M. Séralini l'a étudié pendant 2 ans, mais la méthodologie de cette étude est controversée. Ce maïs est consommé actuellement par les habitants qui mangent de la viande, des produits laitiers et des céréales aux OGM, sans que ce soit indiqué. Les études sont donc à reprendre totalement !

Selon les dernières découvertes, il est préférable pour la santé de tous de consommer les céréales suivantes : millet, petit épeautre, quinoa, sarrasin, riz, sésame, qui sont considérées comme de bonnes céréales, comparées au blé, à l'avoine, au seigle, etc., qui ont été mutés et peuvent poser problème en matière de santé. Le pain complet au blé peut être aisément remplacé par du pain complet au petit épeautre qui est une céréale panifiable.

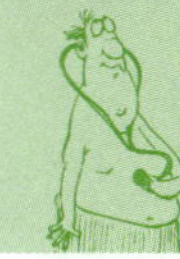

LA VIANDE

Un couple d'amis vient un soir nous rendre visite à la maison. Alain souffre de polyarthrite : il a mal aux pieds et surtout aux mains qui commencent déjà à se déformer. Comme je lui fais un peu de magnétisme pour le soulager, je lui demande quelles sont ses habitudes alimentaires : de la viande midi et soir et pas de légumes. Je lui explique tout, longuement. Il ralentit un peu la viande puis reprend de plus belle car « il n'aime que ça ». Puis, il se met à faire des traitements violents, à manquer au travail 15 jours par-ci, 15 jours par-là, puis 3 mois consécutifs. Cela le fait beaucoup souffrir et il va de problème en problème. Il se met à manquer définitivement au travail. Récemment, il a fait une crise cardiaque. Je lui téléphone et il ne veut toujours pas changer quoi que ce soit à son alimentation et à sa sédentarité. Il avait 55 ans et il n'a pas atteint 60 ans.

Le docteur Georges Monnier dénonce la surconsommation de viande et de graisses : « L'analyse comparée de la consommation de viande et de graisses par habitant, du taux de constipation dans la population, ainsi que du taux de maladies cardiovasculaires, du taux de cancers de tous types et surtout du côlon, entre les pays pauvres et les pays riches, montre les faits suivants : plus on consomme de viande et de graisses, plus la constipation est fréquente, plus les affections cardiovasculaires sont fréquentes et plus les cancers de tous types sont fréquents. »

La viande est un aliment mort, c'est-à-dire sans énergie vitale. Après la digestion qui requiert beaucoup d'énergie, subsistent beaucoup de toxines et d'acide urique. La viande contient beaucoup trop de graisses saturées et de mauvais cholestérol. Sa responsabilité est entière en nutrition dans la recrudescence des maladies cardiovasculaires. Elle apporte peu de vitamines, peu de minéraux. Le docteur Paul Carton écrit : « La viande stimule l'appétit, les sécrétions digestives et procure une euphorie indéniable. Mais ses capacités d'excitation sont défectueuses car elles sont excessives et tiennent à des matériaux toxiques. Aussi, après avoir trop vigoureusement sollicité les activités digestives et générales, elle détermine consécutivement une baisse d'énergie et, par suite, elle nécessite des rappels d'excitation de plus en plus grands et rapprochés. La viande incite à manger, pousse à la suralimentation et entraîne à boire de l'alcool pour aider à soutenir le débit de forces toujours prêtes à faiblir, parce que trop violemment sollicitées. »

La nature a bien fait les choses. L'enfant vient au monde avec, en réserve dans son foie, la quantité équivalente de viande nécessaire à ses trois premières années. C'est donc une erreur de donner de la viande à un bébé. Le fait de lui en faire accepter au plus vite et de pouvoir déclarer qu'il progresse vite, qu'il fait très tôt comme les grands, n'a rien à voir avec son bien-être profond. Il sourit bien cet enfant : il a de bonnes joues bien rouges après les repas. Aux joues se trouvent les terminaisons des méridiens yang. Il est à peine né et déjà il digère mal ! Les molécules de la viande sont de plus grosse taille que les micro-orifices de nos muqueuses digestives intestinales par lesquelles s'effectuent les échanges nutritifs avec les cellules. Donc ces molécules les bouchent.

Déjà, en 1955, le professeur Lemaire écrivait dans *Le Monde* : « Une chose est sûre, c'est que l'artériosclérose frappe les peuples surnourris, dont le régime est riche en graisses animales : elle est très rare, même après la cinquantaine, chez les peuplades dont l'alimentation est pauvre et végétarienne [...] Considéré sous l'angle de la pathologie comparée, l'homme apparaît de tous les êtres vivants comme le plus sensible à l'artériosclérose. Je laisse à de plus compétents le soin de dire s'il doit cette fâcheuse qualité au fait qu'il a changé, au cours des âges, son mode d'alimentation et que, initialement frugivore, il est devenu non seulement omnivore, mais surtout trop friand de graisses animales. Cette remarque, qui renforce la position des végétariens et surtout des végétaliens, a sa conséquence thérapeutique à l'égard d'une maladie dont les incidences sociales deviennent très lourdes puisqu'elle est responsable de beaucoup d'accidents neurologiques, de maladies cardiaques et de troubles circulatoires périphériques de la seconde moitié de la vie. L'institution d'un régime pauvre en graisses animales est le premier geste du médecin. »

Pourtant, il est utile de savoir que les plus grands moines du monde, renommés pour leur parfait équilibre et leur longévité, qui échappent aux médias, vivent au Tibet. Ils mangent du yack. Les yacks sont de la famille des bœufs. Ceci veut dire que tout est question de mesure. La viande de qualité est utile en faible quantité. Hélas, elle contient presque toujours les antibiotiques administrés aux animaux pour éviter les ennuis.

Nous en avons déjà beaucoup parlé : un homme mesurant 1 m 75 doit consommer l'équivalent de 75 grammes de viande dans un repas et ceci au maximum 3 fois par semaine au repas du midi.

Un bon conseil consiste à réserver la viande pour les grandes occasions. Le soir, laissons notre foie se reposer et s'épurer, pour un nouveau départ dans de bonnes conditions au lever, le lendemain matin. Nous aurons intérêt à préférer la viande blanche, la viande sans sauce, saupoudrée, si elle est rouge et grillée, de persil frais haché et de sarriette fraîche ou en poudre.

Si nous appliquons cette rationalisation, nous verrons notre vitalité augmenter, notre repos devenir plus profond et notre soif d'alcool, de thé, de café et de tabac s'amenuiser.

Rappelons qu'un certain Rudolf Steiner, au début du siècle dernier, avait déclaré quelque chose comme : « S'il venait à quelqu'un l'idée saugrenue de donner de la viande à manger à un bœuf, celui-ci deviendrait fou. » Une vision prophétique avant la vache folle ou une loi de la nature ?

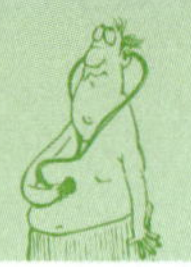

LES HUILES VÉGÉTALES ET LE BEURRE

Les huiles végétales et animales des poissons des mers froides sont une façon - peut-être la seule - de se nourrir de lipides. En tout cas, c'est le meilleur corps gras utile : les autres feront apparaître le mauvais cholestérol. Elles sont une des meilleures sources de la fameuse vitamine E, vitamine de la jeunesse qui dure et de la fécondité qui éclate au grand jour, ainsi que de la non moins célèbre vitamine F (pratiquement introuvable ailleurs), qui « est » l'immunité de l'organisme. Ces huiles ont un bon équilibre entre les graisses saturées et insaturées. Les saturées lubrifient l'intestin et les insaturées sont instables, donc ne colmatent pas les artères.

Il faut, par contre, bien les choisir. La guerre et son cortège de privations ont vu passer l'obtention de ces huiles de première pression à froid de « pression à froid » à « pression à chaud ». Cette dernière méthode a perduré, nécessité économique oblige ! Hélas, seules les huiles de première pression à froid sont à consommer, non hydrogénées (comme les margarines qui sont cancérigènes...), sans solvant, sans antioxydants, sans neutralisation des acides par des produits « nettoyants », dans des flacons non métalliques. Les huiles représentant le meilleur équilibre sont les huiles d'olive (oméga-9), de lin, de cameline, de chanvre et de noix, à consommer alternativement.

Le docteur Catherine Kousmine écrivait : « La vitamine F ne supporte pas la chaleur. Elle s'altère et est inactivée passé 40 °C. Le besoin en vitamine F est couvert par la consommation quotidienne, ajoutée aux aliments, de deux cuillères à soupe d'huile aux omégas-3 et 6, ce qui revient à moins de 0,40 € par jour pour assurer sa santé. Comme le rendement à 36 °C est la moitié de celui à 200 °C, le prix de vente est nécessairement plus élevé. Mais le produit cher n'est-il pas meilleur marché en définitive, quand il préserve la santé ? Le produit bon marché, lui, ne peut que servir de combustible. Il a perdu ses vertus vitaminiques. Certaines huiles dites pressées à froid le sont à partir de graines préchauffées à 70 °C, donc mortes ! Contrôlez les huileries, prenez la peine de les visiter, munis d'un thermomètre pouvant mesurer jusqu'à 100 °C. »

Voici quelques détails sur les huiles les plus connues. L'huile d'arachide est souvent une huile industrielle dénaturée par les produits chimiques. L'huile de pépins de raisin est hélas toujours raffinée, donc pauvre. L'huile de coco ou de coprah sert à faire les margarines et les végétalines. Elle comporte un taux effrayant de 90 % d'acides gras saturés. Elle détruit véritablement les artères.

Synthèse des compositions des huiles

Voici les détails de composition des autres huiles. Cette synthèse est extraite de mon livre *Les huiles alimentaires*, aux Éditions Médicis.

Huile de...	Graisses saturées	Oméga-9	Oméga-6	Oméga-3
Conseils	- - -	+ + +		+ + + + +
Amande douce	10	66	24	0,3
Arachide ou cacahuète	10	55	35	0
Argan	19	43	37	0
Avocat	27	56	11	3
Bourrache	18	21	59	0
Cameline	7	25	20	*40*
Carthame	10	15	72	2,5
Chanvre	10	12	58	*20*
Colza ou canola	7	*60*	22	*10*
Coprah ou coco	92	6	2	0
Coton	22	23	56	1
Foie de morue	22	50	8	*10*
Germe de blé	17	19	56	6,5
Jojoba	3	86	0,1	0
Lin	14	18	18	*50*

Huile de...	Graisses saturées	Oméga-9	Oméga-6	Oméga-3
Conseils	- - -	+ + +		+ + + + +
Nigelle ou cumin noir	13	24	58	0,2
Noisette	10	*80*	7	0,1
Noix	8	18	64	*10*
Olive	13	73	13	1
Onagre	9	12	71	0,5
Palme	44	38	10	0
Pépins de cassis	8	12	45	*16*
Pépins de courge	18	27	54	0,3
Pépins de raisin	12	16	67	0,3
Périlla	6	15	15	*64*
Rose musquée	5	14	41	*40*
Sésame	13	43	41	0,4
Soja	14	21	55	*9*
Tournesol	12	24	64	0,2

Les vertus particulières ne sont souvent qu'un léger renforcement des vertus communes qu'elles ont toutes quand elles sont pressées à froid. L'huile d'olive est l'huile la plus digeste ; elle stimule le foie, lutte contre la constipation. Elle conserve ses propriétés jusqu'à 200 °C. C'est pour ces raisons et d'autres encore que nous l'avons sélectionnée dans les deux meilleures huiles de table. L'huile de pépins de courge est reminéralisante et tonique. L'huile de soja participe à la reconstruction nerveuse.

Ces bonnes huiles aux omégas fabriquent les parois cellulaires et les cellules cérébrales, d'où leur intérêt dans les scléroses cérébrales entre autres. Il s'agit vraiment de l'aliment roi.

Pour frire exceptionnellement, on utilisera l'huile d'arachide du commerce, car il vaut mieux ne pas brûler les huiles de première pression à froid qui dégagent, à ce moment-là, des substances cancérigènes et l'acroléine, violent poison du foie.

La recherche est probante

Des chercheurs lyonnais ont proposé à des patients un régime crétois à base d'huiles d'olive et de noix, associées au pourpier. Les risques d'infarctus ont diminué de 70 %. Une étude de l'unité Inserm de nutrition et physiopathologie vasculaire de Lyon a suivi 606 patients pendant 27 mois. Les résultats mettent en lumière une baisse des plaquettes sanguines qui sont une des causes de l'infarctus. 303 cardiaques reçurent pendant 27 mois la nourriture habituelle préconisée pour les cardiaques. 303 autres prirent la nourriture des Crétois. Ces gens ne consomment que 8 % de graisses et surtout des céréales, des légumes et des fruits, un peu de poisson, très peu de fromage, très peu de viande et un peu de vin. Ils font la cuisine à l'huile d'olive. Les gens du Midi connaissent bien les résultats de cette étude pour en éprouver les bienfaits depuis longtemps. Ces deux groupes ont consommé la même quantité de lipides. Pendant ces 27 mois, 16 cardiaques moururent dans le groupe aux habitudes diététiques conventionnelles contre seulement 3 chez les Crétois. 17 eurent un nouvel infarctus chez les premiers contre 5 chez les amateurs d'huile d'olive. Les taux de cholestérol, triglycérides, etc. sont les mêmes pour les deux groupes, ce qui démontre au passage le caractère peu efficace de ces critères de surveillance. Les médecins Lorgeril et Renaud qui ont publié cette étude ne s'expriment pas sur l'explication de ce paradoxe. Leur étude scientifiquement menée est très intéressante. Elle confirme ce que bon nombre de thérapeutes de médecines dites douces recommandent. Ces médecines sont douces... et fortes, car le travail de l'huile d'olive se fait au niveau cellulaire selon les modes d'action explicités dans ce livre.

Un ami me rencontre un jour et me demande conseil pour normaliser son taux de cholestérol. Celui-ci est – paraît-il – mauvais, mais c'est de famille. Il prend 7 cachets par repas et n'en tolérera de ma part qu'un de plus. Il ne supporte pas l'idée de se mettre au régime, comme il dit, soit de réformer son alimentation. Je lui réponds donc que, devant tant d'ouverture, je déclare forfait. Puis, pris de remords, je lui note sur un papier cette huile d'olive de première pression à froid. Cela le satisfait car, au supermarché, sa femme pourra trouver cela pour lui. Un mois plus tard, il me rencontre avec un taux normal et surtout des jambes légères comme il n'en avait jamais connues.

Au service de la vie

J'ai obtenu des résultats intéressants sur la régénération de la gaine de Schwann des personnes atteintes de sclérose en plaques. Pour cela, la méthode consiste à prendre différentes huiles d'arômes différents bien choisies, entre les repas, plusieurs fois par jour. On peut les prendre avec une cuillère à soupe de miel et quelques gouttes d'essences végétales judicieusement choisies. On peut aussi pratiquer par massage de la partie inférieure des jambes ou de la voûte plantaire. Le surcroît d'énergie induit irriguera le chemin des méridiens d'acupuncture et donc les organes à activer.

La margarine

La margarine est faite dans certains cas d'huile de noix de coprah. C'est un affreux produit artificiel, obtenu par hydrogénation de corps gras saturés et insaturés. Elle est cancérigène à triple titre. Une étude médicale américaine très sérieuse est parue sur ce sujet. Aventurons-nous un peu dans sa fabrication pour en apprécier la qualité. Des graines sont décortiquées et baignées dans un solvant chimique, dérivé du pétrole. L'huile brune est ensuite chauffée avec de l'eau et de l'acide phosphorique. Par centrifugation, on élimine les substances indésirables. Du bicarbonate de soude ajouté empêchera le rancissement de cette huile. Ensuite, on continue le traitement: addition d'acide sulfurique ou chlorhydrique, chauffage à 240 °C pendant une heure en présence de charbon végétal. Ce traitement de choc fait disparaître toutes les vitamines F qui auraient pu faire l'intérêt de ces margarines. L'huile ainsi obtenue est hydrogénée par de l'hydrogène sous pression, en présence de nickel qui sert de catalyseur à la réaction chimique. Celle-ci a lieu vers les 200 °C. Le liquide prend alors son aspect plus solide que nous connaissons. Bon appétit ! La paraffine, quant à elle, est un produit chimique « pur », fait de résidus de distillation des goudrons de pétrole ou de lignite : à proscrire de toute alimentation.

Dans d'autres cas, elle est composée de graisse de palme, de tournesol ou d'olive. La graisse de palme n'a pas bonne renommée.

Si vous tenez à trouver des margarines moins nocives, veillez à opter pour des margarines biologiques avec des graisses non hydrogénées : c'est indiqué sur l'emballage.

Le beurre

Comme la graisse de bœuf et le saindoux, le beurre est une graisse animale saturée, donc infiniment inférieure aux huiles végétales. Le beurre déminéralise, donne du mauvais cholestérol stable mais est riche en vitamines A. Très peu de beurre cru biologique, non fondu surtout, peut être associé aux repas s'il est d'excellente qualité. Mais, attention, l'excès et la cuisson le rendent dangereux.

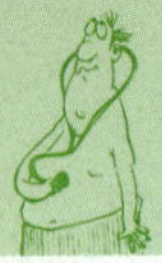

L'EAU

L'eau est une bonne boisson. Les fabricants d'eau minérale nous la montrent à la télévision comme un facteur nettoyant dont on doit user et abuser. À force de voir des publicités avec des mannequins jeunes et sveltes, on en consommerait sans arrêt. Il ne faut pas boire trop d'eau. Se forcer à boire 3 litres en dehors des repas est une bêtise. Il faut boire de l'eau en dehors des repas, quand on a soif. Les boissons prises au cours des repas diluent les sucs digestifs et ralentissent la digestion. Très peu d'eau aux repas est cependant tolérable. L'excès d'eau fatigue les reins qui, comme la pile célèbre, ne s'usent que si l'on s'en sert. C'est assez aisé à comprendre. Il ne faut pas les surcharger à l'extrême. J'insiste lourdement parce que beaucoup de magazines ont donné cette solution pour maigrir : boire énormément d'eau. Cela est faux ! « Buvez, éliminez » n'est pas un slogan de santé mais du marketing redoutable ! Nos reins sont différents d'une personne à l'autre : certains ont des reins faits pour boire beaucoup et d'autres peu. L'humoriste Jean-Marie Bigard « gagne du temps » maintenant en vidant 3 bouteilles d'eau minérale dans la cuvette des w.-c. tous les matins, afin de ne pas avoir à les boire. En outre, boire beaucoup d'eau élimine beaucoup de sels minéraux. Ceux-ci sont des denrées qui font plus d'effet à l'intérieur de l'organisme qu'à l'extérieur, et ils sont bien précieux.

La meilleure eau chargée de vie est l'eau des fruits et légumes. Mais attention, il ne s'agit pas des jus de fruits du commerce additionnés de conservateurs chimiques et de sucre blanc, où les nutriments utiles à l'organisme sont souvent entièrement détruits. Je parlais des jus de fruits naturels, biologiques, sans addition.

L'eau du robinet est rendue « potable » par des tas d'adjonctions chimiques qui sont des poisons. Elle contient, en outre, bon nombre de virus et bactéries, dont la concentration dépend de la stagnation dans les châteaux d'eau. Quand on habite une région que chacun déserte en août, durant ces mois, la pollution de l'eau du robinet y est catastrophique. Le débit baisse et l'effet est immédiat; il en est de même de la viande dans les supermarchés. Beaucoup d'expériences ont été faites ainsi que bon nombre d'analyses biologiques. Les habitants des régions dont les eaux naturelles sont riches en fluor sont moins atteints de caries dentaires. Toutefois, la fluoration chimique de l'eau, comme elle existe dans certaines villes, est contre-indiquée et de toute façon sans résultat. Au contraire, elle fragilise les dents tout en provoquant des troubles hépatiques. Le professeur Steyn, toxicologue en Afrique du Sud, écrit: « Il s'agit là d'une toxine enzymatique très puissante, capable de provoquer des troubles métaboliques et des lésions chroniques du squelette. » Le docteur Passebecq écrit: « La fluoration de l'eau est un non-sens biologique. Que ceux qui veulent absorber du fluor chimique le prennent en comprimés ou autrement, mais qu'ils ne nous imposent pas le suicide collectif et obligatoire comme prétendent le faire les sectateurs de la vaccination. »

On peut consommer de l'eau de source. Les meilleures sont l'eau du Mont Roucous, Montcalm et Rosée de la Reine. Ces eaux sont neutres. Ce sont des eaux de plus forte résistivité, très loin devant les autres du commerce. Toutes les autres ont un équilibre différent et doivent être employées dans un but précis. Les eaux gazeuses ne sont pas souvent naturelles. On y réinjecte les gaz après mise en bouteille pour les rendre plus pétillantes, et on y ajoute parfois des produits chimiques.

Voici un tableau extrait de mon livre *L'excès d'acidité*, aux Éditions Médicis, où figurent, entres autres, des données concernant le pH (acide-base), le rH2 (oxydoréduction), le rhô (résistivité) de quelques eaux du commerce.

	pH	rH2	Rhô	Résidus secs	Sodium	Calcium	Magnésium	Sulfates	Bicarbonates	Nitrates
Mont Roucous	6	26	30000	19	3	1	0,2	3,3	4,9	2,3
Rosée de la reine	6	26	30000	20	3	2	0,5	2,4	12	1
Montcalm	6,8	26	22500	28	1,5	3	0,6	8,7	5,2	1
Volvic	7	28	6250	120	9	10	6	6,9	65	6,3
Évian	7,4	30	1950	350	5	78	24	10	357	3,8
Vittel	7,7	30	960	841	4	202	36	306	402	4,6

	pH	rH2	Rhô	Résidus secs	Sodium	Calcium	Magnésium	Sulfates	Bicarbonates	Nitrates
Badoit	6,5	28	560	1300	150	190	85	38	1300	
Contrexéville	7,7	30	390	2325	9	486	84	1187	403	2,7
Hépar	7,8	31	320	2580	14	555	110	1479	403	3,9

La bouteille en plastique (plus exactement du polycarbonate) qui les contient est un moindre mal. On a en effet trouvé d'infimes particules de plastique dans l'eau. Sont-elles plus nocives que le plomb que contient le verre ? Et restons sérieux devant l'idée de monter les escaliers avec 6 bouteilles de verre plusieurs fois par semaine.

Les eaux minérales sont préférables aux eaux du robinet pour une autre raison moins « abordable » : leur cristallisation plus « mûre », plus « mature », plus « cosmique ».

Si vous avez la chance d'habiter une région à eau « dure », vous pouvez peut-être en bénéficier dans l'eau du robinet, à condition bien sûr que vous n'utilisiez pas les adoucisseurs. En effet, ceux-ci suppriment le magnésium et le calcium mais ajoutent du sodium à l'eau : ceci est absolument contraire à la santé. Il existe toutes sortes de traitements de l'eau du robinet dont l'osmoseur qui ne supprime pas les minéraux mais leur évite de se déposer dans les canalisations.

La bonne eau du robinet

Au Japon, les politiques de santé préconisent l'eau alcaline depuis plus de 20 ans. Il existe des appareils qui sont des ionisateurs d'eau, qui restaurent l'équilibre acido-basique du corps et permettent de lutter contre les radicaux libres. Ces appareils réduisent aussi l'oxydation, donc le vieillissement prématuré des cellules. Par leur système de filtration particulièrement efficace au charbon actif et fibres, on élimine chlore, hydrocarbures, herbicides, pesticides, germes... Ensuite, un système d'électrodes ionise et alcalinise l'eau.

L'eau que l'on boit habituellement passe le long des muqueuses digestives et ne pénètre pas dans les cellules, car les clusters (ensemble de molécules) sont trop gros pour passer la paroi de ces cellules. Par contre, elle inonde les intestins et là, si elle est de très bonne qualité, nous avons tout à y gagner.

Ces appareils fabriquent de l'eau alcalinisante, qui grâce aux *microclusters* pénètre cette fois dans les cellules, et en neutralise l'excès d'acidité.

Personnellement, je préfère utiliser cette eau du robinet ainsi « travaillée ». Vous pouvez vous renseigner auprès de l'auteur[1].

1. http://www.lesclesdelasource.com/appareil_physioalcali_eau_alcaline.html.

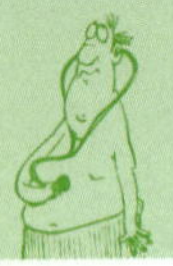

LE LAIT

Le lait n'est pas une boisson désaltérante mais un aliment. Le lait de maman, dans les trois premières années de la vie, est une véritable merveille de la nature. Le lait est alcalinisant pour l'enfant à cause du bioferment fabriqué à cet âge par l'estomac. De plus, ce lait contient des prostaglandines et des hormones de croissance. Quand on sait que certains adultes souffrent de déséquilibres de ces substances, on pense au lait. Mais il est acidifiant pour l'adulte. Donc son calcium ne sert à rien puisque le calcium ne se métabolise qu'en terrain non acide. Rien n'est meilleur que le lait maternel. Le lait animal ne le remplace pas. Il ne suffit pas et il a des effets secondaires.

Le lait de vache est une cause d'allergie. Le docteur Gaucin a mis en évidence les problèmes ORL chez l'enfant, découlant de ce lait de vache. Certains enfants allergiques au lait de vache se développent bien par les laits végétaux de riz ou d'amande, voire de soja.

Le lait n'est pas un aliment d'adulte : a-t-on déjà observé un cheval, un bœuf ou même un berger allemand adulte boire du lait ? Un Français sur deux est intolérant au lactose d'après le docteur Jacques Fradin. Il ne possède plus la lactase, enzyme qui permet de le digérer. Les Suédois seraient 95 % à la posséder et les Japonais 5 %. Intéressant, n'est-ce pas ? Les adultes doivent lui préférer les dérivés comme le fromage (avec modération), d'autant plus que le lait n'apporte ni fer ni protéines, agents constructeurs de l'organisme. Les fromages n'ont pas de lactose : ceci explique cela !

David vient me voir avec de nombreux problèmes. Il a 17 ans. On décide d'arrêter le lait. En trois jours, tous ses problèmes s'arrêtent, comme par enchantement.

Avez-vous déjà observé un bœuf de dos, aux côtés d'un homme ? Une nette différence de corpulence et d'expansion tissulaire ! Le lait de vache est adapté aux tissus du petit veau : il fait pousser les chairs, donc les tumeurs chez l'homme, et il n'est pas anormal de le voir supprimé dans les centres pour cancéreux... un peu trop tard.

Outre cette propension à faire pousser les tumeurs, le lait a des effets terribles dans son association avec le pain, les céréales, les bouillies, le café, la viande: rhumatismes, arthritisme, problèmes intestinaux, catarrhe, etc. La gêne digestive provient du fait que les organes ne se vident jamais. Les gens qui dorment mal et se réveillent entre 3 et 5 h du matin auraient intérêt à demander à leur foie s'il est content de ce régime lacté.

La consommation des produits laitiers s'est multipliée par vingt depuis la dernière guerre. En parallèle, on reconnaît à notre alimentation une responsabilité entière dans les maladies dégénératives. Les produits laitiers comme le beurre et le fromage sont les aliments naturels les plus riches en graisses saturées. Même les produits écrémés en contiennent encore beaucoup. Nous connaissons maintenant la corrélation entre les principaux cancers du côlon, du pancréas, du sein, de la prostate, de l'utérus et la consommation de graisses saturées. Les docteurs Chen Junshi, Campbell, Petot l'ont mis en évidence.

Et mon calcium ?

Le lait et son apport en calcium sont à l'originc d'unc idée très à la mode. Pour un même volume, beaucoup d'aliments contiennent plus de calcium. Il est exact qu'il y a du calcium dans le lait mais on peut en profiter mieux autrement. La véritable question n'est pas d'avaler du calcium, ce que nous faisons tous dans nos pays trop nourris, la véritable question est de l'assimiler: nous le répéterons encore en d'autres pages car certaines théories ont la vie dure !

Le lait favorise l'artériosclérose à cause de sa caséine. Cet effet est renforcé par le lactose, sucre essentiel du lait. Ainsi, de cette façon, le lait augmente le taux de mauvais cholestérol dans le sang. Le lait fait diminuer la sécrétion biliaire chez l'adulte (on sait que nous recherchons par ailleurs inlassablement à augmenter la sécrétion de bile pour transporter et éliminer les toxines). Les selles sont claires. Le cancer du côlon en est le résultat.

En fait, le lait déminéralise. Les scientifiques chinois ont démontré que le lait (et son calcium) augmentait les risques d'ostéoporose, donc de décalcification de l'organisme. En buvant du lait, on prend du calcium mais, par cette prise, on fixe moins bien tout le calcium apporté par les autres aliments. C'est réussi ! Dans le présent ouvrage, nous insistons beaucoup sur le fait qu'il ne s'agit pas d'un problème de prise de calcium mais de celui de sa fixation. L'ostéoporose n'est pas un manque de calcium, c'est un problème d'acidose et d'insuffisance hormonale.

Il peut arriver que la suppression du lait n'améliore pas nos troubles. Sans doute digérez-vous bien le lactose ou êtes-vous encore jeune. Ou alors vous en consommez encore sans le savoir dans les glaces, les pâtisseries ! Si vous souffrez de maladie grave ou de petits problèmes inconfortables, supprimez le lait, ne serait-ce que pour voir.

Le docteur Carton dit qu'il existe un moyen naturel de rendre le lait ordinaire plus digeste pour l'adulte. Il s'agit de le laisser se transformer sous l'action de ferments comme les levures ou les moisissures. C'est ce que l'on fait quand on obtient du lait caillé, du fromage, des yaourts, du babeurre. Ces laits fermentés doivent être consommés frais, car ils s'oxydent très rapidement, mais pas aux repas qui comportent des aliments farineux. Ce qui veut dire qu'il ne faut pas les prendre en fin de repas comme le repas de midi où il y a presque toujours des farineux comme le pain. Il est plus astucieux de les consommer, et notamment le yaourt, entre les repas, à 10 h du matin ou à 16 h, tout en se rappelant que le yaourt est très acidifiant ; pour moi, c'est une immense catastrophe en matière d'acidité. Les germes qui opèrent la transformation du lait en lait fermenté apportent des diastases et des acides qui participent à la digestion. Le lait naturel chez l'adulte, comme les antibiotiques, détruit la flore intestinale en plus ou moins grande partie.

Par contre, le lait caillé, les fromages et les yaourts la sauvegardent. De plus, ils digèrent la cellulose demeurant dans les intestins suite à la prise de légumes verts. En ce sens, ils sont créateurs de vitamines du groupe B, nourricières du système nerveux.

Le fromage est un aliment très répandu. Il est très riche en calcium, en vitamines, en protéines, en lipides et en glucides. D'après le docteur Pech, le fromage moisi accélère l'évolution des troubles cardiovasculaires. Par contre, les gruyères et le fromage blanc, fruits du caillage du bon lait biologique ordinaire, sont plus acceptables pour la santé. Pensons cependant qu'en France, le couvert c'est : cuillère, fourchette, couteau, verre, assiette, télé et le fromage. Les produits laitiers acidifient et épaississent le sang. Ce n'est pas merveilleux. On m'oppose souvent que nous sommes un pays d'élevage. Je réponds : un pays d'agriculture immensément compétente ; et vive les légumes et les fruits à redynamiser !

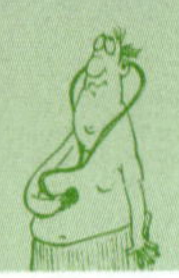

LA CAROTTE

Un chapitre entier pour la carotte ? Un chapitre pour ce légume à lui tout seul ? Sans doute « une grosse légume » ? Je le pense.

Crues, les carottes sont encore bien meilleures et leur index glycémique est plus faible. Deux études ont fait la une du congrès de l'American College of Cardiology. Le risque d'accident vasculaire diminue de 70 % chez ceux qui mangent des carottes cinq fois par semaine par rapport à ceux qui n'en mangent qu'une fois par mois. Si ces personnes en mangent deux fois par jour, le risque cardiovasculaire devient pratiquement nul. Mais là, c'est trop !

Ce légume contient surtout des vitamines A, B, C et énormément de sels minéraux. Aux repas, je bois parfois du jus de carotte. C'est plus sympa que l'eau et c'est une façon simple de consommer souvent ce légume. La carotte régularise les fonctions du foie et des intestins. Elle répare avec éclat les diarrhées et les constipations ; elle augmente de 10 % le volume de l'urine et élimine au passage beaucoup d'acide urique. Les rhumatisants, les arthritiques, les ulcéreux de l'estomac l'apprécient. Elle est un véritable médicament contre l'anémie. Ce légume sucré diminue le sucre dans le sang et aide ainsi la fonction de l'insuline. Les vertus de la carotte sont connues pour la vue et la peau. On dit que les lapins n'ont pas besoin de lunettes pour cette raison. On dit aussi qu'elle rend aimable, car elle tend à diminuer la rencontre journalière de constipés.

Outre le fait d'utiliser, au printemps et les lendemains désenchantés de fêtes, les monodiètes de carottes pour nettoyer et régénérer notre organisme, utilisons même la carotte en soins externes esthétiques. Elle apaise les douleurs des brûlures, prépare la peau au bronzage et tonifie celui-ci dans de jolies nuances, atténue le vitiligo.

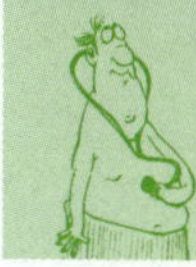

LE CAFÉ

Il ne faut pas consommer de café ni de thé qui d'ailleurs contient aussi beaucoup de caféine et des tanins qui brûlent le tube digestif. Savez-vous que la caféine a une formule chimique voisine de l'acide urique ? Étonnant, non ?

Le café contient des purines qui sont un poison pour les nerfs. Le café démolit le foie et l'estomac. Le coup de fouet donné au cœur est une utopie, car il est suivi d'un effet rebond, une angoisse, une « dépression ». D'après une étude de l'Université John Hopkins, la caféine entraîne une véritable dépendance du type prise de drogue chez les personnes qui en consomment de grandes quantités. L'anxiété et les palpitations cardiaques en sont souvent les conséquences qui nous viennent moins à l'esprit que les troubles du sommeil. Déjà, en 1972, l'étude CDSP notait que 6 tasses de café par jour augmentent considérablement les risques d'infarctus du myocarde. Dans la foulée, l'étude du professeur Elias, réalisée sur 12 700 patients, révèle un risque accru de 50 à 120 %, tous risques égaux par ailleurs d'âge, d'hypertension, de tabac, de diabète, etc. L'étude Borlée observe des malformations du bébé avec une consommation de plus de 8 tasses par jour. Curato et Robertson en 1983 ont observé une malformation de la tête du spermatozoïde. Le docteur Minton a suivi des patientes atteintes du cancer du sein ; le quart d'entre elles virent les tumeurs disparaître au bout de 2 à 6 mois avec l'arrêt du café. Le même docteur déclare par analogie que la prostate se comporte de la même façon. Le docteur Takahashi de Tokyo l'a démontré sur des cas de 20 pays différents en 5 ans. L'étude Mac-Mahon aux USA en 1981, sur 369 patients atteints du cancer du pancréas, va dans le même sens.

Le café contient en outre des suies cancérigènes qui viennent de la torréfaction. Le décaféiné est encore plus affreux car il nous fournit, en plus, des solvants chlorés qui détruisent le foie.

Le café rend atonique et crée l'hypoglycémie de 11 h. Donnez du café à votre chien (j'ai essayé) et vous comprendrez. À ce stade, j'aimerais volontiers vous raconter une anecdote que j'ai vécue en direct, au cours d'un stage de naturopathie avec le docteur A. Passebecq.

Nous sommes un matin d'août près de Vence, sous les arbres, à l'ombre du soleil de 9 h. Nous écoutons André Passebecq. Une dame lève le doigt et demande, au nom d'elle-même et de sa voisine, à ce que tout le groupe aille au soleil. Car selon elles, il fait un peu frais. A. Passebecq fait un sondage auprès du groupe qui préfère rester à l'ombre. Le cours continue. Deux heures plus tard, on aborde la question des effets du café. M. Passebecq demande à l'assistance de 80 personnes: «Qui a bu du café ce matin?» Comme il s'agit de gens plus ou moins avertis de ces choses, peu répondent positivement, sauf deux dames. Vous avez deviné qui? Monsieur Passebecq les remercie de nous avoir fait gagner du temps pour les explications sur les méfaits du café.

Le café diminue le tonus. Souvent, il crée l'illusion. Les nuits réparatrices ne sont pas saines. L'organisme, peu à peu, se fatigue.

Seul le café vert est intéressant. Malheureusement, la torréfaction détruit le cafestol et le kahweol, deux substances détoxifiantes du foie. Le café vert a donc des propriétés tonifiantes, digestives et stimulantes. On l'utilise pour détoxiner, maigrir, éloigner les maux de tête.

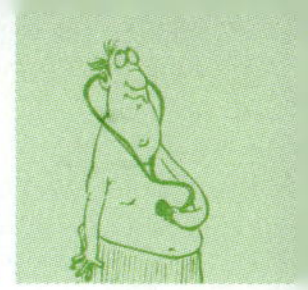

LE VIN

In vino veritas (« Dans le vin est la vérité »), dit le proverbe latin.

Un élément nous interpelle : toutes les religions attribuent au vin des vertus extraordinaires. Bon nombre l'utilisent, même dans les rites sacrés. C'est un a priori très favorable, n'est-ce pas ?

Dans certaines médecines douces – comme on dit –, le vin est un médicament. Puisqu'ici l'occasion m'est donnée de vous informer, sachez que le terme médecine douce, par opposition à médecine réelle, n'a plus de signification. En effet, l'Europe a voté un système économique commun, une monnaie commune et une liste commune de 12 médecines officielles européennes reconnues à égalité : l'allopathie, la naturopathie, l'homéopathie, l'acupuncture, l'ostéopathie, la chiropractie, etc. Pour ces deux dernières d'ailleurs, un certain ministre de la Santé, Kouchner, les a reconnues comme françaises dans l'immédiat et, depuis 2004, certaines mutuelles en remboursent les actes. Il en sera ainsi des 12, avec remboursements des frais médicaux par le système officiel de chaque pays. C'est la loi de l'Europe.

Revenons à notre sujet. On parle souvent des qualités du vin à réjouir le cœur de l'homme. En effet, nous pensons que c'est un solide remède contre l'angoisse.

Seulement le vin, fruit de la récolte du raisin, qui est une sphère rayonnante d'énergie solaire, est souvent le réceptacle de toutes sortes de pesticides, fongicides chimiques et autres produits très toxiques.

Jean-Paul se présente à moi avec quelques problèmes suite à une cure de raisin. Il a pris beaucoup de raisin « quelconque » et, de ce fait, ingurgité beaucoup de toxines.

Un bon vigneron utilise de façon raisonnée ces adjuvants chimiques qui n'ont rien à voir avec la nature et la qualité légendaire des vins ancestraux. Les engrais chimiques réduisent les vitamines, minéraux et oligoéléments du fruit. Il existe pourtant des engrais organiques qui créent l'effet inverse.

De la même façon, en agriculture biologique, on n'utilise pas les produits autorisés par la loi que sont les tartrates de potassium et carbonates de calcium pour réduire l'acidité, ainsi que les acides tartriques pour l'augmenter. Le bon vigneron mélange intelligemment les cépages en combinant les différentes acidités pour un résultat optimum. On ne s'improvise pas bon vigneron. De même, c'est la fermentation naturelle du raisin avec ses bactéries qui créent la fermentation, et non pas avec des levures ajoutées. D'autre part, ne cherchez pas trop loin l'origine de vos maux de tête si votre vigneron a utilisé massivement l'anhydride sulfureux qui empêche le vin de s'oxyder (le soufre comme on dit). On peut en effet procéder autrement en pratiquant la vinification sous atmosphère de gaz carbonique et ainsi diminuer ce « soufre ».

Un bon vin, vinifié correctement par un bon vigneron, sans ces adjuvants sordides en excès, est naturel et bon pour la santé. Bien sûr, il s'agit de le consommer avec modération. Nous recommandons un verre au repas du midi (pas le soir). Le tanin contenu dans le vin s'associe à la vitamine P pour stimuler la digestion, en dynamisant la vésicule biliaire et en améliorant l'élasticité des artères, tout en diminuant leur obstruction par la fixation du cholestérol. Ce sont surtout les effets des acides lactiques, citriques et tartriques inclus qui activent les sucs gastriques, pancréatiques et biliaires. Le bon vin naturel renferme beaucoup de vitamines et d'oligoéléments. Il dissout certains alcaloïdes difficiles à éliminer autrement. Une très sérieuse étude médicale a démontré que les maladies cardiovasculaires sont en moindre proportion chez les consommateurs modérés de vin. N'oublions pas qu'angor, angine de poitrine, angoisse sont, étymologiquement parlant, des synonymes et que le vin diminue l'angoisse. De plus, le vin lutte contre les allergies par son apport de manganèse, contre le diabète et la mauvaise assimilation des excès de sucre par son chrome.

Réceptacle du soleil, le vin apporte fer, cuivre, zinc, calcium, magnésium, silice et vitamines B et C.

Alors me direz-vous : « Après un tel plaidoyer, il n'est que de consommer du vin, du vin et du vin, de toutes les sortes, en toutes circonstances. » Vous obtiendrez ces effets sympathiques si votre choix de vin biologique est le bon. Goûtez, comparez, allez voir comment il est fait, renseignez-vous. Si vous consommez du bon vin, un petit excès rarissime dans le seul but, bien sûr, de le tester ne vous laissera aucun souvenir pâteux le matin venu. C'est un bon test ! Et consommez-le modérément. Vous et lui n'en vieillirez que mieux !

Par contre, si votre foie est sensible ou fatigué, il se peut que le vin complique votre digestion ; on s'en rend compte très vite. Dans ce cas, réservez le vin aux fêtes seulement !

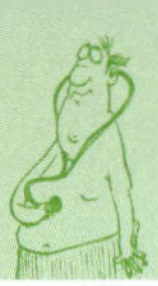

LE CITRON

Voilà bien un fruit fort !

Personnellement, j'en prends chaque jour sous forme de jus dans mon eau de boisson. Selon mon humeur, j'y ajoute quelques gouttes d'essences végétales de citron. Il est dans la nature quelques aliments qui sont omniprésents dans notre alimentation. Le citron est un de ceux-là.

Le citron comporte du glucose, du fructose, du saccharose directement assimilables, des sels minéraux et oligoéléments comme le calcium, le fer, le manganèse, le phosphore, le cuivre, la silice et bon nombre de vitamines : tout d'abord, celles du groupe B (B1, B2, B3, B5), A, C et PP. Le jus contient beaucoup de vitamine A et la totalité du fruit est un champion de la vitamine C. Ainsi donc, ces vitamines apportent un bon équilibre nerveux, une éternelle jeunesse et une protection cardiovasculaire renforcée.

On y trouve aussi du carotène, de la pectine, des acides citriques et maliques, des citrates de chaux et de potasse. Les vitamines B1, B2, B3 entretiennent une bonne nutrition et améliorent l'équilibre nerveux. Le carotène (provitamine A) aide à la croissance et conserve la jeunesse des tissus. La vitamine C réalise l'oxydoréduction et stimule les glandes endocrines. La vitamine PP agit sur la protection vasculaire.

Les indications de cette rutacée d'origine indienne sont infinies.

Le citron est un antibiotique naturel, bactéricide et antiseptique. Il active les globules blancs dans les défenses de l'organisme, donc il combat correctement la tuberculose, les parasites intestinaux, les bronchites, l'asthme, la grippe.

Le citron améliore sérieusement la circulation sanguine. C'est un tonicardiaque, anti-artérioscléreux. Il tonifie les veines et assouplit les artères.

Personnellement, je l'utilise beaucoup en essences pour fluidifier le sang, ce qui a pour effet de faire baisser les hypertensions, diminuer les migraines, effacer les varices.

Le citron est l'ami du foie et de la vésicule biliaire qu'il nettoie. De ce fait, les rhumatismes, la goutte, les arthrites, les lithiases, grâce à ses sels de potasse, l'obésité, la déminéralisation sont ses cibles priviléglées.

Rappelons d'abord ce que nous avons déjà énoncé dans le présent ouvrage. La controverse est de taille avec ce fruit qui contient tant d'acide citrique. Les travaux de Rancoule et Labbé ont démontré que ce fruit luttait contre l'acidité. En effet, le goût acide est dû à des acides organiques qui ne restent pas à l'état acide dans l'organisme. Au contraire, les carbonates de calcium et de potassium neutralisent l'acidité de l'organisme, tandis que l'acide citrique naturel est oxydé par la digestion. Il y a de quoi se tromper sur son cas car le jus de citron est acidifiant en dehors de l'organisme et alcalinisant en prise interne.

Ensuite donc, le citron reminéralise l'organisme ; il contribue à fixer le calcium. Bien sûr, il ne décalcifie pas : il fait l'inverse. Attention, certains médecins (peu maintenant) contestent cela. Il paraîtrait qu'il décalcifie à plus de 7 kg par jour. Qui prend 7 kg de citrons par jour ? C'est le paradoxe, difficile à faire admettre en société, de ce fruit merveilleux du soleil.

On peut prendre le citron sous forme de jus pressé à partir de fruits bien mûrs : ce dernier point est important. Ce jus peut être pris dans de l'eau froide entre les repas ou dans de l'eau chaude au petit-déjeuner ou même après le repas de midi. Le jus de citron peut servir à dynamiser quelques compléments alimentaires entre les repas, comme le chlorure de magnésium matinal. On peut même faire une cure de citrons au printemps.

La célèbre cure de citrons

Cette cure sert à nettoyer fortement organes et articulations. Pour ce faire, il convient de boire le jus de citron additionné - ou non - d'une quantité de bonne eau. La première semaine, nous prendrons chaque jour, entre les repas, le jus de 1 citron. Semaine après semaine, nous augmenterons cette ration : 1, 3, 5, 7, 9, pour atteindre donc environ 9 citrons au bout de 5 semaines. Dans les régions méditerranéennes, sous un climat adéquat et avec des variétés magnifiques, on pourra même aller plus loin. La « redescente » en 5 semaines sera aussi progressive et lente que la montée. Cette cure crée un choc dans l'organisme compte tenu des quantités importantes consommées. Elle doit donc être faite à bon escient, sous surveillance de personnes compétentes. Souvent, elle s'accompagne de douleurs, maux de tête et autres symptômes de désintoxication, qui ne nous affolent plus maintenant car nous avons compris leur raison d'être. Nous retrouvons les mêmes dans les jeûnes, les cures de raisin, les diètes.

En effet, cette cure de citrons mobilise les acides, urates, oxalates, qui se mettent à bouger et créent ces douleurs. Drainons le plus correctement possible. Nous vous indiquerons comment...

La cure de citrons se fait de préférence au printemps.

On peut consommer le citron en petites quantités dans les assaisonnements de salades et crudités. L'utilisation du citron est très utile en cas d'insuffisances circulatoires, rhumatismes ou arthrites, artériosclérose, hypertension, déminéralisation, ostéoporose, décalcification, certaines lithiases, acidité sanguine, excès de cholestérol ou triglycérides, obésité, aphtes, parasites, divers problèmes de peau, de vers. C'est, de plus, un tonicardiaque et tonique veineux. Ce ne sont là que quelques applications types car son action, en usage tant interne qu'externe, est véritablement infinie.

Signalons, pour l'anecdote, la désinfection des fruits par trempage dans l'eau avec addition de jus de citron et l'action bactéricide pour les huîtres.

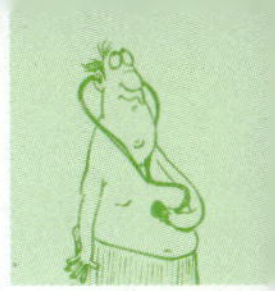

L'AIL

Connaissez-vous l'histoire du « vinaigre des 4 voleurs ». Il y eut à Marseille une grande épidémie de choléra en 1721. Quatre voleurs furent punis et eurent cette tâche suicidaire d'enlever les cadavres qui jonchaient la ville. Pour se protéger, ils buvaient chaque jour du vin dans lequel ils avaient fait macérer de l'ail. Ils survécurent. Outre les bienfaits de l'ail, cette histoire montre qu'il y a un bon Dieu aussi pour les voleurs.

L'homme moderne est un homme savant qui rejette la sagesse populaire ou se croit obligé de tout redécouvrir et démontrer. Quelle prétention ! Une étude réalisée chez les Abkhazes, gros consommateurs d'ail de Géorgie, a découvert que presque la moitié de la population était capable, à 90 ans, d'enfiler une aiguille sans lunettes. En 1951, dans la revue scientifique *Advance in enzymology*, on démontre les effets antibactériens de l'ail sur le typhus, la dysenterie, l'entérite, le choléra. Il y est précisé qu'1 mg d'allicine, cet acide aminé qui donne son odeur soufrée caractéristique à l'ail, équivaut à 15 unités de pénicilline. Ne me faites pas l'injure de me demander quelle solution des deux je préfère. L'ajoène, autre composant soufré, stimule les fonctions immunitaires et prévient le cancer, toujours selon des études médicales modernes.

Voici un légume merveilleux. Nos grands-pères buvaient peut-être un peu trop « la goutte », certains même fumaient carrément du « planteur », mais ils consommaient de l'ail chaque jour, à chaque repas. Leur haleine et leur vitalité en témoignaient.

Ce légume est connu depuis la plus haute Antiquité. Les Égyptiens en firent une divinité, c'est dire ! Il fit l'unanimité chez les Hébreux, les Roumains et les Grecs.

L'ail contient bien sûr de la cellulose mais aussi du zinc, du manganèse, du soufre et des vitamines B1 et C, pour ne citer que les principaux constituants.

Il s'agit de la plante anti-cancer par excellence. Des expériences ont été effectuées sur des souris, avec les réserves que nous émettons car la souris n'est pas l'homme et, de ce fait, pourquoi les faire souffrir ? Dans l'Ohio, aux États-Unis, des injections de cellules fraîches de sarcome ont fait périr, après 180 jours, les souris ayant pris de l'ail, alors que les infortunées n'en ayant pas pris moururent après 16 jours.

L'ail diminue le sucre dans le sang de façon sensible. Il est un bon antiseptique pulmonaire. Il dilate les petites artères et capillaires et donc diminue l'hypertension et ralentit le pouls. Il dissout l'acide urique, fluidifie le sang. Comme le citron, il lutte contre les rhumatismes, la goutte, l'arthritisme. C'est un bon stimulant digestif, cardiaque et général. Des études effectuées sur des rats ont montré que l'ail agit sur l'histamine, diminuant ainsi les allergies. L'ail nuit à la transformation des nitrates en nitrites, ce que nous évoquons par ailleurs. Ce faisant, il lutte contre la formation de tumeurs. D'autres expérimentations sur l'animal ont montré que la sativumine, complexe inodore de l'ail, améliore les performances physiques et sexuelles. Enfin un véritable aphrodisiaque qui, au passage, améliore tant d'autres problématiques ! Il fait en sorte que les lésions du foie soient réparées. Je ne connais pas beaucoup d'aliments qui ont de telles qualités. Les lésions du foie sont légions chez nos semblables, pour cause d'agressions insensées et d'alcool, de drogues, de médicaments, de stress. C'est le foie qui trinque ! Tous ces éléments ont été démontrés scientifiquement.

L'essence d'ail est tellement forte qu'il ne faut prendre qu'une goutte, deux au maximum, dans un liquide et bien mélanger. Attention, cette essence peut être dangereuse si on dépasse ces doses.

Au sens où les gens l'entendent en général, l'ail est carrément un médicament. À chaque repas, je l'ai introduit systématiquement dans mon alimentation. Quand la maîtresse de maison a eu la bonté de le prévoir dans les mets suite à ces préconisations, c'est parfait. Quand ce n'est pas le cas et au petit-déjeuner, j'ajoute à mon alimentation quelques gélules d'huile d'ail.

Nous vivons une époque merveilleuse. On peut tout trouver, sous toutes sortes de formes. Il suffit d'en avoir envie et de chercher.

Le docteur Jean Valnet préconise quelques derniers petits trucs pour neutraliser la mauvaise haleine due à l'ail : mâcher quelques grains d'anis ou de cumin, une branche de persil.

L'ail est le plus immense des légumes antioxydants (antivieillissement).

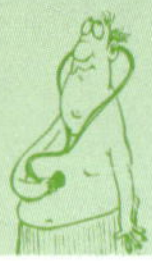

L'OIGNON

C'est l'aliment jeunesse par excellence. Si vous ne voulez pas vieillir, mangez de l'oignon cru chaque jour. Comme l'ail, il est connu et reconnu depuis l'Antiquité.

L'oignon contient énormément de vitamines A, B1, B2, C, de sels minéraux : sodium, magnésium, potassium, calcium, silicium, phosphore, soufre, iode, fer et quelques principes anti-infectieux.

Personnellement, je prends une petite tartine de pain complet avec de l'huile d'olive de première pression à froid et un oignon cru haché. Cette prise se rappelle à mon souvenir l'après-midi car elle se digère avec une certaine soif et une petite haleine spéciale. Cette merveille de la nature est un stimulant général. Le système nerveux bénéficie des vitamines B, de l'iode et de son soufre. Le foie et le rein apprécient particulièrement ce stimulateur diurétique. En effet, il évacue l'urée et surtout l'acide urique de l'organisme. De ce fait, il est un puissant antirhumatismal.

Le rôle de l'oignon est particulièrement appréciable l'hiver, pendant les périodes d'épidémies et de grippes, au-devant des infections de toutes sortes. Il tue le staphylocoque. Le professeur L. Binet dit que c'est son meilleur antibiotique. Il aide à liquéfier et évacuer les mucosités infectieuses des poumons et de la gorge. Il est excellent contre le rhume, les bronchites, la grippe, l'asthme, les rhinopharyngites.

L'oignon est l'aliment des diabétiques. Avec lui, moins de sucre dans le sang. Il est vrai que c'est la conjugaison des effets du magnésium, du calcium, du potassium, du silicium. Nous devrions tous prendre de l'oignon, compte tenu de notre alimentation moderne beaucoup trop riche en sucre industriel. Ceci est presque une nécessité curative. De par ses vertus que vous saisissez de mieux en mieux – j'en suis sûr –, l'oignon lutte contre tout ce qui fait le vieillissement : l'aspect de la peau et les rides, la chute des cheveux, les rhumatismes, le manque de digestion, l'obésité, l'artériosclérose, les problèmes de prostate, l'impuissance, le diabète bien sûr, les migraines, les ulcères, l'anémie par manque de fer. Son caractère anti-infectieux le destine aux applications externes sur les abcès, les piqûres de guêpes, les furoncles, les « mauvaises » peaux, les verrues, les plaies, les brûlures, les migraines, les rétentions d'urine, les hémorroïdes, les panaris, les crevasses.

On pourrait citer encore bon nombre d'applications thérapeutiques de l'oignon car une action anti-infectieuse, hypoglycémiante, tonifiante, régulatrice du système nerveux, dépurative est une action complète. On l'utilisera donc avec bonheur en cas de diarrhée, contre les parasites intestinaux, contre les cailloux de la vésicule biliaire, contre les bourdonnements d'oreille, le goitre, contre les flatulences aussi. Et si vous ne voulez pas vieillir !

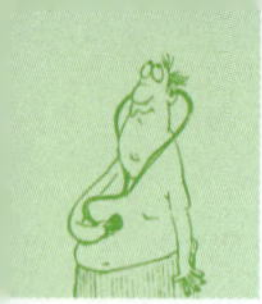

LE PERSIL

Nous préférons laisser la parole au professeur Lautié : « Quand il provient de jardins convenablement engraissés au compost, le persil est une plante extraordinaire. Certains disent merveilleuse. Comme elle est très riche en fer, en phosphore, en calcium, en apiol (régulateur du système ovarien), en magnésium, en vitamine A, en vitamines, elle mérite de figurer dans tous nos menus.

Pour celui qui en consomme 20 grammes par jour, la ration en vitamine A et en vitamine C est assurée. D'autre part, le persil lui apporte 3,8 mg de fer et 0,2 mg de manganèse. C'est pourquoi il est efficace contre l'anémie, le cancer, la leucémie, la poliomyélite, la sénescence précoce et la toxémie généralisée. À conseiller aux affaiblis, aux femmes enceintes, aux boutonneux, aux tuberculeux. Diurétique puissant, il épure le sang et assainit les reins.

Pour le viandiste, il est d'un précieux secours. En effet, un steak grillé que recouvre une couche de persil haché se digère mieux et risque moins d'intoxiquer les intestins et le foie.

D'une façon générale, voyons dans le persil un minéralisant précieux. »

Le persil apporte sa ration de calcium assimilable.

LE SEL

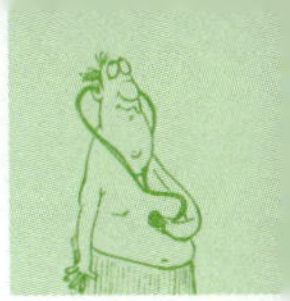

Le sel blanc est dévitalisé. C'est un produit chimique qui déminéralise. Cette société est incroyable : elle se croit obligée, sitôt qu'elle trouve dans la nature un bon produit, de le « trafiquer » pour qu'il soit plus blanc... et de ce fait nocif. Il y a du sel dans les aliments à l'état naturel et certains préconisent de ne point en ajouter. Les fils de paysan se souviennent des veaux dans les pâtures qui « deviennent fous » sans apport de sel et se calment paisiblement quand celui-ci leur est fourni. Les bêtes dans les bois se nourrissent d'aliments a priori salés mais éprouvent le besoin, par intuition, de lécher les roches afin d'y trouver du sel. Nous pensons que les gens en bonne santé doivent en ajouter à leur alimentation quelques grammes par jour, surtout en hiver où le rein est empereur. Cet apport n'existera pas pour les grands malades des reins, du cœur, les diabétiques, les obèses, les femmes enceintes et les personnes en crise de désintoxication.

R. Quinton écrit : « Des globules blancs de divers vertébrés plongés dans l'eau de mer diluée en proportion voulue gardent leur vitalité et leur forme très longtemps. » Il ajoute qu'un chien saigné à blanc, auquel on a injecté de l'eau de mer diluée, trotte le lendemain de l'opération.

Le sel est le plus puissant régulateur des échanges et équilibres humoraux. De ce fait, comme chez les bêtes dans les bois, il active l'énergie et la nutrition. Si vous relisez le chapitre sur la digestion, vous pouvez y associer l'action du sel pour l'élaboration des différents sucs gastriques. L'anesthésiste à l'hôpital ajoute du sel au glucose dans votre perfusion de remise sur pied.

Le sel à consommer est le sel marin complet ou la fleur de sel naturel. On peut aussi le consommer sous forme de tamari. On se souviendra cependant qu'il ne faut point trop en mettre car il n'y a guère d'influence dans l'organisme entre le sel et le potassium, ami du cœur. Le sel retient l'eau dans les tissus, le potassium l'élimine.

Le milieu médical considère que la consommation de sel dans les pays développés est excessive : pour la France, deux fois supérieure aux recommandations de l'OMS et donc cause de maladies cardiovasculaires et rénales. L'excès de sel ne viendrait pas du sel de table mais, à hauteur de 80 %, selon le professeur Meneton de l'Inserm, des plats cuisinés, soupes et autres produits industrialisés.

Selon l'AFSSA, « l'ensemble des scientifiques s'accordent sur un besoin minimal physiologique autour de 2 g/jour ». Les choses ont changé car il y a 10 ans, l'OMS recommandait la consommation de 5 g par jour, mais il faut se méfier de l'OMS, sponsorisé par les laboratoires pharmaceutiques. C'est dans le pain qu'on trouve le plus de sel. À titre d'exemple, une baguette en contient 5 g.

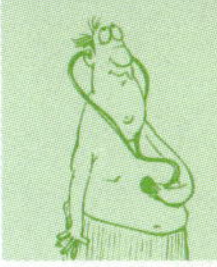

LES ESSENCES VÉGÉTALES

L'aromathérapie est l'art de soigner grâce à ces essences végétales. Les deux termes « huiles essentielles » et « essences végétales » sont absolument synonymes. Ces essences sont obtenues par distillation à partir des plantes usuelles. Elles contiennent ainsi ce que la plante contient de meilleur, sans que, pour autant, les propriétés des essences soient les mêmes que celles de la plante.

Elles ont des propriétés souvent antimicrobiennes, anti-inflammatoires, anti-infectieuses, désintoxicantes, régulatrices, accélératrices des processus biologiques, etc., donc anticancéreuses. On peut dans cet ouvrage les considérer comme des compléments alimentaires naturels qui, en quelques semaines, modifient le terrain, donc la cause des troubles. Vous pouvez les utiliser par voie interne ou externe. Quel que soit le mode d'utilisation, elles ont une remarquable rapidité de diffusion dans tout l'organisme. De plus, elles s'associent entre elles pour donner des effets décuplés. On peut les employer comme dynamisants avec d'autres produits naturels comme l'argile par exemple.

Elles s'utilisent en très petites quantités : quelques gouttes à lécher sur le revers de main avant une boisson ou dans un verre de bonne eau ou de vrai jus de fruits. On peut aussi prendre une cuillère à café de miel et y dissoudre les gouttes d'essence. Ce miel aromatisé sera dégusté ainsi ou dissous dans une boisson naturelle chaude comme la tisane. Il s'agit de les prendre en dehors des repas : au réveil, à 10 h, 16 h, le soir.

Leurs propriétés diffèrent selon les essences et, pour une même essence, elles sont nombreuses. Vous trouverez dans ce livre les propriétés des huiles essentielles. Présentement, nous découvrons ici les principes. Par exemple, l'essence de sauge favorise la régularité des règles, diminue les spasmes, « défatigue », est antidépressive, etc. L'essence de thym tue le bacille de

Koch et purifie l'air et les plaies. L'essence d'oignon est efficace contre le diabète, comme l'essence d'eucalyptus. Leurs propriétés sont innombrables et sont en fait assez méconnues. Contrairement aux antibiotiques, aspirine et autres, elles n'ont aucun effet nocif secondaire, aucun effet allergique, ne produisent aucun choc.

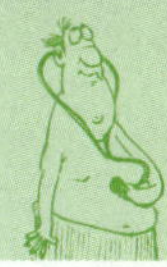

LA POMME

Voici une excellente application de ce que nous écrivions, il y a quelques lignes. Nous consommons en moyenne 35 kg de sucre raffiné industriel par an et par habitant. Nous ne consommons que 12 kg de pommes pour 150 variétés différentes. Cela est aussi une des grandes aberrations de notre siècle.

Ce fruit exemplaire est riche en sels minéraux et vitamines. Il active les métabolismes, protège l'appareil nerveux, régénère les organes, la peau, empêche les infections.

La pomme contient de l'eau, des sucres comme le glucose, le fructose, le saccharose, le pentosane, des acides maliques, des pectines, toutes sortes de vitamines (A, B1, B2, B5, C, H, PP), du fer, du phosphore, du calcium, des protéines, etc. Le potassium de la pomme a un rôle prépondérant.

L'hôpital d'Angers a mené avec ses chercheurs une expérience concluante sur 123 hommes et 112 femmes de cinquante ans environ. Quelle richesse de vivre dans une société qui démontre rigoureusement ce que l'on sait depuis longtemps et, ce faisant, calme les sceptiques ! Ces cobayes avaient tous un excès de cholestérol sans pour autant être vraiment malades. Pendant deux mois, ils ont mangé trois pommes par jour en plus de leur alimentation habituelle. Leur taux de cholestérol a baissé.

Le docteur René Tarral a fait des expériences avec des groupes de jeunes rats astreints à un régime à base de blé et de compléments selon quatre groupes : rien, sucre simple, lait, jus de pomme. Le groupe ayant reçu le jus de pomme avait un poil plus brillant et une meilleure vitalité. Une autre expérience a montré que le sucre administré à des diabétiques perturbait le métabolisme, alors que le jus de pomme augmentait le taux de sucre sans caractère pathologique. Donc la pomme est un bon aliment pour les diabétiques.

Le diabète se caractérise par une insuffisance de l'organisme à gérer les sucres. Une hormone, l'insuline, du mot latin *insula* qui veut dire « île », est une hormone des îlots de Langerhans. Nous avons vu et nous reverrons encore que le diabète se guérit très bien, à condition que ces îlots ne soient pas détruits. Les diabétiques ont une peau atonique, des boutons, des furoncles, des rhumatismes, des sciatiques, une chute des dents, des problèmes oculaires, etc. C'est une maladie grave, remboursée à 100 % par la Sécurité sociale, une maladie de dégénérescence. Nous venons de voir que la pomme aide à un bon équilibre acido-basique du sang : premier point important. On peut procéder une fois par semaine à une monodiète de pommes. Le fructose est bien toléré par les diabétiques en général. L'insuline n'intervient pas pour sa digestion. Les diabétiques ont toujours soif et il leur est facile d'assouvir ces besoins par du jus de pomme.

Il est donc important de consommer plusieurs pommes par jour, de préférence en dehors des repas : vers 10 ou 16 h ou, encore, avant de se coucher, car la pomme a un pouvoir apaisant du système nerveux. La prise de pomme en fin de matinée sera utile à l'hypoglycémie. Ceci est d'autant plus utile que l'alimentation habituelle du petit-déjeuner est insuffisamment énergétique. Les tartines au beurre et à la confiture requièrent, avec le café ou le thé, beaucoup de minéraux pour la digestion, acidifient l'organisme, donnent moult sucres industriels chimiques (produits morts et dévitalisés), apportent des calories, certes, mais peu de sels minéraux, vitamines et oligoéléments. La pomme viendra au secours, en partie, de ces carences.

La pomme fournit, en un litre de jus, 1,75 g de potassium, soit une bonne moitié de nos besoins quotidiens. Le potassium est utile à la croissance, au non-vieillissement, à l'épuration des cellules mortes, à la non-sclérose des vaisseaux sanguins, aux caries dentaires, à la chute des cheveux, etc. La pomme en est un fournisseur naturel. Le manque de potassium et la fatigue sont cousins germains aussi. Le célèbre chirurgien Laborit l'a démontré il y a quelques années. Une bonne cure de jus de pomme naturel sans adjonction de sucre est un excellent remède contre une grande fatigue chronique. De plus, les sels de potasse et le tanin de la pomme s'associent pour éliminer l'acide urique par le pouvoir diurétique du potassium et aussi pour empêcher sa formation.

Dans un autre chapitre, nous parlons de l'équilibre acido-alcalin. La pomme contient des acides maliques, citriques et tartriques qui brûlent dans notre organisme, en donnant des carbonates de potasse très alcalinisants. Encore un bon aliment destructeur des terrains précancéreux !

Les maladies cardiovasculaires tuent plus que les autres maladies et ont même dépassé le cancer dans ce sordide hit-parade. Un vieil adage populaire dit : « Mangez deux pommes par jour et vous éviterez l'infarctus. » J'y crois très fort. La pomme a tendance à normaliser l'hypertension. La pectine contenue dans la pomme est un agent anticholestérol, au sens de la fixation sur les parois internes des artères. Elle équilibre le taux de cholestérol sanguin. Des expériences ont été faites en hôpitaux sur des cardiaques sous forme de cures de 12 à 15 jours de jus de pomme. Les douleurs de l'angor ont chuté, la capacité fonctionnelle du cœur a augmenté, le rythme s'est régulé, la tension a baissé, les œdèmes ont disparu et le cholestérol est devenu normal. L'électrocardiogramme a même ressenti ce « traitement » génial.

La pomme est aussi un tonique musculaire et nerveux, un bactéricide dans la digestion intestinale, un fruit laxatif et rajeunissant. Le professeur Lautié la recommande, en outre, contre l'herpès, l'anémie, l'asthénie, la colibacillose, les intestins douloureux. Ces effets sont dus à l'effet diurétique, aux vitamines C et P qui agissent sur les vaisseaux sanguins, au potassium. On connaît bien maintenant les effets des cures de fruits, l'effet cardiotonique du lévulose, l'effet de dilution des dépôts calcaires en milieu alcalin, l'assimilation du calcium pour la même raison, l'élimination de l'acide urique et donc la prévention des calculs rénaux. En Normandie, pays du jus de pomme, il y a moins de lithiases qu'ailleurs.

Un petit clin d'œil pour finir : la pomme blanchit les dents et les nettoie grâce à son acide oxalique.

Et voici un dicton anglais : « Une pomme chaque jour et faire la nique au médecin. »

ET MAINTENANT, TOUS À TABLE !

Les animaux se repaissent,
l'homme mange,
seul l'homme d'esprit sait manger.
Jean Anthelme Brillat-Savarin.

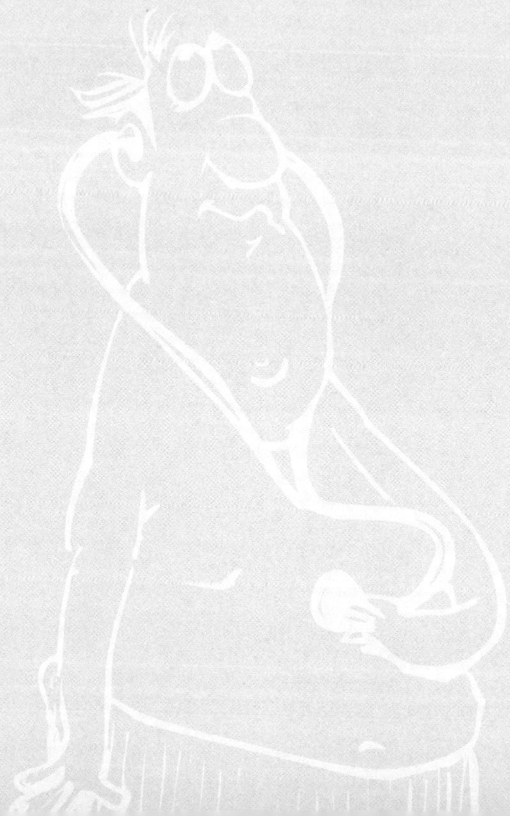

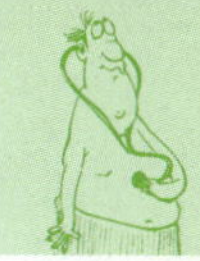

LE PETIT DÉJEUNER

À force d'en parler, nous avons faim, n'est-ce pas ? 65 % des Français mangent suivant leurs goûts, 53 % suivant leurs habitudes familiales. Vient ensuite, en troisième position seulement, le facteur nutrition et santé. Au saut du lit, 70 % avalent un café et des tartines au beurre et à la confiture. 70 % mangent du fromage midi et soir. Tout en estimant à 98,9 % que l'alimentation joue un rôle primordial pour la santé, cinq millions prennent un apéritif chaque jour, sans doute pour « arroser » cette contradiction. Un apéritif... à notre santé !

Vous vous lavez le matin ? C'est une bonne habitude ! Je vous propose d'en faire autant avec les muqueuses de votre estomac. Quelques petites gorgées d'eau à 37 °C au lever feront bien l'affaire.

À l'Université mémorial de Terre-Neuve (Canada), le docteur Renata Cifkova a montré que les sujets qui ne prenaient pas de petit déjeuner couraient plus de risques cardiovasculaires que les autres. 6 % des Français font l'impasse. En effet, après le jeûne de la nuit, une autre diète du matin entraîne une agrégation accrue des plaquettes sanguines. On a d'ailleurs remarqué que les crises cardiaques apparaissent plutôt entre 4 h du matin et 11 h.

Si le repas du soir a été riche, il convient de s'abstenir du petit déjeuner. Le petit déjeuner est un repas de roi, le repas du midi un repas de prince et le repas du soir un repas de pauvre. La médecine traditionnelle chinoise nous l'explique par le cycle circadien selon lequel l'estomac est au maximum de son rendement de 7 h à 9 h du matin, heures solaires. Il est donc en repos de 7 h à 9 h du soir. Il ne faut pas l'y déranger et le laisser se ressourcer. Il ne viendrait pas à l'idée de faire travailler un enfant qui dort. Cet estomac travaille le matin, pour la rate qui est prête, de 9 h à 11 h, à transformer les aliments en qi, énergie, souffle vital. N'est-ce pas dans cet horaire que nous rencontrons les hypoglycémies ? Ce sont les lois de la nature. Ne rien manger le matin et se rattraper le soir, c'est leur faire un « pied de nez ». Pour oser cela, il faut être « balaise » !

Soignons donc surtout le petit déjeuner : nous vous rappelons qu'il faut y oublier le lait, le café, le thé, le « fameux » jus d'orange pour la vitamine C (acidité gratuite en sus) ; on peut les remplacer par de l'eau chaude ou citronnée, la tisane que l'on aime (du thym ou de la verveine en alternance par exemple), un « ersatz » de café comme on en trouve maintenant un peu partout dans les magasins diététiques : extrait de figues, glands, chicorée. 23 % des Français prennent, hélas, du lait. À cette boisson, on n'associera pas le pain blanc beurré et la confiture mais du pain complet et « beurre » végétal, des céréales (müesli aux fruits sans sucre), des fruits secs et oléagineux, du fromage blanc et même d'autres plats nourrissants.

Le scénario que je vous propose va vous faire gagner du temps, vous simplifier la vie et vous remplir de bonheur. Prenez une boîte dans laquelle vous disposez :

– des fruits oléagineux : amandes, pistaches, noix, noix de cajou, noisettes, noix de Cayenne, des dattes, des figues ;
– des fruits secs : abricots secs, poires séchées, ananas secs, bananes séchées - si riches en fer -, raisins secs, tous les fruits secs que vous aimez : un paradis gustatif et nutritionnel !

Bien sûr, vous picorez, à raison d'un ou deux éléments d'environ sept ou huit sortes différentes, sans oublier une poignée de graines de courge qui fixent le calcium et évitent les problèmes sexuels et hormonaux, entre autres. Avec ce scénario des années 2000, vous épaterez votre entourage hypoglycémiant à 11 h.

Arrêtons-nous un instant sur les fruits oléagineux : noix, noisettes, amandes, pistaches, etc. Pour éviter les désagréments de digestion, il est important de les consommer seuls, loin de toute autre nourriture, ou avec les fruits secs comme on vient de le voir, au petit-déjeuner. Prenons bien soin de les mastiquer suffisamment ou de les moudre si la dentition est défectueuse. Certains disent qu'ils font grossir ; ceci est exact le soir, en grignotage à l'apéro, devant la télévision, mais certes pas le matin (penser à l'heure de la rate selon la médecine chinoise). Toutefois, si la santé présente quelques troubles et si les voies respiratoires sont atteintes de rhume par exemple, il est préférable de s'en abstenir quelques jours.

Ma faible expérience montre qu'en peu de temps, tout l'immeuble se met à ce renouveau, « sauf les insouciants, ça va de soi », comme dirait Georges Brassens, et... les boulangers.

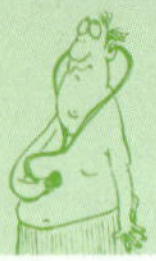

LE REPAS DE MIDI

Selon moi, il faut prendre trois repas par jour car, si on opte pour deux, on est amené à supprimer le petit déjeuner. Ceci n'est pas recommandé et vers 11 heures, c'est bien difficile. Sinon, on supprime celui du soir et, devant la télévision, c'est insupportable, alors on grignote. Il faut tenir compte des phénomènes sociologiques et psychologiques, sauf chez certains « originaux » particulièrement avertis. En besoins, deux repas suffiraient. Les personnes âgées auront cependant intérêt à en prendre deux ou alors seulement une soupe le soir. L'hiver requiert plus de nourriture. Les déménageurs « brûlent » assez bien leurs trois repas. Les dévoreurs de la vie ne peuvent pas être des ascètes à table. « On mange comme on travaille », aimait à répéter un de mes collègues de travail.

Le repas du matin a été très copieux, celui du midi l'est un peu moins. Il sera composé de légumes crus et cuits, de légumineuses, d'un peu de viande ou d'œufs ou de poisson ou de fromage, d'un petit dessert glucidique éventuel dans l'esprit indiqué, mais ceci n'est pas nécessaire. Ce peut être un peu de gâteau fait avec de la farine complète et quelques fruits secs.

Faisons attention à la consommation excessive de pommes de terre, utiles après une diarrhée mais nuisibles pour la vue à hautes doses répétitives.

Il n'est pas recommandé de prendre trop de liquide pendant ce repas car celui-ci dilue les sucs gastriques. Dans ce cas, les performances de la digestion gastrique sont moindres.

Le repas du midi comporte souvent des farineux. Le pain fait partie de la consommation habituelle des ménages. Il est déjà important de consommer du pain complet plutôt que du pain blanc. Ce dernier est particulièrement inutile car trop raffiné et surtout très acidifiant pour l'organisme. Une consommation de quatre tranches de pain complet par jour ou leur équivalent en pommes de terre est largement suffisante. Cette quantité est donnée à titre indicatif et peut augmenter chez les travailleurs de force ainsi qu'en période froide. Par contre, il faut la réduire chez tous les arthritiques. Les bébés ne peuvent en consommer que très peu. Comme le pain blanc est facile à mettre en œuvre pour le repas bon marché, beaucoup de familles en consomment. Les sandwichs remplacent beaucoup trop souvent le repas. On note, de ce fait, ce que décrivait ainsi le docteur Passebecq : « De là, des états d'acidose, les maladies digestives, l'ulcère gastroduodénal, l'arthritisme... et sans doute aussi la stagnation dans l'échelle sociale par suite de lourdeurs intellectuelles. »

Le repas doit être le rendez-vous des grands équilibres nutritionnels. Plus les repas contiennent de sucres et de féculents, plus ils doivent renfermer de vitamines du groupe B, que l'on trouve dans les levures biologiques, le germe de blé, le jaune d'œuf. Pour assurer un bon équilibre entre les divers oligoéléments et vitamines, il convient de varier l'alimentation. Pour cela, tous les végétaux et les fruits (en dehors des repas) peuvent être tour à tour consommés. Pour la même raison, il faut éviter les vitamines et oligoéléments de synthèse.

Le docteur Carton écrit : « Les vitamines pharmaceutiques sont des produits chimiques concentrés, dénaturés, anti-physiologiques, surexcitants, intoxicants, irritants, puis épuisants et destructeurs des immunités naturelles. Ils donnent des troubles vasomoteurs et névritiques, de la dévitalisation par surexcitation hypervitaminique, de l'anarchie cellulaire avec prédisposition au cancer. » J'ai rencontré moi-même plusieurs fois quelques personnes atteintes d'hypervitaminose, c'est-à-dire consommant excessivement des vitamines médicamenteuses. Leur assiette de midi était, paradoxalement, complètement dépourvue de vitamines et d'oligoéléments naturels. Une simple rectification a suffi, dans de nombreux cas, à leur redonner en quelques semaines beaucoup de vitalité.

Outre les légumes verts crus et cuits de ce repas de prince, nous pourrons prendre, pour ceux qui le souhaitent, de la viande ou du poisson, deux à trois fois par semaine au maximum. Les Français en consomment beaucoup trop : 66 % mangent de la viande chaque midi et 6 % du poisson.

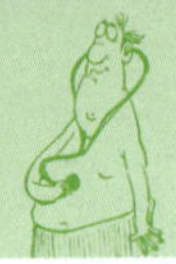

LE REPAS DU SOIR

Ne pas manger le matin et manger beaucoup le soir fait bien grossir.

Après le repas de roi qu'est le petit-déjeuner, auquel a emboîté le pas le repas de prince qu'est le repas de midi, voici donc le repas du pauvre du soir. Nous avons en effet décidé que notre organisme se reposerait cette nuit, chaque nuit. Notre corps tout entier a besoin de sommeil. Nos jambes en ont besoin, notre cerveau en a besoin. Tous nos organes en ont besoin. Les reins, l'estomac, les intestins et le foie, pour ne citer qu'eux, doivent être en sommeil cette nuit, chaque nuit.

Le repas du soir ressemble un peu au repas du midi en ce sens qu'il n'est pas trop riche. La soupe préparée sans viande est à prendre une ou deux fois par semaine. La composition de ce repas est aussi faite de légumes crus et cuits, mais en quantité moindre que le midi. On ne mange pas de viande le soir. Il est préférable de consommer du fromage au repas du midi plutôt que le soir et encore, pas chaque jour. Le maître message du repas du soir est qu'il faut y manger modérément. Une pomme suffirait. 43 % des Français mangent devant la télévision (c'est vrai qu'on nous incite par l'image), 30 % boivent deux verres de vin et 15 % terminent même par un café !

Au début de votre réforme alimentaire dans ce sens, vous aurez une fringale le soir et vous aurez envie de vider le frigidaire, surtout pendant la pub devant la télé. Ce n'est pas de nutrition dont vous avez besoin mais vous cherchez à compenser l'ennui ou le manque affectif. Prenez alors une feuille de papier où vous inscrivez les numéros de téléphone des gens que vous aimez. Et passez par là à ce moment. Dérangez-les pendant leur cérémonie télé du soir. Vous vous rendrez compte qu'ensuite, votre chemin ne passe plus par le frigo. Et augmentez la richesse de votre ration du matin : la ration du soir diminuera facilement.

Les stimulants comme le thé, le café et les alcools sont à proscrire une fois pour toutes, surtout le soir. Le vinaigre, la moutarde, le poivre, le pain blanc chaque jour, etc. nuisent à la santé.

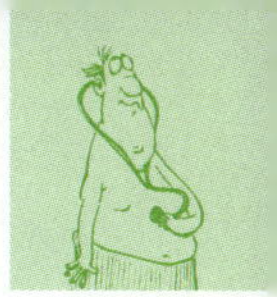

QU'EST-CE QUI EST BON ?

La nature nous comble. A priori, nous préférerons tout ce qui est dans une forme naturelle. Les végétaux formidables sont : le persil, la carotte, l'oignon et l'ail crus, les radis, dont le radis noir pour le foie, le citron, le pissenlit (en cures de nettoyage au printemps), les choux crus, la courgette, le cerfeuil, les épinards, l'artichaut (à consommer aussitôt après la cuisson), la laitue, la betterave rouge, les poireaux, le céleri en branches, etc.

Les fruits usuels sont aussi riches : la pomme, la poire, le raisin, l'abricot, le pamplemousse (qui aide à la digestion pris avant le repas), le kiwi, la banane, les myrtilles (qui réparent miraculeusement les intestins en cas de diarrhée – essayez : vous abreuverez ensuite tout votre voisinage de cette bonne nouvelle), les fruits secs (au lieu des biscuits), etc.

Rappelons, à ce stade de notre exposé, les huiles de première pression à froid, les compléments alimentaires comme les graines germées, les levures alimentaires, le chlorure de magnésium, des fromages comme la cancoillotte et le fromage blanc (ou le comté, le brie, le camembert, le fromage de Hollande qui font partie des moins pires).

Intéressants aussi : le vin biologique à raison d'un ou deux verres par jour au maximum, le riz demi-complet, le jambon blanc dont le gras aide aux problèmes d'eczéma et de maladies de peau, le pain bis ou complet au levain naturel, ainsi que bien d'autres nutriments que je ne peux tous citer ici.

Les œufs sont bons. Leur assimilation est facile. Ils sont riches en protéines et en lécithines. Ils stimulent le foie par régénération de ses cellules. Le bruit court que les œufs donnent du cholestérol. Oui, du bon cholestérol ! La biotine, vitamine B très utile, est annihilée par l'avidine, substance du blanc d'œuf cru. Ce phénomène n'existe plus si l'œuf est cuit. L'albumine que certains mettent en avant est une protéine essentielle à la vie.

La médiatisation de certains mots comme « cholestérol », « albumine » engendre des erreurs. Quand on les trouve dans le sang, cela ne signifie pas qu'il s'agit de substances nocives, au contraire.

Une amie du Nord, Béatrice, m'appelle un jour. C'est la catastrophe. Elle fait une jaunisse. L'analyse de sang indique les transaminases à 4 000 au lieu de 30 à 40 au maximum. C'est beaucoup, elle n'est pas bien. Le médecin lui a conseillé l'hôpital un moment. Comme je lui indique une réforme alimentaire simple, on en vient à parler des œufs. Je lui en recommande chaque jour, comme je le fais pour tout un chacun. Elle s'étonne avec véhémence car le médecin lui a défendu les œufs. Surtout pas d'œuf ! Elle s'exécute cependant. Au bout de 6 jours, les transaminases sont à 800. Une semaine après à 70. Et une semaine plus tard dans la normale. Si on la laisse agir, la nature revient toujours à la santé. Mais mon amie est ennuyée : comment aller expliquer cela à son médecin ? Je lui ai conseillé de dire qu'elle était allée à Lourdes.

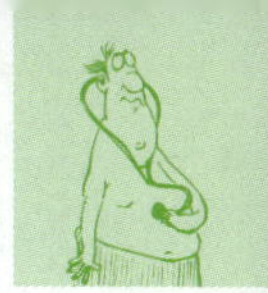

TROP OU PAS ASSEZ D'APPÉTIT

Pour faire échec à la boulimie, il faut manger de tout et éviter les carences qui créent des réactions digestives inattendues. On peut réduire l'appétit en ralentissant beaucoup la viande dont la consommation excessive a des effets secondaires. Il faut être très lent dans la progression : c'est la seule façon de réussir. On peut ponctuer ce chemin de jeûnes très efficaces et encourageants : 1 à 2 kg de perte de poids pour un jour de jeûne. Prenons l'habitude de ne pas grignoter entre les repas ou alors des fruits frais de saison.

Et pour augmenter l'appétit ? Certaines plantes apéritives peuvent aider mais la confiance fera plus que les conseils de nutrition. L'appétit reviendra aussi avec des produits très naturels. Une désintoxication est souvent utile par consommation de crudités ou même par la pratique du jeûne.

Il est écrit dans le *Journal of Nutritional Medecine*, vol. 1, nº 3, de 1990 : « L'anorexie a longtemps été considérée comme ayant comme unique composante un dérèglement psychologique. Depuis une dizaine d'années, aux États-Unis, au Canada et en Angleterre, les études se multiplient pour confirmer l'effet positif du zinc dans le comportement alimentaire de personnes atteintes d'anorexie. Cette étude porte sur 15 jeunes femmes entre 13 et 24 ans souffrant d'anorexie et à qui l'on a administré pendant 3 mois des compléments de zinc. L'étude conclut que toutes ont expérimenté une amélioration de l'appétit avec prise significative de poids (entre 4,8 et 12,3 kg), ainsi qu'une augmentation du sens gustatif. Une déficience en zinc a en effet comme symptômes une perte d'appétit, la suppression de la sensibilité au goût des aliments et un dérèglement de la production de protéine. Il faut aussi noter que la puberté est une période de la vie où l'organisme a des besoins considérablement accrus en zinc. » Donc, si vous manquez d'appétit, consommez une poignée de graines de courge le matin. Quand vous prendrez de la viande, prenez du bœuf maigre ou du foie de veau ou de bœuf. Les grains de soja, les graines de tournesol et les noix contiennent aussi beaucoup de zinc. Les individus maigres doivent équilibrer leur alimentation par un apport suffisant en farineux et produits azotés. Ils ne doivent pas prendre trop de légumes cuits et crus. L'alcool et le tabac nuisent à la bonne assimilation des aliments.

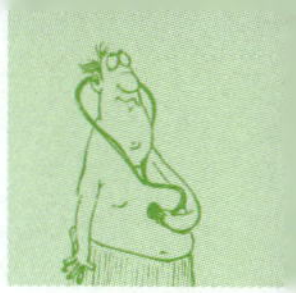

LES PRODUITS BIO SONT-ILS NÉCESSAIRES ?

Nous savons maintenant avec certitude que l'alimentation traditionnelle, même bien choisie, ne suffit plus pour nous maintenir en bonne santé. Les différents chercheurs nutritionnistes, des médecins, des chercheurs de l'INRS l'ont mis en évidence.

Cette alimentation est carencée en vitamines, minéraux et oligoéléments. Ces carences créent chez nous, entre autres, un système immunitaire déficient et, de ce fait, une grande fragilité face aux cancers, maladies cardiovasculaires, maladies dégénératives ou plus simplement rhumes et grippes.

Une étude de l'Agence française de sécurité sanitaire des aliments, menée par un vaste groupe de travail composé de médecins, responsables de laboratoires, membres du CES Santé et Alimentation (comité d'experts spécialisés), a été publiée en mai 2003. Elle tend à montrer un lien entre l'agriculture biologique et la sécurité sanitaire. L'étude AFSSA permet de dégager clairement des tendances favorables aux produits issus de l'agriculture biologique, sur les plans nutritionnels et sanitaires.

On trouve un apport bien plus important en magnésium et en fer dans les fruits et les légumes biologiques. C'est d'autant plus intéressant que l'étude SUVIMAX démontre que les apports en magnésium ont diminué ces dernières années. En effet, ce minéral se trouve en grande quantité dans les aliments riches, et les hommes et femmes, de plus en plus obnubilés par leur poids, limitent au maximum les aliments énergétiques. Et c'est ainsi qu'on se retrouve avec des taux invraisemblables. Il semblerait que 77 % des Françaises et 72 % des Français aient des apports en magnésium inférieurs aux 2/3 des apports nutritionnels conseillés. Alors, ne serait-ce que pour cette raison, nous recommandons les produits biologiques.

L'agriculture biologique permet d'augmenter la quantité de vitamine C dans certains légumes. Encore une fois, la quantité nécessaire de vitamine C est le cœur de l'étude SUVIMAX. Il est évident que les techniques privilégiées en culture biologique préservent de façon optimale les qualités nutritionnelles des matières premières grâce aux méthodes traditionnelles employées (pain à la farine complète, au levain...), en évitant ainsi de dénaturer les nutriments en fibres. D'autre part, les pesticides, les OGM, les colorants et autres conservateurs sont proscrits et les additifs limités.

Les trois carences les plus familières sont le manque de magnésium, le manque de fer, surtout chez la femme, et le manque de zinc, surtout chez l'homme. L'alimentation habituelle, même de bonne qualité, bien équilibrée, crée ces carences.

Comme je rendais visite à un médecin de mes amis afin de me faire prescrire une analyse de sang printanière comme j'en ai la coutume, la discussion vint sur l'opportunité de rechercher les traces de magnésium dans le sang. Comme j'insistais un peu car il ne trouvait pas cette recherche utile, il me dit : « Je connais les résultats d'avance : tout le monde manque de magnésium. Pour que vous ne manquiez pas de magnésium, il faudrait en prendre chaque jour en complément alimentaire, ce que personne ne fait, bien sûr. » Il se trouve que je pratique cet apport et que l'analyse de sang a confirmé les dires de cet ami médecin. Le magnésium est partout dans l'organisme ; son rôle est primordial sur le système nerveux, centre de commande de l'organisme, sur le cœur et ses vaisseaux (artères et veines), sur les muscles, sur le système digestif, sur l'assimilation des autres minéraux et oligoéléments, etc. En manquer, c'est s'exposer à tous les maux.

Les aliments biologiques ou plus simplement « bio » sont des produits qualifiés de « marginaux », « trop chers », alors qu'ils sont « vraisemblablement comme les autres ». Il est vrai que seul un œil averti reconnaît une salade « bio ». Il faut dire que l'aspect et le brillant des produits courants des supermarchés sont soignés pour être attractifs, quitte à être falsifiés pour cela, comme certains fruits que l'on fait luire avec des émulsions plastiques.

En fait, les produits de l'alimentation biologique sont soumis à des règles strictes, précises et contrôlées. Des organismes européens et français (pour la France) exigent leur respect, se déplacent par audit surprise pour l'accord ou la pérennité du label. La réglementation est formelle et on ne peut la transgresser. Vous me direz qu'on trouve partout des fraudeurs. Certes mais, statistiquement, les produits bio sont bio au moins à 95 %, ce qui n'est déjà pas si mal. D'autre part, l'organisation des contrôles, des accords d'exploitation se peaufine chaque jour un peu plus. Je peux vous assurer, d'autre part encore, qu'un produit bio, faute d'avoir un aspect meilleur pour les raisons que j'ai évoquées, a une tout autre saveur. Les consommateurs habituels les reconnaissent et les producteurs jouent de moins en moins au petit jeu de dupes. Il y va de leur intérêt. Les grands cuisiniers les choisissent pour le goût.

Les produits biologiques sont plus chers que les autres. Quoi de plus naturel en somme ? La qualité se paie. Les rendements sont inférieurs, les soins plus intensifs. La production est plus artisanale. La diffusion est à petite échelle. Lorsqu'on calcule le prix au kilo par mg de vitamine, minéral ou oligoélément, ils sont beaucoup moins chers. « Manger bio », par contre, coûte moins cher car on consomme moins de viande, fromage... autant d'ingrédients chers.

Car manger ne consiste pas à prendre des calories, des produits chimiques, mais au contraire des protéines, minéraux, vitamines et oligoéléments. À ce titre, les produits bio restent encore mal connus. Ils sont considérés par une première partie de la population comme des produits marginaux et snobs. Une autre partie de la population conçoit que ce sont des produits avec un peu moins de nitrates que les autres, mais, comme ils sont susceptibles d'en consommer par ailleurs à leur insu en toute occasion, ils pensent que c'est un coup d'épée dans l'eau, inutile et coûteux. Une autre partie de la population ne sait même pas qu'ils existent ou alors très vaguement. Une autre partie, plus au fait des choses, sait que ce sont des produits meilleurs et plus coûteux mais veut rester dans la norme, manger comme tout le monde, avoir une vie sociale normale, mourir d'un cancer vers les 80 ans, etc. Très peu de gens savent que ces produits contiennent plus de protéines, de minéraux, de vitamines et d'oligoéléments.

La preuve : le « bio » ne représente même pas 2 % du marché total. Seulement, l'avenir est prometteur. Il y aurait une prise de conscience. Les produits bio contiennent 20 % de protéines, 15 % de calcium, 20 % de magnésium et de potassium, etc. de plus que les produits courants. Les légumes et les fruits sont plus riches en vitamines A, C, E, sélénium, soit autant de facteurs d'antivieillissement bien connus. Les minéraux et vitamines sont conservés avec l'enveloppe de ces produits non raffinés qui, comme la farine bio, ont gardé ces éléments nutritifs.

La réglementation interdit l'usage d'engrais dans la culture des produits bio. Les insecticides et pesticides sont écartés. Pour résister aux différentes « bestioles » de la nature, les plantes doivent être plus solides et robustes. On leur apporte donc de quoi les nourrir naturellement dans ce sens. Cette obligation indirecte du cahier des charges, d'avoir des plantes plus saines sur le plan vitalité, profite à ceux qui les consomment. C'est en fait tout le secret méconnu des produits agroalimentaires biologiques.

Il a donc fallu s'intéresser au sol et, au lieu de tuer les bactéries naturelles, s'en servir comme la nature l'avait programmé. De ce fait, il n'est pas étonnant que ces plantes moins gorgées d'eau aient plus de saveur. Avec elles, on redécouvre le goût des crudités qu'on avait délaissées faute de « goût original ». Nul ne peut transformer les principes de la nature. Ces plantes sont vivantes, solides, parce qu'elles vivent en symbiose avec les principes naturels, y compris les bactéries et les insectes. D'ailleurs, un autre effet induit de cette alimentation est que, du fait de leur prix, de leur qualité, de leur saveur redécouverte, on consomme moins de sauces animales qui donnent le même goût à tout ce que l'on mange. On participe alors au jeu de la redécouverte de la nature.

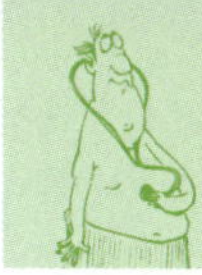

LE FOUR À MICRO-ONDES

Les projecteurs, au moment de la vente ou de la publicité, sont portés sur la sécurité de l'emploi de ces ondes. Les fabricants parlent du magnéton d'une « puissance » de 3 milliards de hertz. Il s'agit en effet d'un générateur d'ondes hertziennes. Tout aurait été fait à leur niveau pour que l'usager soit bien protégé et la sécurité sur ce point est – paraît-il – totale. Un blindage existe mais nous sommes certains que les ondes peuvent profiter, pour s'échapper, de la vieillesse ou de la conception au moindre coût. Comme d'habitude, on a fixé des limites : 1 mW/cm^2 pendant la cuisson et 5 mW/cm^2 à vide. Ces limites sont remises en cause par les chercheurs. L'arsenic fait mourir à partir d'une certaine dose. Cela voudrait-il dire qu'à 5 % en moins de cette dose, il n'est pas nocif ? Que se passe-t-il avant ? Jean Thueri écrivait en 1991 : « Chez l'animal, les chercheurs auraient induit des leucoses sous forme de leucémie lymphoïde après une année d'exposition au micro-ondes [...] On a pu aussi mettre en évidence certains effets sur la croissance in utero des mammifères. De nombreux auteurs ont constaté un nombre accru de résorption fœtale et l'apparition d'anomalies céphaliques sur des souriceaux nés de mère irradiée à fort niveau. C'est au huitième jour de gestation, lorsque débute la formation des organes, que le rayonnement produit les effets les plus néfastes : 68 % d'embryons résorbés, morts ou anormaux contre 28 et 20 % respectivement après irradiation au dixième et au quatrième jour. La fréquence des anomalies augmente de façon linéaire avec la dose reçue. »

Seulement, paradoxalement, ce n'est encore pas là que le bât blesse le plus. Les molécules des aliments sont agitées plus de 2 milliards de fois par seconde. Vous imaginez la bousculade au cours d'une cuisson de 10 minutes ou même d'un petit réchauffement de 3 minutes, 180 secondes, 360 milliards de secousses ! Le professeur Henri Joyeux, de l'Université de Montpellier écrit : « Les fours à micro-ondes mettent en œuvre des ondes électromagnétiques de fréquence très élevée : 2 450 mégahertz pour un four calibré à 2,45 GHz, une longueur d'onde proche des radars militaires.

Ce rayonnement provoque dans les corps hydratés, tels que les aliments, une forte agitation. Chaque molécule de la matière change de polarité, donc d'orientation, 2,45 milliards de fois par seconde. Les frottements qui résultent de cette agitation vont très rapidement réchauffer l'aliment puis le cuire.» Quel champ de bataille, avec radars opérationnels en plus! Pour comprendre mieux tout ceci, pensons à ces petits chocs ou coups que l'on prend et qui se traduisent par un échauffement des tissus.

Seuls les produits constitués d'eau s'échauffent. Ainsi, les récipients restent froids en eux-mêmes. Puisque tout se passe à l'aide d'une agitation moléculaire de l'eau, on en vient à penser à la mémoire de l'eau, la force de l'homéopathie. Le chercheur Jean-Marie Danze se demande si l'eau ne perd pas sa mémoire originelle naturelle pour prendre celle de ces vibrations intenses. De là à penser que celles-ci créent un terrain vibratoire de chahut permanent, il n'y a pas loin. Le professeur Henri Joyeux écrit encore: «Les micro-ondes épurent les aliments des vitamines hydrosolubles du groupe B et du groupe C qui sont des vitamines assez instables. Dommage! Sur les acides aminés, ils ont une action de modification de leur structure chimique, au moins pour certains d'entre eux.» En mars 1990, l'édition française du *Lancet*, page 55, rapporte un travail d'une équipe autrichienne montrant que «chauffer le lait au micro-ondes modifie la formule d'acides aminés dénommés par les spécialistes hydroxyproline et proline. La conversion de la forme structurale "trans" en forme "cis" présente un certain danger. Certains acides aminés deviendraient ainsi toxiques pour le système nerveux lorsqu'ils sont utilisés de façon chronique et auraient des effets négatifs sur les reins et le foie. De plus, ces transformations diminuent la digestibilité des protéines et favorisent l'apparition de composés potentiellement toxiques».

Dans mon cabinet de conseils, j'ai fait souvent connaissance avec le micro-ondes. Surtout chez des enfants, le seul arrêt de cet instrument remet tout en ordre.

Je me souviendrai toujours du cas de cette petite fille de 2 ans qui revenait d'un séjour de 3 semaines à l'hôpital. Elle hurlait en me voyant car des quantités de messieurs lui avaient enfilé des tuyaux partout afin de savoir d'où provenait cette diarrhée chronique incessante. Nous ne le saurons jamais sauf que, le jour même de l'arrêt du micro-ondes, elle a diminué et trois jours après, tout était rentré dans l'ordre.

Il faut le dire, l'écrire partout, cet appareil est dangereux. Attention !

Le rapport publié en 1991 par la Commission de Bruxelles conclut à une certaine nocivité des fours à micro-ondes.

Ce livre comporte beaucoup de témoignages. Je l'ai voulu ainsi car je voulais démontrer un consensus assez général sur cette analyse. Depuis longtemps, on sait très bien qu'il ne faut pas l'utiliser. C'est une invention relativement ancienne qu'on se gardait bien de commercialiser. Mais maintenant, plus rien ni personne ne peut plus arrêter les puissances financières. C'est terrible ! Le rapport de Bruxelles écrit : « L'information disponible sur les possibles dangers de la cuisson a révélé que les équipements à micro-ondes pourraient avoir des effets nuisibles pour la santé : brûlures, stérilité, hausse de la température du corps humain. Les cataractes sont, en particulier, décrites. Il y a également le dérèglement des pacemakers ou la nocivité pour les femmes enceintes. »

Le professeur Joyeux continue : « L'accusation portée par les consommateurs britanniques selon laquelle la cuisson au four à micro-ondes ne serait pas suffisamment bactéricide est sérieuse. En effet, salmonelles, listeria et staphylocoques sont détruits par la chaleur. 70 % de destruction suffisent dans bien des cas mais le cœur d'un rôti saignant ou celui d'un plat réchauffé au micro-ondes reste le plus souvent autour de 35 °C et n'atteint pas 70 % de destruction. C'est donc une bonne raison pour être particulièrement vigilant avec les achats des surgelés. Attention aux ruptures de la chaîne du froid. »

Si, malgré tout cela, vous continuez à vouloir vivre avec cette épée de Damoclès, ou si vous avez des amis qui souhaitent le conserver et manger des aliments sans énergie, rappelez-vous qu'il faut vérifier l'étanchéité de votre four à micro-ondes à l'aide d'un détecteur que l'on trouve dans les magasins spécialisés. Promenez-le autour de la porte, des boutons de commande et des aérations à l'arrière du four. Ces fuites engendrent des maux de tête, de la fatigue, des inflammations des yeux.

Rien ne vaut la cuisson traditionnelle douce de nos grands-mères. Laissons les radars aux militaires. Pensons que nous vivons dans notre cuisine plusieurs heures par jour. La pièce attenante au four à micro-ondes ne doit pas être la chambre à coucher. Mangeons des aliments énergétiques, sereins, sans secousses. Et si nous n'avons pas le temps de faire cuire, mangeons des légumes crus.

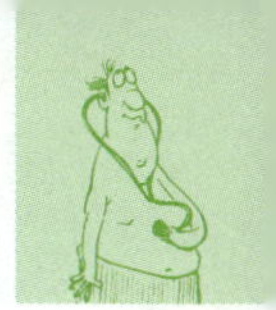

LA BONNE FAÇON DE FAIRE LA CUISINE

Avant de faire la cuisine, il faut d'abord préparer les aliments. La première opération consiste souvent à les nettoyer. Il faut savoir que la peau des fruits est très riche en vitamines, que les légumes et fruits pelés en perdent considérablement. Il n'est pas nécessaire de laver les légumes si cela ne s'impose pas. De toute façon, il ne faut pas les laisser tremper dans l'eau. Si vous faites tremper longtemps vos légumes pour les nettoyer, ils perdent des minéraux. Si vous les coupez longtemps à l'avance, ils s'oxydent et perdent des vitamines. On ne lave pas des végétaux coupés ou des légumes pelés. On peut par contre ajouter un peu de jus de citron à l'eau de lavage pour nettoyer les feuilles de leurs vers ou larves.

Certains citrons et certaines oranges sont traités au diphényle qui est un poison redoutable. Il crée des lésions rénales importantes. Dans ce cas, il ne faut pas mordre dans la peau de ces fruits ou mettre celle-ci dans certaines boissons rafraîchissantes.

Choisissons, pour nos repas, des aliments de qualité suffisante. Évitons les produits dénaturés ou sans valeur nutritive comme le sucre blanc, le pain blanc, l'huile de table courante, le beurre et ses conservateurs, les fruits verts, le riz décortiqué, etc. Celui qui mange toujours les mêmes aliments trouve la vie monotone. Il est important de varier. Il existe une infinité de légumes dont nous ne consommons qu'une partie. Essayons de choisir des aliments de saison et de notre région. Le sage chinois dit qu'on mange ce que l'on trouve à cent pas de son domicile. Ces aliments doivent aussi répondre à une certaine adaptation avec la constitution, l'âge et la tolérance de celui à qui ils sont destinés. Les habitudes alimentaires ou les coutumes familiales ont une grande importance. J'ai récemment eu des conseils de nutrition à donner à un jeune maghrébin qui tolérait très bien les merguez à tous les repas. La qualité visuelle de la présentation des plats a plus d'importance que l'on ne croit. Tous les sens doivent être flattés : l'œil, l'odorat, le toucher, le goût.

Les cuissons modernes modifient la structure moléculaire des aliments, diminuent leur énergie. Elles ont des températures de cuisson élevées, elles décomposent les aliments et carbonisent les graisses. Achetez-vous d'abord la série de casseroles propices à une cuisson pour une bonne santé. Ce sont des casseroles particulières, comme celles de chez AMC, Baumstal, Cristel. Renseignez-vous chez les spécialistes en ustensiles de la cuisine saine. Elles permettent de cuire sans eau ni matière grasse, lentement, à des températures de moins de 100 °C. Ainsi, les vitamines, oligoéléments et sels minéraux sont mieux conservés. À quoi servirait-il donc de se nourrir s'il n'en était point ainsi ?

Ces casseroles sont plus chères que les cocottes-minute, évidemment. Mais elles « respirent la santé » par leurs qualités esthétiques, leur solidité, l'excellence des matériaux utilisés. Il s'agit d'une cuisson santé et aussi d'une cuisson saveur. Ces casseroles n'attachent pas. Elles permettent des cuissons lentes et régulières, rapides si besoin, car elles sont bien hermétiques. Le fond épais répartit uniformément la chaleur, même à basse température. Le couvercle, épais aussi, reste moins chaud afin de condenser les vapeurs d'eau qui se dégagent des aliments cuits. Ainsi est créé un circuit de vapeur d'eau à basse température, qui pénètre les aliments. On peut aussi s'en servir autrement pour la cuisson avec eau, avec ou sans farine, avec vapeur à l'aide de la passoire adaptable, en bain-marie et stérilisation. L'idéal est la cuisson sans eau, sauf pour le riz évidemment.

À Montbéliard, en 1992, au cours d'une conférence sur la nutrition, j'ai dit, emporté par l'élan, que les cocottes-minute étaient très utiles. En effet, on pouvait y mettre des géraniums pour le balcon. Cet usage, plus que tout autre, était recommandé. J'ai retrouvé cette image dans le journal le lendemain évidemment. Les journalistes n'avaient pas raté l'occasion.

Il faut se méfier de certains ustensiles en métal qui libèrent des minéraux. Les casseroles en aluminium noircissent les pommes de terre et verdissent les tomates. Le docteur Léo Spira a observé bon nombre d'empoisonnements par l'aluminium. Le biologiste russe Tchijevski a établi que les souris blanches alimentées dans des récipients en aluminium sont plus susceptibles de cancer (0,85 %) que les autres (0,02 %). Des expériences scientifiques ont été faites avec des casseroles en aluminium. En fait, tous les individus ne réagissent pas de la même façon à la cuisson à l'aluminium. Certains ont eu des indigestions, des maux de tête, des nausées, des diarrhées, des problèmes nerveux, des flatulences, de l'hypertension.

Il ne faut pas que la température soit élevée. Rappelez-vous la perte des vitamines après 80 °C. En outre, le chou-fleur cru contient deux fois plus de magnésium que le cuit. C'est très bon cru ! L'avez-vous déjà goûté ? Les surgelés sont souvent cuits deux fois.

Plus la cuisson dure, plus il y a perte de minéraux. Plus il y a d'eau de cuisson, plus les minéraux s'y précipitent et moins il en reste à manger. Il est astucieux de conserver le peu d'eau de cuisson et de s'en servir pour les sauces ou la soupe. Il ne faut pas trop cuire les légumes. Ils sont aussi bien meilleurs au goût quand ils sont un peu croquants. La cuisson à la vapeur dans un panier avec très peu d'eau est aussi une formule. Les légumes en ressortent fermes et pleinement savoureux. On peut aussi les frire à la poêle pendant 3 ou 4 minutes maximum, avec très peu d'huile. Pour ce faire, prenez de l'huile d'arachide du commerce.

Ne détériorez pas vos aliments par des procédés chimiques détergents comme certaines poudres à faire lever la pâte, le bicarbonate de soude et même certains vinaigres. Les fruits et légumes vieillissent et pourrissent si on ne s'en occupe pas correctement. Quelques aliments supportent mal le réfrigérateur et perdent toutes leurs qualités par une conservation trop longue ou trop intense dans cet appareil.

Évitez de manger des légumes cuits réchauffés pour le soir afin qu'ils ne soient pas perdus. J'ai entendu souvent : « On ne va quand même pas les jeter ! » ou « C'est ça ou la poubelle ». Rappelez-vous que vous n'êtes pas la poubelle ! Les légumes cuits se chargent de beaucoup de toxines, s'oxydent pendant la conservation, même quelques heures. On fait souvent réchauffer les carottes et les pommes de terre : ceci est une grave erreur ! De plus, les réchauffer enlève tout espoir de vitamines.

La viande doit être cuite lentement aussi ; ainsi, le jus conserve le zinc, le fer et les vitamines, notamment celles du groupe B, comme la célèbre vitamine B12. Essayez de rôtir à 150 °C. Ne salez pas trop : les minéraux s'échappent.

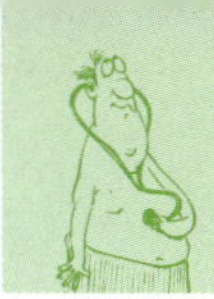

LES ÉCARTS

Lors d'une «conférence» que j'ai eu le plaisir de donner à Montbéliard sur la nutrition, j'avais énoncé cette notion d'écarts. Dans le journal du lendemain, nous n'avons évidemment retrouvé que ces notions de «cocottes-minute surtout utiles à faire pousser les géraniums» et «les écarts». La moitié de l'article résumait ainsi mes propos: «Il faut faire des écarts, c'est utile, normal, etc.» Les lecteurs n'ont retenu que cela et m'en parlent encore.

Certains l'ont appliqué à la lettre. Tout va bien. Ils ne font que des écarts. Il ne faut pas se donner mauvaise conscience. Ils font des écarts tout l'hiver car c'est une période où il faut manger un peu plus riche; c'est vrai que je l'ai dit aussi. Ils font des écarts tout l'été car, en période d'absence de stress, cette absence devient une chose prépondérante; c'est vrai que je l'ai dit aussi. Ils font des écarts au printemps, à l'occasion de la cure de pissenlits qu'ils agrémentent de petits lardons car le gras est bon pour les problèmes d'eczéma; c'est vrai que je l'ai dit aussi. Ils n'ont pas d'eczéma, mais ceci est à titre préventif, voyons! Ils les noient d'huile d'olive de première pression à froid car elle seule a de la valeur; c'est vrai que je l'ai dit aussi. En automne, ils font quelques écarts pour faire des réserves pour l'hiver; ça, c'est normal aussi. Je ne me souviens pas en avoir parlé mais tout est concevable. Chaque lundi matin, ils démarrent un régime. Pour cela, ils ne font pas de petit déjeuner, expliquant qu'ils mangent trop; ça, je l'ai dit aussi. Le reste du temps, ils font des écarts parce que, psychologiquement, c'est bon; ça, je l'ai dit aussi.

En lisant les journaux, je constate que les Français s'intéressent maintenant à leur nutrition. Ils se fient beaucoup à leur intuition et c'est, paraît-il, une excellente chose. L'intuition renforcée par une bonne odeur de sauce et une excellente publicité du petit écran sur les produits laitiers? Et le sucre! Aurait-on peur que la santé des gens s'améliore sans cette prise en excès de sucre? Un empire économique partirait-il en fumée?

Si une invitation se présente à vous, mangez ce que l'on vous offre sans excès. Tout est bon. Si certains aliments ne sont pas de votre alimentation habituelle, ils vous feront le plus grand bien, surtout si vous mangez dans une bonne ambiance, sans aucune culpabilisation. Cela renforce les défenses de votre organisme contre les toxines, en l'exerçant à y faire face. Ceci est vrai si l'organisme fait cet exercice rarement. Dans ce cas, surpris en quelque sorte, il réagit avec toute sa force. Ce qui importe, c'est que les autres repas soient de même structure, sous-tendus par la même conquête de la vie. Nous mangeons pour nous nourrir. Chaque aliment a des « effets » particuliers. Ils sont là pour cela. La constitution de chacun de nos repas est donc une construction dans ce sens. Inlassablement, nous équilibrons les apports en vitamines, minéraux, oligoéléments, protéines, lipides et glucides, énergie. Si un écart est une intrusion non élaborée, peu importe. Ce qui importe, c'est que l'aliment soit notre unique médecin chaque jour, à chaque repas. Les exceptions rares importent peu. La qualité de la nutrition est le résultat de l'effort répété et permanent de manger sainement.

Si ces écarts sont très fréquents, ce ne sont plus des écarts. L'organisme n'est plus surpris, il s'intoxique. Les écarts répétés ne satisfont que la bonne conscience et agrémentent la collection d'excuses. Nous sommes bien indulgents avec nous-mêmes et peu avec les autres d'ailleurs. Mais ceci est un autre débat.

Sur le plan psychologique, un écart est très sympathique. C'est, d'une certaine façon, le plaisir de mal faire, une petite satisfaction, en toute sérénité, du genre : « Allez les enfants, vous pouvez chahuter, allez-y ! » Ceci fait le plus grand bien. Si on chahute chaque jour, cela a moins d'intérêt, forcément. Souvent aussi, sur un plan social, cela permet de manger comme ses invités, comme tout le monde, donc d'entrer dans la norme un instant. Ce petit bain de jouvence rassure tout le monde : vous-même et votre entourage. Celui-ci n'ignore pas vos « facéties » habituelles quand vous êtes chez vous mais voit aussi que vous êtes capable de vivre « normalement ». Vous êtes un des leurs. À table, au cours du repas, ils vous regardent un peu malicieusement et sont très étonnés que vous mangiez un peu trop de chocolat comme eux.

Les écarts sont donc recommandés pour toutes ces raisons, à condition qu'ils soient rares, du genre une ou deux fois par semaine. Personnellement, je les fais toujours suivre d'un jeûne. Celui-ci a plusieurs effets très bénéfiques. Il permet de s'accoutumer à cette démarche. Beaucoup de gens disent: «Oh moi, je ne pourrais pas jeûner!» Ceci est inexact; chacun le peut, surtout si, chaque semaine, il réitère l'exercice. Celui-ci rentre dans les habitudes. Ensuite, ce jeûne permet à l'organisme de garder toute son énergie pour se désintoxiquer, suite aux dégâts de la veille et de toute la semaine. La rivière emmène les galets qui, chemin faisant, en entrainent de plus petits, voire des grains de sable. Ces moments de jeûne après «l'ouragan» permettent aussi de garder l'esprit clair, même un lendemain de fête, et de savoir que l'on peut faire la fête pour de bon.

Nous observons quelques spécimens humains vivant les lendemains de «bringue» comme une journée «sans», neutre, inutile, une anti-journée: «Ça ira mieux demain», disent-ils. Vivons chaque jour de notre vie. Il n'y a pas de journée «sans». Quel gâchis! Les jours de fête et les lendemains sont, tous deux, les plus beaux jours de votre vie. Personnellement, ce sont, tous deux, les jours que je préfère à divers titres. Les lendemains de fête, je me lève tôt, à la même heure que les autres jours, je prends un peu plus l'air, je «gagne» le temps du repas pour cela. C'est souvent un grand jour de détente sur le plan mental, c'est-à-dire que le flot des pensées est moindre ce jour-là. Nous sommes calmes et en proie à une certaine sérénité, mieux en état de savourer la fête. Si d'aventure, un jour pas comme les autres, l'envie irrésistible vous prend de picorer entre les repas – cela arrive, la vie ne nous comble pas que de satisfactions, hélas –, au lieu de vous envoyer le paquet de biscuits de la réserve, mangez des fruits. Si votre frustration psychologique est telle qu'il vous faut autre chose, du plus sucré par exemple, si vous souhaitez tenir compagnie à un collège d'invités qui ne jure que par «les quatre-heures» aux gâteaux et café, il va bien falloir que vous mangiez quelque chose, évidemment. Jetez-vous alors sur des fruits secs comme les figues ou les abricots, ou même les ananas. Ceux-ci sont très énergétiques et, si vous consommez tout le paquet, vous vous en rendrez compte sur votre balance domestique matinale. Cependant, ils n'acidifient pas l'organisme et sont beaucoup plus sains que les biscuits industriels.

C'est aussi un jour d'amour. En effet, on ne peut pas aimer les autres si on ne s'aime pas soi-même. Il faut donc commencer par apprendre à s'aimer. Si on s'aime obèse, tout va bien. Si on s'aime un peu plus maigre, tout va mieux. Les jours de jeûne, on régénère son temple : son corps.

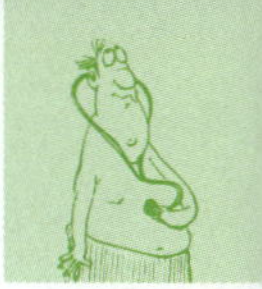

EN RÉSUMÉ : LES BASES D'UNE ALIMENTATION SAINE

Page à recopier, photocopier, vendre, publier, diffuser, afficher !

- Manger non dénaturé, non raffiné, non transformé chimiquement.
- Manger en quantités adéquates. Un travailleur sédentaire mange peu.
- Manger beaucoup et riche le matin, modérément à midi et très peu le soir.
- Faire un petit-déjeuner très riche : fruits secs et oléagineux, céréales, pain complet, etc., en oubliant les éternelles tartines.
- Préférer les graisses végétales comme les huiles de première pression à froid.
- Manger équilibré c'est-à-dire varié, pas toujours la même chose.
- Bien mastiquer : c'est la première digestion.
- Manger selon la nature, c'est-à-dire de préférence ce que l'on trouve pendant la saison, autour de chez soi, dans son jardin par exemple.
- Manger en saison, c'est-à-dire beaucoup de crudités quand elles poussent, des fruits de saison, les mettre en saison (assaisonner).
- Manger des produits de bonne qualité, biologiques de préférence, non traités chimiquement, non poussés par des engrais.
- Pas de sucres industriels : des sucres naturels, comme ceux des fruits, ou des sucs.
- Éviter les excitants comme le tabac, l'alcool, le café, les quantités de viande.
- Éviter tous les régimes à la mode, sauf maladie grave.
- Oublier le lait. Le lait de maman est pour le petit enfant. Le lait de vache pour le petit veau.
- Répartir notre bol alimentaire en 5 fois 20 % : végétaux crus/végétaux cuits/fruits/viande, œufs, poisson/farines, pâtes, pain, céréales.
- Utiliser les 5 saveurs : sucré, salé, acide, piquant, amer.
- Éviter les mauvaises associations : café au lait/fruits acides et farineux, céréales/pain et viande/fromage et pain/tomates et.../moutarde/orange et.../miel et... chez 50 % des personnes.

- Éviter les habitudes inadaptées : pain/fromage à tous les repas.
- Manger des fruits bien mûrs, de saison, en dehors des repas.
- Pas de four à micro-ondes.
- Utiliser les compléments alimentaires pour remédier à nos carences alimentaires.
- Faire quelques écarts sympathiques entre amis.
- Nettoyer périodiquement notre organisme : diètes, jeûnes, cures de légumes ou fruits comme le raisin ou la pomme, etc.

QUELQUES RECETTES…

Les hommes vivent pour manger,
tandis que je mange pour vivre.

Socrate.

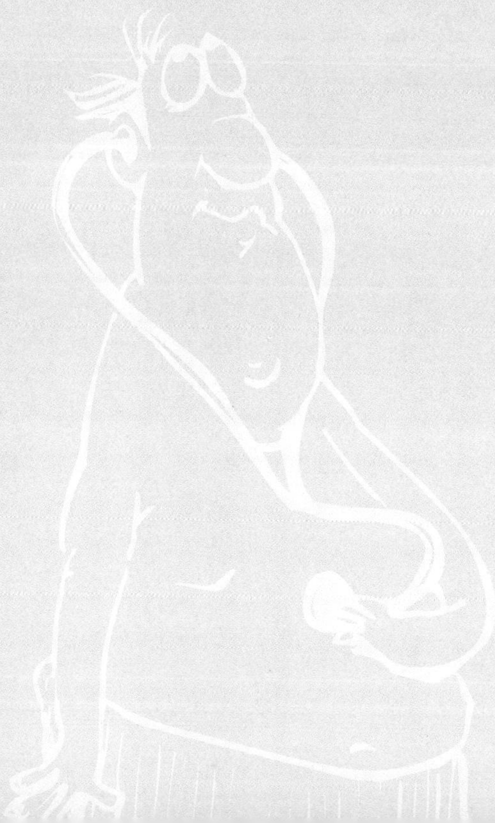

PRÉAMBULE

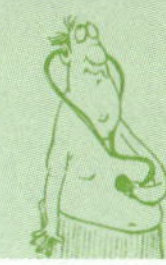

Ce chapitre n'est absolument pas un livre de recettes. Il ne doit donc pas être utilisé ainsi. Nous avons voulu vous présenter des choses simples de la vie de tous les jours et non des plats de réception. La façon d'assortir ces différents nutriments vous donnera des idées pour en confectionner d'autres de la même façon. Notre ouvrage *L'apprentissage de la nutrition au quotidien: 265 assiettes sans fausse note*[1], avec ses 376 pages, vous guidera dans votre quotidien au travers de recettes saines et d'informations sur la nutrition de santé, les médecines naturelles. Pour le petit déjeuner, déjeuner et dîner, vous trouverez des recettes de tartes, cakes, salades composées, recettes végétariennes, recettes traditionnelles de viande ou de poisson, desserts, etc. C'est une véritable bible du bien-manger. Et Dieu sait que la cuisinière ou le cuisinier se trouve souvent en manque d'inspiration au quotidien. Cet ouvrage fait suite à des demandes de personnes rencontrées, qui ne trouvent pas de livre de recettes où sont appliquées les lois de la bonne nutrition. En plus des recettes, nous y avons ajouté les lois sous forme d'encarts ludiques. Nous sommes heureux de recueillir vos témoignages !

Tous les composants des recettes qui suivent seront choisis dans les produits biologiques sains et complets.

Pour l'assaisonnement des crudités, le vinaigre est utilisé dans des cas particuliers rares, mais pas dans l'assaisonnement des crudités, sauf au printemps car l'acide tonifie le foie. Assaisonner veut dire « mettre en saison ». L'assaisonnement des crudités requiert : huile de première pression à froid (olive, noix), quelques gouttes de tamari, ail ou oignon, persil, jus de citron, flocons de germe de blé et de levure de bière, graines germées. L'huile d'olive est la plus polyvalente.

1. Disponible sur notre site : http://www.lesclesdelasource.com.

La cuisson des légumes ne se fait pas à haute température. Je conseille de ne pas les mettre dans de l'eau, car ils y perdent leurs vitamines. Deux solutions sont possibles : à l'étouffée dans une casserole adaptée, à feu doux, ou à la vapeur.

On pourra les assaisonner avec du sel (sel marin complet de préférence), du poivre, du persil, de l'ail, de l'oignon, du thym, des fines herbes. On peut ajouter au moment de servir un peu d'huile d'olive de première pression à froid.

Épinards en salade

Après les avoir lavés, couper les épinards crus en lamelles très fines. Y ajouter l'assaisonnement suivant : le jus d'un demi-citron (ou d'un citron selon la quantité), quelques cuillères à soupe de fromage blanc, d'huile d'olive de première pression à froid, de l'ail, du persil, du sel, du poivre. Cette recette va surprendre car peu connaissent les épinards crus. Devant ce plat, un certain samedi soir chez nous, nos convives ont pensé à des herbes exotiques.

Poireaux en asperges

Cuire les poireaux à l'eau bouillante ou à la vapeur 1/2 heure environ suivant la grosseur. Les égoutter soigneusement. Les disposer sur un plat et servir avec la préparation suivante : persil et échalotes hachés, un œuf dur écrasé, huile de tournesol de première pression à froid et jus de citron.

Avocats farcis

Pour 4 :

- 2 avocats
- 1 boîte de crabe (ou de thon)
- feuilles de laitue
- graines germées (tournesol, luzerne)
- olives noires
- ciboulette, sel, poivre
- jus d'un demi-citron

Mélanger le jus de citron avec le crabe. Y ajouter les graines germées, du sel, du poivre, les olives dénoyautées coupées en deux, la ciboulette ciselée. Répartir dans les moitiés d'avocats et placer ceux-ci sur des feuilles de laitue.

Légumes en brochettes

Pour 4:

- 1 petit chou-fleur
- 1 botte de radis
- 1 petit poivron
- 2 branches de céleri
- 1 citron
- 125 g de fromage blanc
- 2 cuillères à soupe d'huile d'olive de première pression à froid
- olives noires
- persil, ciboulette, sel, poivre

Laver tous les légumes. Couper fin la ciboulette et le persil. Mélanger le fromage blanc, l'huile d'olive, le persil, la ciboulette et le sel. Cette sauce sera servie dans des coupes individuelles. Couper le poivron en carrés et le céleri en dés. Mettre du jus de citron sur ce dernier afin qu'il ne noircisse pas. Dénoyauter les olives. Séparer le chou en petits bouquets. Piquer ces légumes crus sur des piques à brochettes. Servir avec la sauce.

Salade de riz au poulet

Pour 4:

- 400 g de riz cuit
- 150 g de poulet cuit
- 35 g de poivron vert
- 150 g de céleri

- 1/4 de cuillère à café de thym
- 4 feuilles de laitue
- persil haché, sel, poivre

Couper le poulet en cubes, le poivron et le céleri en dés. Mélanger le riz, le poulet, le poivron, le céleri, le thym, le persil, le sel et le poivre. Ajouter de l'huile d'olive de première pression à froid et de la sauce soja. Étaler les feuilles de laitue dans un plat. Y verser la salade. Décorer avec des bouquets de persil.

Salade de petit épeautre

Pour 4 :

- 250 g de petit épeautre
- 6 cuillères à soupe de sauce soja
- 1 poivron rouge
- 50 g de raisins secs
- 2 branches de céleri
- 2 cuillères à soupe de persil
- sel

Faire tremper le petit épeautre toute la nuit. Le laisser s'égoutter et le mettre dans une casserole. Le couvrir d'eau légèrement salée. Porter à ébullition et laisser frémir pendant environ 1 h 30. Le laisser s'égoutter. Hacher le poivron, le céleri et le persil. Mélanger tous les ingrédients et servir dans un plat creux.

Salade aux germes de soja

Pour 4 :

- 225 g de germes de soja
- 2 branches de céleri

- 1 carotte
- 1/4 de poivron vert
- 1/4 de poivron rouge
- sauce soja
- 2 cuillères à soupe d'huile
- jus d'un demi-citron
- 1 gousse d'ail

Laver et laisser s'égoutter les germes de soja. Émincer le céleri. Couper la carotte et les poivrons en dés. Préparer une sauce avec la sauce soja, l'huile d'olive, le jus de citron et la gousse d'ail émincée. Dans un saladier, mélanger tous les ingrédients. Y verser la sauce. Mélanger le tout et laisser reposer au frais avant de servir.

Salade de chou rouge

Pour 4 :
- 1/2 petit chou rouge
- 1 petit concombre
- 1 oignon
- 50 g de feuilles de céleri
- 1 yaourt
- 1 cuillère à café de jus de citron
- persil haché

Hacher finement le chou rouge, les feuilles de céleri et l'oignon. Couper le concombre en dés. Mélanger le tout. Préparer une sauce avec le yaourt, le jus de citron et le persil. L'incorporer au chou. Mélanger le tout.

Salade composée

Pour 4 :

- 1 salade
- 225 g d'épinards crus
- 225 g de petits pois cuits
- 200 g de gruyère râpé
- 50 g d'oignons verts + 2 cuillères à café d'oignon vert haché pour la sauce
- 1 cuillère à soupe de ciboulette
- 100 g de bacon
- 6 œufs durs
- 1 yaourt nature au soja
- 2 cuillères à soupe de sauce soja
- 2 cuillères à soupe d'huile d'olive

Dans un saladier, mélanger la salade, les épinards coupés, les petits pois, le gruyère, les oignons, la ciboulette, le bacon coupé en morceaux et les œufs tranchés. Préparer une sauce dans un bol avec un yaourt nature au soja, 2 cuillères à soupe de sauce soja, 2 cuillères à soupe d'huile d'olive et 2 cuillères à café d'oignon vert haché. Verser sur la salade.

Œufs aux champignons à la vapeur

Pour 2 :

- 4 œufs
- 100 g de champignons
- 2 cuillères à soupe de crème allégée ou crème de soja
- un peu de gruyère râpé
- noix de muscade
- sel, poivre

Casser les œufs et en mettre 2 dans chaque ramequin. Ajouter les champignons préalablement coupés, lavés, émincés et cuits 5 minutes à la vapeur. Déposer ensuite une cuillère à soupe de crème allégée (sauf interdiction de santé) ou crème de soja, un peu de noix de muscade râpée, du sel, du poivre, puis terminer par le gruyère râpé. Cuire à la vapeur pendant 8 minutes.

Galettes de millet

Pour 4 :

- 250 g de millet
- 40 g de farine
- 4 petits poireaux
- 1 œuf
- 1/2 cuillère à café de noix de muscade
- 1 cuillère à soupe de tamari

Rincer le millet. Le faire cuire dans une fois et demie son volume d'eau bouillante pendant 30 minutes. Nettoyer les poireaux. Les émincer et les ajouter au millet dans la casserole en fin de cuisson. Battre l'œuf avec la noix de muscade et le tamari. Le mélanger au millet. Faire chauffer de l'huile dans une poêle. Former de petites galettes avec le millet. Les passer dans la farine et les faire frire environ 3 minutes de chaque côté. Servir chaud avec une salade verte.

Gratin de courgettes

Pour 4 :

- 3 courgettes
- 4 œufs
- 1 verre de flocons de riz semi-complet

- 4 cuillères à soupe de blé germé
- 1 gousse d'ail
- persil, sel, poivre

Mélanger dans une terrine les courgettes que vous aurez fait cuire au préalable pendant 10 minutes environ à feu doux (soit à la vapeur, soit à l'étouffée dans une casserole), les flocons de riz, les œufs, le blé germé préalablement moulu, l'ail, le persil, le sel et le poivre. Ajouter un peu d'eau de façon à ce que le mélange soit relativement liquide. Mettre le tout dans un plat allant au four. Laisser cuire à feu doux (thermostat 4-5) pendant 2 heures.

NOTA. – Les courgettes peuvent être remplacées par n'importe quel autre légume, le riz peut être remplacé par du millet, des graines de sésame, etc. Utiliser aussi de l'oignon. En variant les nutriments, vous pouvez manger ce mets plusieurs fois par semaine.

Gratin de poireaux

Pour 6 :

- 1 kg de poireaux
- 4 œufs
- 100 g de comté râpé (facultatif)
- 3 cuillères à soupe de crème de soja
- noix de muscade

Nettoyer les poireaux et les couper en tronçons de 1 cm de long. Les faire cuire 20 minutes à petit feu dans une marmite couverte. Battre les œufs en omelette, ajouter le comté râpé (en réserver 2 cuillères à soupe), la noix de muscade râpée et la crème de soja. Verser cette préparation sur les poireaux, bien mélanger, parsemer du restant du comté râpé et couvrir. Faire cuire à petit feu pendant 20 minutes.

Lentilles aux carottes

Pour 4 :

- 1 oignon haché
- 2 carottes coupées en rondelles
- 300 g de lentilles
- un cube au soja préalablement dissous dans 30 cl d'eau
- persil haché
- sel, poivre

Laver les lentilles la veille et les laisser tremper la nuit. Faire revenir l'oignon et les carottes dans de l'huile. Ajouter les lentilles, du sel, du poivre, un cube au soja préalablement dissous dans 30 cl d'eau. Couvrir et laisser mijoter une heure. Saupoudrer de persil haché.

Gratin de lentilles

Pour 4 :

- 1 oignon haché
- 1 carotte hachée
- 1 branche de céleri hachée
- 150 g de lentilles corail
- 2 tranches de jambon fumé (facultatif)
- 30 cl d'eau
- 2 cuillères à soupe de persil haché
- 1 œuf
- 2 cuillères à soupe de chapelure
- graines de sésame
- 1 gousse d'ail
- sel, poivre

Faire revenir l'oignon dans de l'huile. Ajouter la carotte, le céleri, les lentilles, l'eau, l'ail, le sel et le poivre. Couvrir. Porter à ébullition, laisser frémir doucement pendant 20 minutes. L'eau est absorbée. Ajouter la chapelure, le jambon en petits morceaux, le persil et l'œuf. Bien mélanger et verser dans un plat. Saupoudrer de graines de sésame. Faire cuire au four durant 45 minutes à 180 °C. Servir avec une salade verte.

Carottes au blé germé

- 1 kg de carottes
- 2 feuilles de laurier
- 2 clous de girofle
- blé germé
- 1 gousse d'ail
- persil, sel, poivre

Éplucher, laver et couper les carottes en fines rondelles. Les mettre dans une casserole avec un verre d'eau. Ajouter les feuilles de laurier, les clous de girofle, le sel et le poivre. Laisser cuire doucement pendant une heure. 5 minutes avant la fin, ajouter l'ail, le persil et le blé germé préalablement hachés.

Riz au curry

Pour 4 :

- 150 g de riz demi-complet
- 3/4 l d'eau
- 1 oignon coupé fin
- 1 branche de céleri coupée en lamelles
- 1 cuillère à café de curry

Mettre le riz dans une cocotte et le recouvrir d'eau. Le laisser tremper durant une heure. Ajouter les autres ingrédients et faire cuire au four (180 °C) durant 1 h 30. Le riz est tendre et a absorbé tout le liquide.

Gratin de champignons

Pour 4 :

- 250 g de champignons
- 250 g de lentilles corail
- 1 oignon haché
- 1 carotte hachée
- 1 branche de céleri hachée
- 3 gousses d'ail écrasées
- 50 cl d'eau
- 1 cuillère à soupe de crème de soja
- 3 cuillères à soupe de persil haché
- sel, poivre

Faire revenir l'oignon, la carotte et le céleri dans un peu d'huile. Ajouter les lentilles, une gousse d'ail, l'eau, la crème de soja, du sel et du poivre. Faire frémir environ une heure. Pendant ce temps, faire revenir les champignons émincés dans un peu d'huile. Ajouter le reste d'ail, le persil, le sel et le poivre. Bien mélanger. Dans un plat à four, déposer la moitié du premier mélange, puis les champignons, puis l'autre moitié du premier mélange. Faire cuire à four chaud (190 °C) pendant 25 minutes environ.

Galette de pommes de terre

Pour 4 :

- 500 g de pommes de terre râpées
- 1 oignon haché
- 2 cuillères à soupe de persil haché
- 1 œuf battu
- sel, poivre

Dans une terrine, bien mélanger les pommes de terre, l'œuf, l'oignon, le persil, le sel et le poivre. Faire chauffer un peu d'huile dans une poêle. Ajouter le mélange. Faire frire doucement durant environ 7 minutes. Retourner la galette et faire dorer l'autre face environ 7 minutes également. Couper en 4 parts. Servir avec une salade verte.

Gratin de courge

Pour 4 :

- 1 kg de courge
- 2 œufs
- huile d'arachide
- 80 g de gruyère râpé
- 1 pincée de noix de muscade
- sel

Couper la courge. L'éplucher et la couper en dés. Faire chauffer un peu d'huile d'arachide dans une casserole. Y mettre les dés de courge et les faire fondre à feu très doux pendant 20 minutes. Les écraser ensuite en purée. Battre les œufs. Y ajouter la muscade. Saler. Les ajouter à la purée de courge. Mettre dans un plat à gratin avec le gruyère par-dessus. Enfourner, le temps de laisser fondre le gruyère.

Cuisse de dindonneau aux herbes

Pour 4 :

- 1 grosse cuisse de dindonneau
- 1/2 verre de vin blanc sec
- huile d'arachide
- herbes de Provence
- sel, poivre

Faire dorer sur tous les côtés la cuisse de dindonneau dans un peu d'huile d'arachide. Saler, poivrer, saupoudrer d'herbes de Provence. Ajouter le vin blanc et couvrir. Laisser mijoter pendant une heure.

Pintade aux choux

- 1 pintade
- 1,5 kg de choux
- 200 g de lard
- 40 g d'oignons
- 60 g de carottes
- 1 dl de bouillon
- sel, poivre

Nettoyer les choux et les faire cuire à la vapeur pendant environ 15 minutes. Disposer dans une cocotte le lard coupé en tranches, les carottes, les oignons coupés en rondelles. Déposer la pintade. Faire revenir. Assaisonner. Ajouter les choux. Laisser cuire pendant une vingtaine de minutes. Mouiller avec le bouillon et continuer la cuisson à couvert pendant une heure.

Endives au saumon

Pour 4 :

- 8 endives
- 8 tranches de saumon fumé
- 3/4 l de sauce béchamel
- muscade en poudre
- sel, poivre

Faire dorer les endives et en déposer une sur chaque tranche de saumon. Les fixer à l'aide d'un cure-dent et les déposer dans le plat. Verser la sauce sur les rouleaux de saumon. Faire cuire au four à 175 °C pendant 30 minutes.

Bœuf aux carottes

- 1 kg de bœuf à braiser
- 2 cuillères à soupe d'huile
- 25 g de farine
- 75 cl de bouillon de bœuf
- 4 oignons
- 250 g de carottes
- 4 pommes de terre
- 1 navet
- 2 feuilles de laurier
- muscade
- sel, poivre

Couper la viande en petits cubes d'environ 3 cm de côté. La faire dorer dans l'huile. Saupoudrer de farine et laisser cuire une minute en remuant. Verser peu à peu le bouillon et porter à ébullition. Ajouter les oignons hachés, les carottes coupées en rondelles et le navet coupé en dés, le laurier et la muscade râpée. Saler, poivrer. Baisser le feu, couvrir et laisser cuire 1 h 30. Ajouter les pommes de terre et continuer la cuisson tout doucement pendant une heure.

Riz aux crevettes

Pour 4 :

- 400 g de riz semi-complet cuit
- 225 g de crevettes
- 150 g de champignons
- 2 oignons émincés
- 3 cuillères à soupe de sauce soja
- 2 cuillères à soupe d'huile

- 1 œuf battu
- sel, poivre

Dans une poêle, faire chauffer l'huile. Y faire revenir les oignons et les crevettes pendant 3 minutes. Ajouter les champignons, la sauce soja et le riz. Saler et poivrer. Laisser frire environ 5 minutes. Incorporer l'œuf battu. Faire cuire 5 minutes en remuant.

Poulet au citron

- 1 poulet fermier
- 1 pied de céleri en branches
- 2 citrons
- 3 cuillères à soupe d'huile de sésame
- 2 cuillères à soupe de tamari
- 1 cuillère à soupe de graines de sésame
- ciboulette ou queues d'oignons coupées finement
- sel

Découper le poulet et saler les morceaux 15 minutes avant de les faire cuire. Les faire cuire à la vapeur 10 à 15 minutes. Faire cuire en même temps à la vapeur les citrons entiers pendant 5 à 10 minutes. Couper les branches de céleri en petits dés et les faire cuire 5 minutes à la vapeur également. Couper la moitié d'un citron en très petits morceaux. Pressez les 3 autres moitiés. Mélanger ce jus avec le tamari, l'huile, la ciboulette ou les queues d'oignons et les graines de sésame trempées de la veille. Les morceaux de poulet peuvent éventuellement être désossés et coupés en dés. Mélanger avec les morceaux de céleri et la sauce.

Poulet au citron vert

Pour 4 :

- 1 poulet
- 2 citrons verts + tranches de citron pour la décoration
- 1 oignon
- 25 g de raisins secs
- 2 cuillères à soupe d'huile d'olive
- 1 pincée de cayenne
- 1 cuillère à café de sel

Faire 8 incisions dans un citron et y introduire des rondelles d'oignon. Déposer ce citron à l'intérieur du poulet. Presser le jus du deuxième citron. Le mélanger à l'huile, au cayenne et au sel. En badigeonner le poulet et laisser reposer une heure. Placer le poulet dans un plat à four et faire rôtir 20 minutes par livre en arrosant fréquemment. Retourner le poulet à mi-cuisson. Servir arrosé de son jus et décorer avec des tranches de citron vert.

FAUT-IL COMPLÉTER L'ALIMENTATION ?

Je crois qu'on ne peut mieux vivre
qu'en cherchant à devenir meilleur
ni plus agréablement
qu'en ayant la pleine conscience
de son amélioration.

Socrate.

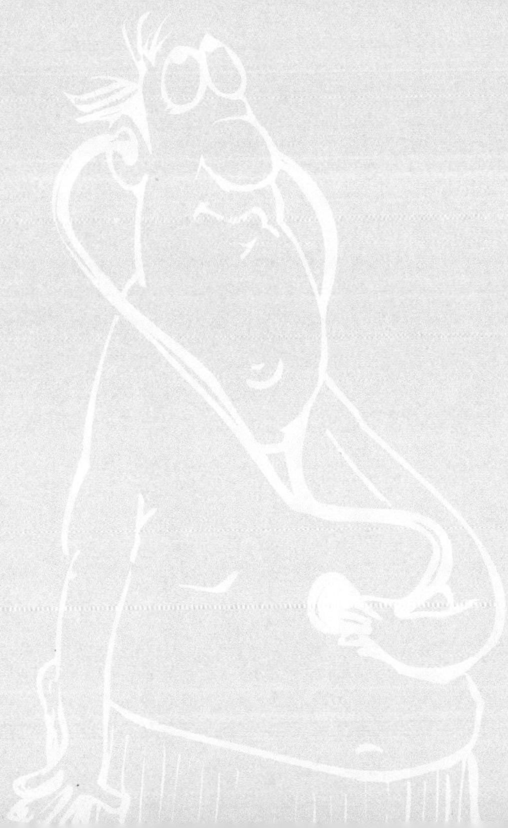

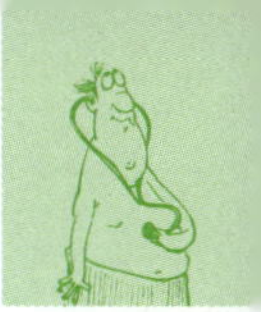

LES RADICAUX LIBRES

En politique, tous les radicaux ne sont pas libres; dans l'organisme non plus. Mais dans l'organisme existent des radicaux libres. Ce sujet est très à la mode ces temps-ci en matière de communication de santé. Il est vrai qu'il s'agit d'une réalité qu'il faut connaître.

Les radicaux libres sont des molécules errantes. Ils contribuent au vieillissement prématuré de l'organisme donc participent au cancer, à l'artériosclérose, aux maladies dégénératives. Ces molécules errantes sont instables et essaient en permanence de se fixer sur des éléments biochimiques sains qu'elles rencontrent. Leur instabilité résulte du fait qu'elles ont un électron de rencontre qui leur conférera la stabilité, un peu comme une « âme en peine de cœur ». Elles proviennent par exemple de molécules d'eau qui se brisent et libèrent des radicaux libres possédant des électrons libres disponibles. Leur vie ne dure que quelques microsecondes. La réaction « d'accouplement » avec l'électron choisi est une réaction vive qui entraîne une série en chaîne de milliers de molécules dans l'organisme. Les graines polyinsaturées sont le terrain privilégié de leur quête. Les lipides ainsi attaqués s'oxydent et créent des toxines, poisons de l'organisme.

L'organisme fabrique ces radicaux libres selon un processus contrôlé chez un sujet sain. C'est un processus d'autorégulation entre la production et la destruction. Souvent, surtout de nos jours où la pollution est omniprésente, ce processus est déséquilibré et il y a sénescence prématurée de l'organisme. Nous vivons en plein paradoxe. Notre société a fait des progrès médicaux considérables. Des opérations chirurgicales rallongent la vie en intervenant rapidement de façon salutaire. Dans un tel contexte, nous devrions tous passer le cap des 100 ans. Mais les cellules de notre organisme vieillissent prématurément. L'un des deux phénomènes détruit l'autre. Certains peuples retirés dans la brousse ou la montagne vivent plus sainement mais ne bénéficient pas de certains progrès médicaux. Nous, par contre, en usons et en abusons, mais les radicaux libres nous font vieillir intrinsèquement, prématurément. Le deuxième paradoxe est que nous savons tout cela mais que nous ne prenons que peu de mesures, et souvent contradictoires, pour progresser.

Les conséquences de cette errance des radicaux libres sont l'apparition des lipofuscines au niveau cutané et cérébral. On détecte cette réalité dans ces petites taches brunes qui apparaissent par exemple sur la peau externe de la main à partir d'un certain âge. Le métabolisme des protéines est aussi perturbé et avec lui la structuration de l'organisme.

Comment combattre ce phénomène ? Il s'agit d'un phénomène oxydant (semblable à la rouille). À titre d'exemple, citons quelques maladies graves où les mécanismes d'oxydation sont prépondérants : fixation du mauvais cholestérol et infarctus, cirrhose du foie, arthrose, arthrites, maladie d'Alzheimer, artériosclérose, emphysème, cataracte. Toute action antioxydante est donc bénéfique. Participent à cette action les vitamines du groupe B, notamment B1, B2, B6, les vitamines C et surtout E, ainsi que la vitamine A. Le zinc, le fer, donc le cuivre, et surtout le roi sélénium ont une action prépondérante. Je prends personnellement un peu de sélénium naturel chaque matin, sans faute, en plus de mon alimentation qui en est riche, notamment avec l'oignon cru. Certains enzymes sont très efficaces : le superoxyde dismutase (SOD) est le plus connu. Son effet est de transformer les radicaux libres en eau simple avec l'aide de sélénium notamment. Le sirop d'érable pris chaque matin pour sucrer notre boisson chaude du petit-déjeuner est excellent dans ce domaine, et succulent de surcroît.

Il faut aussi éviter certaines circonstances néfastes comme les séances de radiothérapie, la prise d'alcool, de tabac, les expositions exagérées au soleil, certains médicaments, un mauvais équilibre en minéraux et oligoéléments. Encore une fois, seule la vie saine peut prévenir la prolifération des radicaux libres.

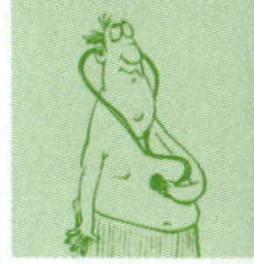

LES COMPLÉMENTS SONT NÉCESSAIRES

Oui ! Il faut compléter l'alimentation usuelle car elle est carencée. La réponse est claire et nette. L'étude SUVIMAX en a fait la preuve.

Nos besoins nutritifs ne sont absolument pas couverts. D'autres études américaines et françaises, dans le Val-de-Marne par exemple, menées sérieusement et scientifiquement sur plusieurs années, ont mis en évidence cette carence généralisée. Notre alimentation est propre, saine, variée, riche... mais carencée.

L'apport quotidien nécessaire en magnésium n'est presque jamais atteint. Le magnésium est le combustible majeur de notre société angoissée et stressée. Nous manquons de 60 % de cette richesse nécessaire. Le magnésium se lie au calcium pour en assurer la fixation. Il n'est pas étonnant qu'il y ait tant de femmes atteintes d'ostéoporose à la ménopause. Le magnésium nourrit notre cellule nerveuse mise à rude épreuve et les « malades des nerfs » sont légion. Les spasmophiles regroupent ces malheureux en quête de sérénité : ils manquent tous de magnésium.

La carence en zinc est de 80 %. Il faudrait consommer 15 kg de fruits et légumes par jour pour combler le besoin. De plus, certains aliments comme le blé, par son acide phytique, inhibent l'absorption du zinc. Il n'est pas étonnant que 75 % des hommes aient un problème de prostate à l'âge mûr. On a toujours observé un manque de zinc dans ce cas. N'observez-vous pas un nombre important de jeunes de 20 ans sur les chemins de la calvitie ? Cette précocité est frappante de nos jours. D'autre part, rien ne semble pouvoir arrêter les épidémies de maladies infectieuses. De plus, les femmes enceintes ont un besoin décuplé de zinc pendant la grossesse et surtout l'allaitement. Je crois que nous pouvons dire que dans la totalité des cas, elles n'ont pas les moyens de ces besoins. Le zinc est trop absent de nos organismes.

La vitamine B6, qu'on associe sans grand succès à bon nombre de médicaments toniques, manque aussi à 80 %. Elle entre dans le processus d'assimilation du magnésium. Elle protège l'immunité et le système nerveux. Sa carence généralisée nous éclaire sur les maux qui en découlent.

Quant à la vitamine E, elle manque totalement. Les études récentes ont montré que la carence était de presque 100 %. C'est la vitamine antioxydante par excellence. Elle nous garde jeunes. Les noisettes et les amandes en contiennent beaucoup : il faudrait en consommer 150 grammes pour atteindre le bon niveau. Ce n'est pas dans nos habitudes ! Cette vitamine, comme la vitamine D et le sélénium, est à prendre par des compléments nécessaires. Le sélénium est de l'ordre de 0,000007 gramme pour 100 grammes de fruits et légumes qu'il faudrait donc consommer à plus de 15 kg par jour pour atteindre un bon niveau.

Comment une société moderne peut-elle engendrer de telles carences ? Avant tout, parce qu'elle est devenue une société industrielle. Les engrais chimiques, les pesticides dénaturent nos produits. Ceux-ci n'arrivent pas à maturité : ils sont cueillis avant terme, poussent parfois artificiellement. Ils perdent leurs richesses : ils sont stockés longuement (ceci est rendu possible par la cueillette prématurée). On les conserve artificiellement et on les cuit très rapidement. Les habitudes en « fast-food » (ce mot sonne déjà phonétiquement un triste glas) n'offrent aucun élément nutritif de valeur. Le tabac, la pollution, le stress dévorent d'énormes quantités d'oligoéléments et de vitamines.

Voilà le constat : en mangeant bien, équilibré, sain, nous mangeons mal. Le goût est là mais cache bien la réalité : notre alimentation manque de minéraux, vitamines et oligoéléments.

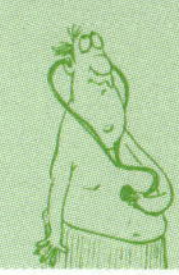

QUE FAIRE ALORS ?

Tout d'abord, il faut manger des produits plus sains, de préférence de son jardin. Cela reste une valeur sûre à notre époque où tout est ruse. Veillons aussi à consommer des produits mûrs. Nous avons plus de chance d'acheter des produits sains chez les vendeurs de produits diététiques. Ils sont plus chers, certes. Si les assurances-maladie étaient privées et facultatives comme dans certains pays évolués, nous ferions un bilan favorable et positif. Ceux qui mangent des produits biologiques dépensent peu de médicaments qui sont chers. Imaginons-nous en train de les payer sans remboursement.

Ensuite, soignons la cuisson qui doit être lente. Les légumes ne doivent pas baigner dans l'eau de cuisson à haute pression. À la vapeur ou sans eau, ils gardent leur richesse interne.

Et ajoutons à notre alimentation des compléments alimentaires. Plus les conseils précédents seront respectés, moins on en aura besoin, bien entendu.

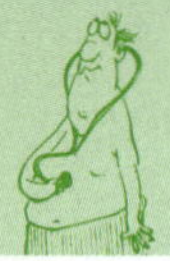

LA LEVURE ALIMENTAIRE ET LE GERME DE BLÉ

La levure alimentaire biologique se présente sous forme de poudre ou petites paillettes que l'on peut saupoudrer sur ses crudités ou ses légumes. Cette prise journalière est tout à fait intéressante pour le fonctionnement intestinal et elle constitue un grand apport de vitamines du groupe B en particulier. Il ne faut cependant pas en abuser car on y trouve aussi des purines : une cuillère à soupe par jour suffit. D'ailleurs, tout abus ou exagération, dans le but vain « d'aller plus vite » dans l'effet attendu, produit l'effet inverse : une trop grande quantité de levure biologique produit des diarrhées. Ceci est vrai pour tous les compléments alimentaires et pour la nourriture en général.

À la levure alimentaire, on associe fréquemment le germe de blé en poudre, en gélules ou en huile, ce qui favorise notamment la digestion des féculents et constitue un bon apport de vitamine E. L'équilibre recommandé en poudre est : trois quarts de germe de blé pour un quart de levure alimentaire biologique (attention : ceci n'a rien à voir avec la levure chimique). C'est un petit mélange que l'on peut préparer d'avance et utiliser chaque jour.

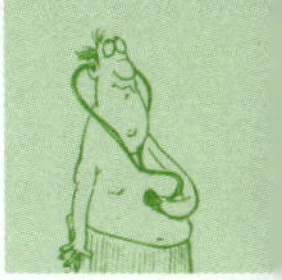

LES GRAINES GERMÉES

Les graines germées ne devraient pas figurer dans les compléments alimentaires mais dans la nourriture habituelle : c'est ainsi que nous les recommandons. Elles sont une véritable mine de vitamines, minéraux et oligoéléments qui se trouvent décuplés par rapport à la graine même, un peu comme si la vie naissante offrait son trop-plein d'énergie vitale nutritive. Leur absorption facilite l'assimilation du calcium et nourrit très fortement le cerveau : on pourra donc en recommander l'usage renforcé dans les périodes d'examens par exemple. Le procédé est assez simple, sans même avoir recours aux germoirs en terre cuite, puisqu'il s'agit de les faire germer dans un peu d'eau à changer chaque jour. Au bout de 3 jours de germination, on peut les ajouter à sa nourriture quotidienne. Les graines les plus riches et intéressantes sont : la luzerne ou alfalfa, le fenugrec très stimulant, le sésame, le tournesol, sans oublier le radis noir, l'artichaut, la lentille, le fenouil, le pois chiche, le seigle, le navet, etc. Ces graines germées peuvent être saupoudrées sur les crudités, par exemple, ou incorporées dans des purées, des gratins, des gâteaux. Elles respectent l'équilibre alimentaire parfait. N'ayons pas peur des mots : c'est le meilleur complément alimentaire. Donnez-en à vos oiseaux en cage et observez-les, vous comprendrez !

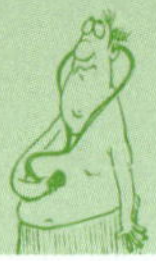

LE CHLORURE DE MAGNÉSIUM

Le magnésium fait aussi partie de la ration quotidienne « obligatoire » puisque nous avons vu son rôle dans toute réaction biologique. Pour le préparer, il suffit de diluer 20 grammes de la solution achetée en pharmacie dans un litre d'eau de Volvic (ou 30 g dans un litre et demi) et d'en boire un verre chaque matin, à jeun, au réveil. On peut associer cette prise à un peu de jus de carotte, de citron ou de pamplemousse, afin de le dynamiser et surtout d'amoindrir son mauvais goût. Une encyclopédie ne suffirait peut-être pas pour passer en revue tous les bienfaits de cet élément magnésien. En cas de constipation, d'inflammation respiratoire, etc., on pourra en augmenter la dose pendant quelques jours. Le professeur Lautié a écrit, entre autres, un livre intitulé *Magnésio thérapie* où il déclare : « Le magnésium est un des bioéléments indispensables qui contribue à prolonger la jeunesse et à prévenir les états cancéreux. »

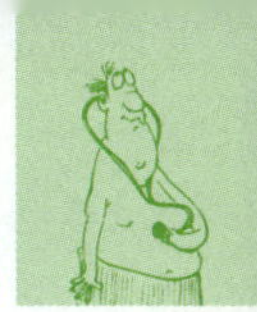

LES PROBIOTIQUES

Les probiotiques sont des ferments lactiques destinés à améliorer l'équilibre de la flore intestinale, à renforcer les défenses immunitaires de l'organisme et à régulariser le transit intestinal. Leur effet pour une gélule par jour est spectaculaire chez les gens bien ou mal portants.

Évidemment, puisqu'on ne raisonne qu'en terme d'existence (ou non) de maladies, on oublie de les recommander pour avoir une santé optimale, mais on les recommande en cas de diarrhées, constipation chronique, côlon irritable, muqueuse perméable, maladie de Crohn, colites...

Les yaourts et les képhirs font partie des probiotiques.

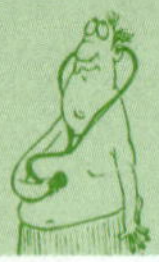

LES CITRATES DE POTASSIUM

Ce sont des extraits naturels dont le rôle est de désacidifier l'organisme, ce que l'on a quelques difficultés à obtenir par des efforts insuffisants pour réformer notre alimentation, avec une augmentation de la consommation de fruits et légumes crus. Le pH urinaire ne doit pas être de 5 ni de 6 et les citrates y contribuent. De plus, le potassium est très important pour l'élimination des déchets et pour le cœur.

J'ai mis au point un complément alimentaire Acty 8, composé de 8 ingrédients comme, entre autres, les citrates de potassium, calcium et magnésium, complexe pour combattre l'acidose. Il est agréé par la DGCCRF. Vous le trouverez auprès de l'auteur de ce livre[1].

1. http://www.lesclesdelasource.com/vente_acty8_acidite.html.

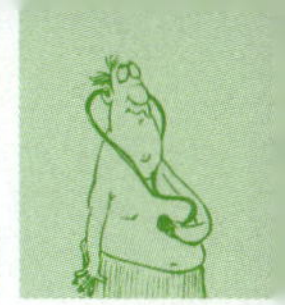

LE POLLEN

Le pollen est intéressant avec son cortège de vitamines et de minéraux. Pris en quantité raisonnable, il ne fait pas grossir. Les animaux en font leur nourriture au printemps. C'est un bon complexe de vitamines, une « quintessence florale ». On y trouve la totalité des vitamines du groupe B, les vitamines C et E, la provitamine A, des acides aminés libres. Le pollen rééquilibre les fonctions intestinales. Il donne de bons résultats en cas de constipation. Sur le plan sexuel de ces messieurs, le pollen est d'un grand secours pour la prostate, en association avec les graines de courge. Il lutte contre l'asthénie sexuelle. C'est, en outre, un bon antidépresseur.

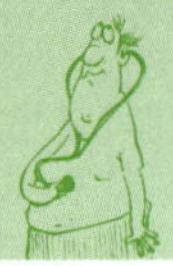

LA GELÉE ROYALE

C'est le produit sécrété par les abeilles ouvrières entre le 5e et le 14e jour de leur existence. Il constitue la nourriture exclusive des larves de la ruche pendant quelques jours et de la reine pendant toute sa vie.

La gelée royale apporte la longévité et la fécondité, surtout aux dames. Il faut cependant se méfier considérablement de ce complément alimentaire car il a été beaucoup médiatisé. La plupart des préparations commerciales contiennent très peu de gelée royale véritable. Et il y a un démarchage à domicile scandaleux quant au prix : plus de 1 000 € !

Cet excellent apport contient surtout les vitamines B5 et B3, vitamines dites de l'énergie. Comme le pollen, il renferme des facteurs antibiotiques incontestables. On le recommande pour remplacer le vaccin contre la grippe. Comme pour le pollen, il y a renforcement net de l'humeur joyeuse.

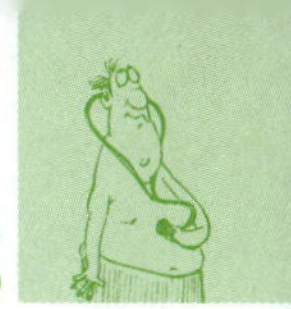

LES ALGUES ALIMENTAIRES

À notre époque de passage dans l'ère du Verseau, passage au cours duquel nous souffrons tous plus ou moins d'une insuffisance de la thyroïde, les algues et leur apport d'iode sont un précieux compagnon de route. Ce besoin est renforcé depuis l'affaire de Tchernobyl, dont le nuage meurtrier (et « intelligent ») s'est arrêté aux strictes frontières de l'est de la France, comme chacun sait. La spiruline est une algue très précieuse. Un chapitre entier est consacré à l'algue spiruline dans cet ouvrage. Méfions-nous de la pollution de la mer, car les bateaux y déversent toutes sortes de produits chimiques : mazout et détergents. On trouve des algues comestibles dans les bons magasins d'alimentation saine. Citons aussi la *Chlorella*, assez semblable à la spiruline avec ses apports de fer, le fucus utilisé pour perdre du poids, le lithothamne qui combat bien l'acidité gastrique.

L'algue spécifique : la spiruline

Nous aurions pu choisir toutes sortes d'algues dans cet exposé. Parmi tant d'autres, nous avons retenu la spiruline à cause de sa grande richesse.

Le but de ce complément alimentaire est de relancer le métabolisme par un apport de matériaux en carence. Il importe peu qu'une algue contienne plus ou moins de magnésium qu'une autre. La véritable problématique est que notre organisme est carencé en un ou deux composants et on ne sait pas lequel. En prenant une algue riche en tout, on joue gagnant. La spiruline a beaucoup d'atouts dans son jeu. Voici, dans ce sens, quelques comparaisons que j'ai mises en lumière (en grammes).

	Besoin par jour	Spiruline 5 g (10 comprimés)	Sérum de Quinton, 1 ampoule
Calcium	1	0,05	0,02
Phosphore	1,6	0,04	0,004
Magnésium	0,4	0,02	0,01
Fer	0,02	0,008	0,001

Comme vous pouvez le constater, le besoin journalier n'est pas satisfait par l'apport d'une algue, aussi « forte » soit-elle. Il s'agit surtout d'une association minérale particulièrement active, qui complète et relance les apports alimentaires. Dans les périodes très troublées, on peut cependant momentanément utiliser des doses plus importantes.

Viviane vient me voir. Nous détectons une carence en fer considérable. Le docteur lui a donné quelques bons médicaments ! Nous réformons son alimentation, lui recommandons 10 g de spiruline par jour, pendant une courte période. Comme elle meurt d'envie de refaire une prise de sang une petite semaine après notre réforme, elle retourne voir son médecin qui refuse. Selon lui, il faut 6 bons mois à l'organisme pour récupérer d'une telle carence et ceci avec les meilleurs médicaments. Comme je lui dis que ce n'est pas mon avis, elle court en voir un autre qui, ne connaissant pas l'histoire, lui ordonne une prise de sang. Son taux de fer est redevenu normal.

Ce scénario cocasse avec cette prise de sang à répétitions s'est présenté deux fois à moi, avec le même dénouement.

Voici ce que contient, à titre d'exemple, cette algue.

Répartition générale	
Protéines	70 %
Glucides	25 %
Minéraux	13 %
Lipides	7 %
Fibres	7 %
Eau	7 %
Vitamines	
Bêta-carotène A	1 400 mg/kg
Inositol	640 mg/kg
Niacine B3	140 mg/kg
Alpha-tocophérol E	100 mg/kg
Riboflavine B2	40 mg/kg
Thiamine B1	35 mg/kg

Vitamine B6	8 mg/kg
Vitamine B12	3 mg/kg
Acide folique	0,1 mg/kg
Biotine	0,05 mg/kg
Minéraux	
Potassium	14 000 mg/kg
Calcium	10 000 mg/kg
Sodium	9 000 mg/kg
Phosphore	8 000 mg/kg
Magnésium	4 000 mg/kg
Fer	1 500 mg/kg
Manganèse	50 mg/kg
Zinc	30 mg/kg
Cuivre	12 mg/kg
Chrome	3 mg/kg
Acides aminés	
Acide glutaminique	91 g/kg
Acide aspartique	61 g/kg
Leucine	54 g/kg
Alanine	47 g/kg
Arginine	43 g/kg
Valine	40 g/kg
Isoleucine	35 g/kg
Glycine	32 g/kg
Sérine	32 g/kg
Thréonine	32 g/kg
Tyrosine	30 g/kg
Lysine	29 g/kg
Phénylalanine	28 g/kg
Proline	27 g/kg
Méthionine	14 g/kg
Histidine	10 g/kg
Tryptophane	9 g/kg
Cystine	6 g/kg
Acide gras linoléique	8 g/kg
Acide gamma-linolénique	10 g/kg

Encore une fois, il s'agit là d'une algue extraordinaire, mais toutes les algues ont le même type de propriétés.

Faisons un peu plus connaissance avec cette algue : la spiruline. Cette algue microscopique vivait déjà il y a trois milliards et demi d'années. Elle a été utilisée par la suite pour nourrir des peuplades d'Amérique et d'Afrique et redécouverte chez nous en 1976.

Il existe bon nombre de variétés de spiruline plus ou moins dépourvues de métaux dits toxiques. Celle que nous recommandons est soit celle du Mexique, soit celle de Californie. Ces deux-là sont très pures. Cette algue contient énormément de vitamines, oligoéléments, acides gamma-linoléniques, antioxydants. Concernant ce dernier point, la spiruline contient tous les antioxydants connus : vitamines C, B1, B5, B6, E, le zinc, le manganèse, le cuivre, le germanium, le sélénium, le bêta-carotène, la méthionine, pour ne citer que les plus connus. À poids identique, elle est 5 fois plus riche en vitamine B12 que la meilleure viande, 50 fois plus en fer que les épinards, 30 fois plus en chlorophylle que les plantes. La spiruline est très riche en vitamine F comme nous l'avons déjà dit ; sa qualité est même supérieure à celle de la meilleure : l'huile d'onagre.

Nous en parlons souvent dans cet ouvrage : les protéines végétales sont meilleures que la viande pour la santé. La spiruline a une qualité protéinique exceptionnelle. Cette valeur est même supérieure à celle de bon nombre de végétaux. La spiruline est absolument complète sur ce point, et dans les bonnes proportions. De plus, elle ne contient pas les graisses insaturées des viandes qui fournissent aussi, sans compter, des graisses saturées, des pesticides, toxines, antibiotiques et médicaments. Les proportions en acides aminés essentiels ressemblent étrangement à celles du lait de femme. C'est dire !

Ainsi donc, la spiruline semble être destinée à une assimilation rapide dans l'organisme : cette assimilation est instantanée. Aucune déminéralisation de l'organisme par une digestion longue et délicate des protéines animales ! Pas de problème non plus avec la cellulose des végétaux. La vitamine B12, très présente dans la viande, existe aussi miraculeusement dans cette algue. Par la richesse de ses « composants », par leur assemblage complet, par sa digestion instantanée sans effort ni besoin d'énergie, la spiruline est un atout formidable pour aider un organisme à se relancer, pour accompagner un organisme au métabolisme paresseux, pour constituer un apport fortifiant momentané.

Les meilleurs effets

La fastidieuse énumération que voici vous aidera à saisir les effets produits sur l'organisme par un apport équilibré de vitamines, oligoéléments, acides aminés, protéines, lipides, glucides, minéraux. Toute algue de bonne qualité concourt à produire ces effets et plus particulièrement la spiruline. Donc, elle :

- augmente l'énergie vitale ;
- rétablit certains métabolismes paresseux ;
- régularise et relance certaines fonctions organiques ;
- équilibre les systèmes nerveux et neuromusculaires ;
- stimule le système immunitaire ;
- diminue le vieillissement ;
- prévient le cancer ;
- élimine les toxines ;
- régénère l'organisme ;
- répare le foie et le pancréas ;
- régénère et protège les muqueuses ;
- combat la dépose du cholestérol ;
- protège des maladies cardiovasculaires ;
- lutte contre le stress ;
- aide les personnes âgées atteintes d'anémie ;
- stimule, euphorise, tonifie ;
- augmente le métabolisme général ;

- « re-fournit » en fer et vitamine B12 aussitôt assimilés ;
- comble les carences de notre alimentation moderne ;
- coupe la faim et supprime la boulimie ;
- stimule l'utilisation des réserves adipeuses ;
- diminue la fatigue ;
- réduit les excès d'eau dans l'organisme ;
- aide les végétariens à combler les carences de leur régime ;
- augmente l'énergie et les performances des sportifs ;
- lutte contre la malnutrition des enfants ;
- améliore les maladies de peau ;
- accompagne la chimiothérapie et amoindrit ses dégâts.

Et tout cela sans toxicité, naturellement, à tout âge, même très jeune, avec facilité, sans secousse ni contre-indication.

La ration quotidienne d'entretien est de 5 grammes par jour le matin. La ration de « relance » d'un organisme est de 10 grammes. La difficulté est d'en trouver en assez grosse quantité pour qu'elle ne soit pas trop onéreuse, mais la santé n'a pas de prix.

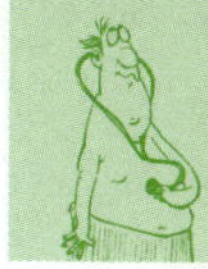

LE GINSENG

Le ginseng est la plante tonifiante de la pharmacopée chinoise depuis plus de deux millénaires, de la pharmacopée française depuis 1818. Elle contient bon nombre de vitamines A, B, C et E, des oligoéléments comme le zinc, le cuivre et le cobalt, des huiles essentielles, des acides aminés.

Le ginseng est un puissant tonique de la rate et du poumon. Il équilibre le yin et le yang et calme l'esprit. Plus précisément, il tonifie l'énergie yin dans le méridien poumon, rate et pancréas et corrige le feu débordant yang dans le méridien estomac. Il régularise la production d'adrénaline. Il augmente la glycémie en cas d'hypoglycémie et la diminue en cas d'hyperglycémie. Il stimule l'immunité en général, en augmentant la production des hémoglobines, inhibe les radicaux libres. Cependant, le ginseng n'est pas aphrodisiaque ; il stimule l'état général. Le docteur Forgo a constaté un gain d'une minute sur une course de 3 000 mètres avec la prise de ginseng une heure et demie avant la course. En effet, le ginseng diminue de 50 % la production d'acide lactique, frein à la contraction musculaire. La stimulation de fabrication d'acide ribonucléique expliquerait une meilleure activité cérébrale et une meilleure mémoire.

Le ginseng prolonge la vie et procure une éternelle jeunesse, éternelle jeunesse renforcée par la faculté accrue de l'acheteur, à savoir douter en permanence de l'âge qu'on lui donne ainsi que de la qualité du ginseng proposé. En phytothérapie, « le tout est plus que la somme des parties » ; il est préférable de consommer du ginseng contenant l'intégralité de la plante.

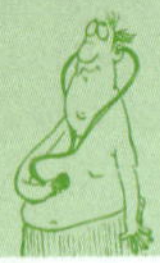

LA LÉCITHINE DE SOJA

Deux cuillères à soupe par jour de lécithine en poudre améliorent la mémoire, l'intelligence et le bien-être, combattent efficacement le cholestérol et l'anxiété. On la trouve en gélules molles pour plus de facilité et de sécurité alimentaire.

C'est la principale vente mondiale des magasins diététiques. Elle liquéfie le sang, évite les agrégats plaquettaires et lutte contre le mauvais cholestérol. C'est une assurance-vie. Je la suggère à tous à longueur d'année.

L'HUILE D'ONAGRE

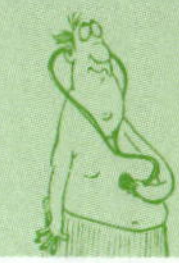

Par première pression à froid à partir des graines d'onagre, on extrait cette huile particulièrement riche en acide gamma-linoléique. Cet acide évite la dégradation cellulaire et le vieillissement. On l'utilise souvent contre le mauvais cholestérol. En effet, le rôle essentiel de l'huile d'onagre est de diminuer les problèmes cardiovasculaires. Elle a aussi un effet bénéfique important sur la beauté de la peau. De plus, elle régularise les fonctions hormonales. Les jeunes filles, dès l'apparition des règles, lui trouveront une parade à l'éventualité de prendre du poids plus tard. On l'utilise avec succès assuré dans les tentatives de réguler ou de perdre du poids sans effort ni restrictions. Cette huile est très chère au litre ; aussi, on la prend en gélules matin et soir, sous forme de cures.

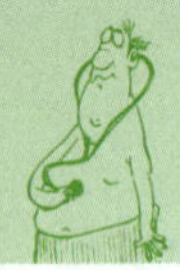

LES JUS DE FRUITS

Les jus de fruits ou de légumes naturels biologiques sont une richesse considérable, à consommer entre les repas. Pour être sûr de leur valeur, il est préférable de les fabriquer soi-même ou alors de s'informer au cours de l'achat. Ils ne doivent pas subir l'épreuve du rajout de sucre industriel ni la catastrophe des conservateurs. Ils se conservent donc mal. De ce fait, il est recommandé de les consommer peu de temps après leur fabrication. Ils sont une véritable mine d'oligoéléments et de vitamines extrêmement précieuse. La surgélation de ces jus est une bonne méthode pour les conserver pendant de longs mois.

Le docteur Passebecq les recommandait pour certaines applications précises que voici :

- le jus d'abricot est utile contre les troubles nerveux et l'anémie ;
- le jus d'ananas combat les infections ;
- le jus de blette réduit l'hypertension artérielle, les varices et l'artériosclérose ;
- le jus de betterave rouge est utile contre la décalcification, le diabète, l'anémie et les troubles nerveux ;
- le jus de carotte est l'un des plus précieux et universel. Il répare les ulcères gastroduodénaux, les troubles hépatiques, rénaux, cardiovasculaires, oculaires, nerveux et cutanés ;
- le jus de cassis répare les troubles de la nutrition, la toxémie, l'arthritisme et les états catarrhaux ;
- le jus de céleri répare les troubles de la calcification, les troubles nerveux et arthritiques ;
- le jus de chou est utile contre l'ulcère gastroduodénal, les troubles des gencives et des os et la fatigue ;
- le jus de citron, comme le jus d'orange, le jus de pamplemousse et le jus de tomate, désintoxique l'organisme. À ce titre, il est très utile dans les cures de désintoxication. Il règle les troubles de la déminéralisation ;
- le jus de concombre donne la santé aux reins et au cuir chevelu ;

– le jus de cresson répare les désordres intestinaux et les infections ;
– le jus de cynorhodon, fruit de l'églantier, combat les hémorragies et les vers intestinaux ;
– le jus d'épinard est excellent pour les fermentations gastro-intestinales et les intoxications en général ;
– le jus de fraise répare l'arthritisme ;
– le jus de groseille répare l'arthritisme et les inflammations urinaires ;
– le jus de laitue est utile contre les troubles nerveux, la stérilité et est favorable à la croissance. Il combat les infections ;
– le jus de mûre sauvage est précieux pour lutter contre la gingivite, les ulcères, les hémorroïdes, les maladies de dénutrition ;
– le jus de navet est utile contre l'hyperacidité stomacale, ainsi que pour l'ossification et la résistance des dents ;
– le jus de myrtille combat la colibacillose, les troubles de la nutrition, la diarrhée ;
– le jus de persil combat l'hypertension et les troubles de la circulation et de la peau : eczéma, psoriasis, acné ;
– le jus de pomme est utile pour la santé des dents, les rhumatismes, l'arthritisme, le rachitisme et l'ossification ;
– le jus de pomme de terre cicatrise les muqueuses et donc calme les ulcères d'estomac ;
– le jus de radis combat les troubles digestifs et les désordres hépatiques comme la jaunisse et les calculs. Il se consomme en petites quantités ;
– le jus de raisin peut remplacer pendant de nombreuses semaines l'alimentation à lui seul. Il répare les troubles de la nutrition, de la calcification, de la croissance, des maladies de cœur.

Certains jus sont à consommer avec modération car ils deviennent irritants. Ce sont les jus de laitue, de persil, d'épinard et de cresson.

On connaît le « Breuss », du nom de son inventeur. C'est un mélange de jus de betterave, carotte, céleri, pomme de terre, radis noir. Il est préconisé comme cure anti-cancer et son efficacité est reconnue.

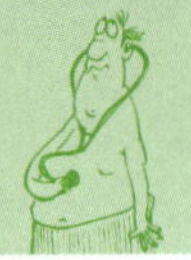

LES GRAINES DE COURGE

Ces graines sont une petite merveille beaucoup trop méconnue. Le professeur K. M. Bauer, de l'hôpital de Rosenheim en Allemagne, a démontré une partie de leurs propriétés. Il a soumis ses malades de la prostate à sa boisson aux graines de courge. Dans notre société, les hommes ont, en vieillissant, un adénome de la prostate (cette maladie fut mieux découverte par le public en l'année 1992 car il en fut une plus célèbre que les autres). La prostate s'hypertrophie chez l'homme vieillissant et mal nourri, en comprimant la vessie et produisant ainsi un besoin fréquent d'uriner. Souvent une tumeur apparaît : c'est ce qu'on appelle l'adénome. Aux USA, le cancer de la prostate arrive au deuxième rang des cancers ; c'est la deuxième cause de mortalité. Cette morbidité augmente chaque année. Le zinc dans l'alimentation diminue, le mal progresse. Le docteur Bauer fit prendre à 104 de ses patients ces graines pendant 3 mois. Cette prise a entraîné la décongestion des adénomes, amélioré le débit urinaire, diminué la quantité d'urine restant dans la vessie après élimination, réduit la strangurie (goutte à goutte), la nycturie (envie nocturne d'uriner), la pollakiurie, les douleurs périno-sacrées et les troubles sexuels associés. Les troubles inflammatoires ont disparu. Après une semaine supplémentaire de « traitement », tous les troubles ont disparu. Il n'y a eu aucun effet secondaire bien entendu.

Les graines de courge sont à consommer chaque matin au petit-déjeuner, à raison d'une poignée. Je conseille à ceux qui viennent me dire que c'est fade de leur associer quelques raisins secs au cours de la même prise. La grande quantité de zinc qu'elles contiennent améliore les fonctions glandulaires chez l'homme et la femme, peut-être même encore plus chez la femme, contrairement aux idées reçues, à cause de la mauvaise assimilation du calcium que cette absorption de graines de courge peut résoudre. Les fonctions génitales des deux sexes sont améliorées par ces graines. Rappelons-nous qu'on a souvent constaté que l'hypertrophie de la prostate était concomitante avec une teneur en zinc inférieure à la normale. C.Q.F.D. !

Les hommes et les femmes qui ont des faiblesses sexuelles et une certaine fatigue dans ce domaine auraient tout intérêt à s'intéresser au zinc que l'on trouve dans le bœuf maigre, le foie de veau ou de bœuf, l'agneau maigre, le cœur de poulet, le foie de poulet, le bœuf haché maigre. Mais ce sont des viandes à consommer avec modération. Par contre, les graines de courge contiennent 2,6 milligrammes de zinc naturel par poignée.

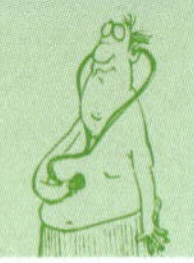

LE SÉLÉNIUM

On en parle dans le chapitre sur le cancer. Cet oligoélément a une importance décisive dans la défense immunitaire. Il empêche toute forme d'oxydation, donc de vieillissement, en luttant contre les radicaux libres, la toxicité des médicaments, des insecticides, le mercure, le plomb et l'arsenic. Il est présent dans une enzyme majeure de défense : le glutathion peroxydase. Il améliore la vie des habitants stressés des villes. Il atténue les effets du tabac. Il lutte contre les maladies cardiovasculaires. Il améliore sensiblement l'humeur, surtout des personnes âgées, pour lesquelles l'Amérique l'a rendu obligatoire à raison de 50 à 200 microgrammes par jour.

L'absence de sélénium entraîne des lésions hépatiques irréversibles. Son absence relative entraîne l'artériosclérose, des atteintes cardiovasculaires et un vieillissement prématuré. Roy Walford, visionnaire, yogi, chercheur de l'Université de Californie, écrit qu'en l'an 2020, nous vivrons jusqu'à 120 ans. Il écrit à propos du sélénium : « Aux États-Unis, dans la région dite ceinture de l'ictus cérébral dans les Carolines, on trouve la plus forte incidence d'accidents cérébrovasculaires. C'est aussi une zone de maladies cardiaques et c'est également une région au sol pauvre en sélénium. »

On le trouve dans le thon et le saumon, la levure alimentaire de bière, le germe de blé, le pain complet, l'ail, l'oignon, les céréales.

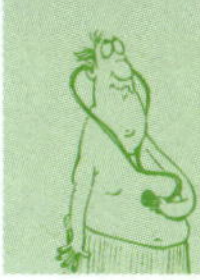

LES GRAINES DE LIN ET LES OMÉGAS-3

L'AFSSA (qui s'appelle depuis juillet 2010 l'ANSES) a prononcé le 10 juillet 2003 sa position officielle pour l'intérêt nutritionnel des omégas-3 pour la population française. Cet organisme officiel de santé publique signale que la population française ne bénéficie pas de l'apport nutritionnel conseillé en acides gras omégas-3, acides gras essentiels pour l'homme, que seule notre alimentation peut nous fournir : « L'apport moyen en acide alpha-linolénique est très faible et la quasi-totalité des Français ont des apports ne couvrant pas le besoin journalier. L'augmentation peut être envisagée par l'utilisation de graines de lin. On trouve aussi de fortes concentrations d'acides gras omégas-3 dans l'huile de poisson. Il semblerait que les acides gras de type oméga-3 soient utiles pour prévenir les problèmes coronariens, l'hypertension, les diabètes sucrés non insulino-dépendants, les maladies rénales, l'arthrite rhumatoïde et les rectocolites hémorragiques chez certains chiens. Les effets anti-tumoraux des graines de lin ont été associés à une réduction des décès causés par le cancer. »

Il semblerait que les graines de lin soient une source riche d'agents anti-cancérigènes et puissent être efficaces pour prévenir et traiter le cancer. On les trouve facilement. Il convient de les moudre puis de saupoudrer, à raison de 3 cuillères à soupe par personne, dans un yaourt au soja, où dans ce que vous voulez.

Vous avez vu dans le tableau de synthèse que je vous ai présenté que l'huile de lin est un des meilleurs fournisseurs en omégas-3. Ce fut longtemps interdit en France pour des raisons non valables. Maintenant, la vente est libre. Profitez-en !

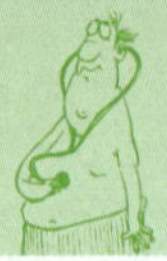

LES VERTUS DES HUILES ESSENTIELLES

- **aneth** : digestion, foie, pancréas, évacue mucus, poumons ;
- **angélique (racine)** : calmant nerveux, fatigue ;
- **anis vert** : digestion, règles difficiles ;
- **basilic** : antispasmodique, digestif, calmant, anti-inflammatoire, antiviral, décongestionnant général et hépatique, quand on est débordé par les tâches, revitalisant ;
- **bergamote** : peau, calmant ;
- **bois de rose** : infections lympho-ganglionnaires, urogénitales, gale, décongestionnant lymphatique, tonique musculaire, adénomes, parasites, aoûtats, antiviral tropical, cutané, piqûres, bactéricide ;
- **bouleau** : antalgique majeur, antidouleur, rhumatisme ;
- **cajeput** : antiseptique pulmonaire, intestinal, urinaire, vermifuge, antispasmodique, antinévralgique, expectorant ;
- **camomille romaine** : calmant, antispasmodique ;
- **cannelle de Chine** : anti-infectieux, stimulant général, stimulant gastro-intestinal, antiseptique, vermifuge, euphorisant, stimulant, fortifiant musculaire avant l'effort, antibactérien ;
- **cardamome** : carminatif, stimulant digestif et intestinal, gaz, constipation, putréfaction intestinale, tumeurs cancéreuses ;
- **carotte** : amie du foie, revitalisant général, peau ;
- **carvi** : digestif, aérophagie ;
- **cèdre de l'Atlas** : tonique capillaire, sérénité, équilibre, lipolytique, cellulite ;
- **ciste** : cicatrisant, rides ;
- **citron** : anti-infectieux, antibactérien, antiseptique, antiviral, calmant, hypotensif, régulateur du sommeil, action sur microcirculation, fluidifiant sanguin, stimulant hépatique, draineur de vésicule biliaire ;
- **citronnelle de Java** : anti-inflammatoire, anti-infectieux, douleurs rhumatismales, anti-moustiques, fourmis, mites ;
- **copahu**, appelé baume du copahu : anti-inflammatoire puissant ;

- **coriandre** : carminatif, stomachique, excitant, antalgique, anti-inflammatoire digestif, tonique, colites, crampes, stress, draineur hépatique et circulatoire, flatulences, kystes ovariens, confiance en soi, tonique cérébral, euphorisant ;
- **cyprès** : décongestionnant et tonique veineux, rééquilibrant général, antitussif, antispasmodique, immunostimulant, décongestionnant prostatique, stimulant hépato-pancréatique, rééquilibrant ;
- **encens** : parfum, antidépresseur ;
- **estragon** : stimulant général et digestif ;
- ***Eucalyptus smithii*** (synthétise bien *globulus* et *radiata*) : diurétique et draineur rénal, antiseptique, bactéricide, décongestionnant, expectorant, réparateur des voies pulmonaires ;
- **eucalyptus citronné** : antalgique, anti-inflammatoire, diabète ;
- ***Eucalyptus globulus*** : décongestionne les bronches, hiver, air ;
- ***Eucalyptus radiata*** : décongestionnant rénal, hiver, air ;
- **fenouil** : digestion lente, stimule l'appétit ;
- **gaulthérie odorante** : antalgique percutané, antispasmodique, anti-inflammatoire, crampes, tendinites ;
- **genévrier** en baies : anti-catarrhal, expectorant, antiseptique, diurétique, antirhumatismal, tonifiant nerveux, dépuratif, cicatrisant, lithiase biliaire, tonique foie et pancréas ;
- **géranium rosat** : antispasmodique, relaxant, anti-inflammatoire, antalgique, tonifiant, stimulant du foie et du pancréas, diabète, anti-infectieux, antibactérien, réparateur plaies, coupures, peau ;
- **gingembre** : tonifiant sexuel, digestif ;
- **girofle** (clous) : antiseptique, bactéricide, tonique utérin, antalgique dentaire, stimulant digestif intestinal et cérébral, régulateur thyroïdien ;
- **hélichryse italienne** : anticoagulant majeur, fluidifiant sanguin, antidiabétique, cicatrisant, anti-inflammatoire, phlébites, coronarites, circulatoire, artériel, vaso-coronaro-dilatateur, insuffisance hépatique ;
- **hysope** : écoulements ORL, asthme ;
- **laurier noble** : anti-dégénérescence, antiputride, nécroses, antalgique puissant, anti-sclérosant, putréfactions gastro-intestinales, neurotonique, stimulant cérébral, immunostimulant, anti-infectieux léger,

asthme, régulateur lymphatique, expectorant, vasodilatateur artériosclérose, angine de poitrine, polyvalent ;

- **lavande** : anti-spasmophilique, calmant, apaisant, anti-inflammatoire, cicatrisant, hypotensif, tonicardiaque, décontractant musculaire, régénérant cellulaire ;
- **lavandin super** : expectorant, anti-infectieux, anti-inflammatoire, tonicardiaque, apaisant, antispasmodique, calmant, cicatrisant, fluidifiant du sang, décontractant musculaire, hypertension ;
- ***lemongrass*** : cellulite, circulation, calmant ;
- **mandarine** : parfum des enfants, tendresse, calmant puissant, sédatif, apéritif, toni-digestif, purifie l'air ;
- ***manuka*** : anti-allergie, anti-histamines, bactéricide ;
- **marjolaine vraie** : rééquilibrant nerveux, antiasthénique, stimulant gastrique, tonique, circulatoire, antispasmodique, anti-inflammatoire, neurotonique ;
- **menthe poivrée** : régulateur de la fonction hépatique, antiasthénique, immunostimulant, stimulant général, neurotonique, antiparasitaire, vermifuge, digestif ;
- **myrte** : broncho-pulmonaire, expectorant, mucolytique, anti-catarrhal, bronchites, antitussif, anti-tabagisme ;
- **néroli** : antidépresseur ;
- **niaouli** : anti-inflammatoire des systèmes respiratoire et urogénital, tonique digestif et nerveux, hypotensif, anti-infectieux, antibactérien, antiviral, augmentation du tonus, rhumes, refroidissements ;
- **oignon** : antibiotique, diabète ;
- **orange** : sédatif, calmant cérébral, anti-inflammatoire, circulation artérielle, spasmolytique, mauvais cholestérol, affections cutanées, acné, anti-infectieux léger, spasmophilie, insomnie, antiseptique ;
- **oranger amer** : spasme digestif nerveux, dépression ;
- **origan** : apporte le feu, bactéricide, sédatif, apéritif, carminatif, expectorant, antispasmodique, antiseptique des bronches, emménagogue, amibiase, dysenterie ;
- ***palmarosa*** : draineur lymphatique, peau, minceur ;
- **pamplemousse** : parfum, air, silhouette ;

- **patchouli** : parfum, circulation veineuse, peau ;
- **petit grain bigarade** : acné, antispasmodique, rééquilibrant, régénère la peau ;
- **pin sylvestre** : antidiabétique, tonique, stimulant, anti-infectieux, antiseptique puissant et stimulant des voies respiratoires, urinaires et hépatiques, décongestionnant lymphatique, dynamisant ;
- ***ravensare*** : positif, anti-infectieux, antiviral, antigrippal, antibactérien, expectorant, neurotonique, hépatique ;
- **romarin** : expectorant, régulateur hépatique, tonique cérébral, diabète, antidépresseur, anti-infectieux, antalgique externe, tonique veineux et artériel ;
- **romarin à verbénone** : grand draineur de printemps (hydrolat) ;
- **rose (bois)** : régénère la peau, infections ORL ;
- **santal (bois)** : parfum, antiseptique urinaire et pulmonaire ;
- **sarriette** : anti-infectieux, antibactérien, antiviral, antiseptique, tonifiant général, neurotonique, antalgique, digestif, vermifuge, expectorant, stimulant cérébral, stimule l'appétit ;
- **sassafras** : rhumatismes, tabac, fatigue ;
- **sauge sclarée** : dysménorrhées, aménorrhées, spasmolytique, relaxant nerveux, anti-inflammatoire, antidépresseur, améliore la circulation artérielle, cholérétique, ménopause ;
- ***tea tree (Melaleuca alternifolia)*** : positivant, grand anti-infectieux, grand antibactérien, antiviral, antiparasitaire, anti-inflammatoire, immunostimulant, tonicardiaque, veineux, problèmes de peau ;
- **térébenthine** : amie du poumon, hiver ;
- **thym doux** : anti-infectieux puissant, immunostimulant, stimulant gastro-intestinal, antalgique, lutte contre les surcharges métaboliques, améliore le terrain broncho-pulmonaire, inflammations, désinfectant, stimulant ;
- **thym fort** : antiseptique, anti-infectieux, air propre ;
- **vétiver** : stimulant général, circulation ;
- **ylang-ylang** : parfum, ami du cœur, régulateur cardiaque, hypotenseur, antiseptique, tonifiant sexuel (?), calmant, neurorégulateur.

LES MALADIES

Qu'as-tu fait, ô toi que voilà
Pleurant sans cesse,
Dis, qu'as-tu fait, toi que voilà
De ta jeunesse ?

Paul Verlaine.

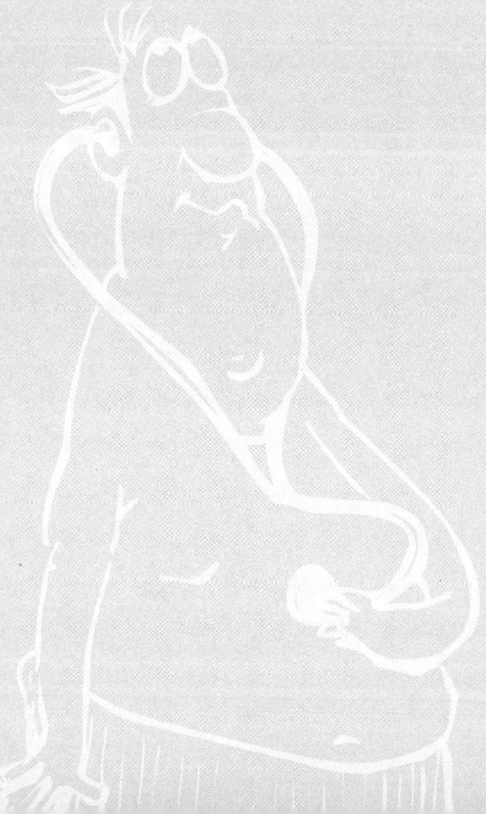

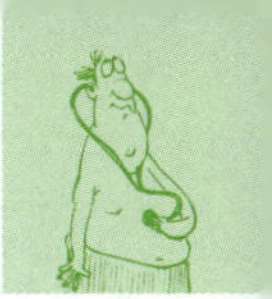

MALADIES : AIGUËS OU CHRONIQUES ?

Les maladies aiguës sont une réaction vive de l'organisme. Celles-ci se transforment en maladies chroniques quand nous ne procédons pas aux rectifications des causes qui créent les manifestations aiguës. La médecine classique chasse les manifestations et, en évitant qu'elles ne se produisent, empêche l'organisme de manifester son désaccord sur le mode de vie. De plus, la manifestation vive est une sorte de désintoxication salutaire. Lorsqu'on revient à une alimentation saine, se produisent souvent des crises de désintoxication qu'il faut bénir et laisser s'exprimer pour qu'elles soient efficaces : maux de tête, suées, fièvres, douleurs, langue ou urine chargées, fatigue, etc. Les maladies chroniques sont terriblement sournoises et graves car les réactions vives ont disparu et le confort, bien souvent, est revenu, ce qui fait qu'on les oublie. Elles deviennent alors : diabète, cancer, sclérose, etc. Toute maladie chronique se guérit par un passage obligé en épisodes aigus, mais nous cherchons souvent à éviter ces épisodes, comme la fièvre, car ils nous font peur. Les allergies, tant à la mode avec leur cortège de désensibilisations, ne sont que des manifestations de désintoxication qui nous interpellent.

La maladie chronique est donc évitable, du moins à presque cent pour cent, dans la mesure où nous laissons les maladies aiguës se dérouler normalement jusqu'à leur issue normale. Le but de la maladie aiguë est de nous interpeller et de nous signaler que notre « organisation » de vie comporte un défaut auquel il faut remédier. Le but pour l'organisme est de corriger la pollution ainsi engendrée, par la lutte contre les toxines apportées ou créées à la suite du dérangement. Cependant, les conditions de vie actuelle ne nous laissent pas la liberté d'agir afin d'éviter ces dérèglements physiques, psychologiques, existentiels ou planétaires. Beaucoup de dérèglements ont des causes auxquelles nous contribuons en y participant mais qui nous échappent un peu.

Les réactions sont plus brutales chez l'enfant car il est plus instinctif. Plus on vieillit, plus on «se retient». Plus on est jeune, moins l'organisme est pollué par des médicaments, des toxines, des substances chimiques qui en modifient le comportement. Donc les enfants font beaucoup de fièvres, de coups de fatigue aigus, et c'est très bien : c'est signe que leur organisme lutte immédiatement, au coup par coup. Si l'enfant présente des réactions de désintoxication, il ne faut pas s'inquiéter.

On ne passe jamais de l'état de santé à l'état de maladie sans transition. Beaucoup de signes sont annonciateurs. D'abord, le catarrhe annonce les maladies. Il y a aussi la douleur, la fatigue, l'état de morosité, la baisse de l'envie de vivre. Voici maintenant quelques signes et symptômes qui nous interpellent pour une réforme alimentaire.

La constipation est un phénomène très fréquent, chez bon nombre de femmes surtout. Il peut avoir des origines psychologiques du genre «ne pas vouloir donner ses excréments» parce que c'est sale et qu'on s'est retenu dans son enfance par mal-être. Il peut être le fruit d'un stress permanent. Il est aussi la suite logique de la prise de médicaments. Il est bien souvent dû à une alimentation insuffisamment riche en légumes crus, à un mauvais fonctionnement du foie, à un manque de mouvements et de gymnastique, notamment au niveau des intestins, à un yang digestif insuffisant, mal nourri par un yin pauvre, une mauvaise alimentation.

Le docteur Georges Monnier écrit : «En cas de constipation chronique, on observe un empâtement de l'abdomen et la palpation révèle un côlon empâté, engorgé, sensible à la pression. Conséquence de cette accumulation des toxines, la paroi abdominale est souvent épaisse, envahie par la cellulite et la rétention d'eau.» Le cancer du côlon est un des plus répandus. La revue *US Health Letter* d'avril 1987 signale que les laxatifs médicamenteux répétés sont à l'origine du cancer du côlon. En effet, répétés, ils irritent de plus en plus le côlon. Ils sont souvent inefficaces, donc on augmente leur puissance et le cancer progresse.

La diarrhée est souvent une sorte de désintoxication des intestins, le plus souvent déclenchée par la vésicule biliaire. Il faut la laisser se produire car la désintoxication correspondante est bienfaisante. Il y a dans ce cas production d'un mucus de défense, accélération du péristaltisme pour rejeter des aliments dangereux en putréfaction.

En cas de constipation chronique, il semble indiqué de ne pas prendre de laxatifs à répétition. Dans ce cas, ainsi que dans celui de diarrhées fréquentes, une bonne rééducation de l'intestin est conseillée. Pour cela, il est recommandé de manger à des heures régulières et de boire suffisamment dans la journée. Un grand verre d'eau au réveil est une bonne habitude. S'il est agrémenté de chlorure de magnésium naturel, c'est encore mieux. Comme nous l'avons souvent dit, les légumes verts, les crudités et les aliments riches en fibres comme les fruits secs, les céréales et le pain complet feront la richesse des repas. Les farineux et féculents seront toutefois un peu moins nombreux. À 10 h, à 16 h ou le soir avant de se coucher, nous mangerons quelques fruits crus de saison bien mûrs. Et surtout, prenons un bon petit-déjeuner comme expliqué dans ce livre. La marche et la natation tonifient la paroi abdominale.

Le vomissement est une réaction du système digestif à une agression. L'organisme rejette l'intrus.

La toux est une irritation, et la cause est aussi une réponse à une excitation des bronches, des poumons ou du pharynx. C'est un rejet de mucus.

L'éternuement est aussi une réponse de l'organisme à une irritation, à une agression du froid ou d'un objet qui n'a rien à faire là. Le système nerveux constitué par les muqueuses réagit.

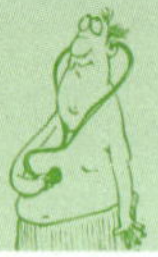

FATIGUE ET ALIMENTATION

Si nous sommes fatigués et que cela dure, nous allons voir le médecin. Souvent, celui-ci ne change rien à notre alimentation mais ajoute des fortifiants. Ceux-ci encombrent encore plus le système, soit la vésicule biliaire en l'occurrence. Il y a quelque chose à savoir et à comprendre : le corps consomme de l'énergie pour digérer. Ne pas manger repose l'organisme. D'ailleurs, si le corps n'a pas faim en cas de grande fatigue, c'est justement parce qu'il a besoin de son énergie pour réparer les causes de la fatigue. Si vous mangez soi-disant pour prendre des forces, vous en perdez en fait. Ainsi faisant, vous dispersez votre énergie à digérer et donc elle n'est plus entièrement disponible pour assainir la situation.

La fatigue n'est pas un manque de quelque chose. C'est une surcharge. Facile à comprendre, non ? La fatigue professionnelle est bien un surcroît de travail ? La fatigue est une maladie de l'énergie. La fatigue chronique se reconnaît au fait qu'on se réveille fatigué. Les phases suivantes sont l'infarctus, l'ulcère, la dépression nerveuse.

La fatigue correspond donc à une surcharge métabolique, un encrassement des organes « nettoyants » comme la vésicule biliaire et les reins. Les cellules s'auto-intoxiquent car leur assimilation est mauvaise. Le système endocrinien se dérègle et la fatigue décuple. Le système nerveux sympathique s'affaiblit. Une goutte d'eau fait déborder le vase et patatras ! C'est la crise !

Outre cette surcharge, la fatigue provient généralement d'une mauvaise nutrition et d'une carence en minéraux et vitamines. Voyons les effets de notre mode de vie. L'alcool et le café tuent les vitamines du groupe B et la vitamine A. Le tabac détruit la vitamine C et les vitamines du groupe B aussi. La pilule détruit aussi les vitamines du groupe B, surtout la B6, ainsi que les vitamines E, C, le calcium, le zinc. La carence en vitamines B est la plus répandue, ce qui explique ce nombre affolant de pilules pour s'endormir chaque soir en France : 9 000 000. Les médicaments détruisent les vitamines C, PP, K, H, etc. Les carences les plus fréquentes inhérentes à la fatigue sont, outre celles que l'on vient de citer : le zinc, le calcium, le phosphore et surtout le magnésium.

Il faut savoir que l'alimentation moderne ne comporte plus assez de magnésium. Je le répète ! Cela veut dire que si vous mangez comme tout le monde, vous en manquez inéluctablement. Donc il faut manger autrement et en apporter en plus : le matin, sous forme de chlorure de magnésium marin. Le mode de préparation est défini dans cet ouvrage. Le magnésium se trouve beaucoup dans les fruits secs azotés et les céréales complètes biologiques.

La fatigue chronique s'installe aussi souvent chez les personnes manquant de potassium et de fer, surtout chez les femmes qui ont plus besoin que les hommes de ce dernier. On trouve le potassium dans les produits à base de soja, les graines biologiques germées et les algues marines. Le fer est présent surtout dans les épinards, les céréales complètes et les légumineuses.

Que faut-il faire ?

L'observation des ongles, de la langue, du teint de la peau, des yeux, l'iridologie, un certain ressenti mettent en valeur cet état d'auto-intoxication de l'organisme qu'on appelle fatigue. Il faut réagir. Tout d'abord, débarrassons le sang et les liquides biologiques de leurs toxines. Pour cela, beaucoup de solutions s'offrent à nous : le jeûne, la diète, la cure de raisin, la cure de jus de pomme, la cure de pissenlits sauvages au printemps, les vrais jus de légumes crus, la tisane de bourdaine (pour n'en citer qu'une), j'en passe et des meilleurs. Il est surtout indispensable de réfléchir aux conditions de vie qui ont créé cette surcharge momentanée. Si rien ne change, cela se reproduira. Il faut revoir l'oxygénation, la sédentarité, le repos, la vie affective, la nutrition. Il est urgent d'apporter alors à l'organisme nettoyé tous les minéraux dont il a besoin et qui lui faisaient défaut quand la fatigue est apparue. Cependant, on ne peint pas un mur sale. Les compléments alimentaires viendront plus tard, quand l'organisme sera nettoyé.

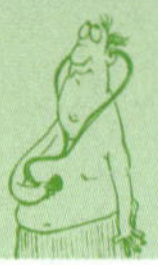

LA GRIPPE

Nous vivons en hiver, chaque jour, l'exemple même de ce qu'il ne faut pas faire. Je vous rappelle ce médecin du travail qui disait qu'il fallait une semaine pour soigner la grippe avec des antibiotiques et 7 jours sans. Voilà une boutade sur la bonne voie.

En cas de grippe, mettons-nous au repos complet deux jours sans manger ou très peu : des jus de légumes ou de fruits biologiques sans adjonction de sucre, avec éventuellement du miel, du chlorure de magnésium (voir ce chapitre), quelques essences aromatiques de citron, cyprès, eucalyptus, lavande, thym, pin sylvestre, sauge, en usage interne et externe. On peut y associer quelques médicaments homéopathiques simples ; attention, leur prescription est un métier. Normalement, deux ou trois jours suffisent, convalescence comprise, pour venir à bout de cette grippe.

Pendant les jours de repos, réfléchissons un peu. La grippe ne frappe pas n'importe qui. Observons ! Elle interpelle les gens à la santé fragile, des familles entières qui, comme par hasard, ont la même alimentation qui ne les prémunit pas forcément, la preuve ! Par la méthode décrite ci-dessus, nous aidons notre organisme à se remettre en état, nous ne le secouons pas, nous ne le polluons pas de produits nocifs et nous secourons la Sécurité sociale.

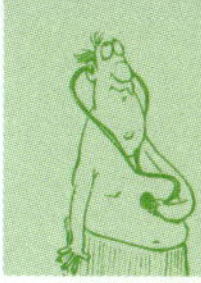

ÉQUILIBRE ACIDO-BASIQUE

Qu'est-ce qu'un acide et son « contraire » : une base ?

Tout d'abord, quelques synonymes et définitions. Un produit acidifiant rend acide, acidifie. L'action inverse est désacidifiante, alcalinisante, « basifiante ». Le « contraire » en chimie d'un acide est une base. La présence d'une base neutralise un acide et inversement. Un équilibre à parts égales est un milieu neutre.

Le suc gastrique est acide pour dissocier la nourriture et la nettoyer. L'urine est légèrement acide, contrairement à ce qu'écrivent certains ouvrages qui obligent leurs lecteurs à obtenir un pH supérieur à 7. La première urine du matin présente une acidité marquée car l'organisme se débarrasse de son acidité pendant la nuit. La lecture du pH au lever n'a pas d'intérêt. De même, après un effort physique de durée significative, le pH est acide ; il y a même production d'acide lactique, soit des crampes et des courbatures. Après une promenade douce, le pH tend vers 7, ce qui explique la sensation de bien-être. Le reste du temps, le pH de l'urine doit se situer entre 6,5 et 7. Celui qui mange de la viande a un pH voisin de 4,5 ; le végétarien trouvera plus de 7 : ce qui est dangereux pour l'invasion des colibacilles.

Les selles ont un pH alcalin voisin de 7,5. Si celui-ci est acide, nous sommes en présence de fermentations, putréfactions intestinales, qui sont le foyer d'une maladie grave (je veux dire : si la mesure est effectuée loin des digestions et de façon répétitive). La peau est acide : de 3 à 5 pour se battre contre les microbes. L'usage systématique de savon diminue cette protection en la désacidifiant.

Qu'est-ce qui acidifie ? Qu'est-ce qui désacidifie ?

Méfions-nous des fausses nouvelles colportées et bien ancrées dans la nouvelle sagesse populaire médiatique ! Le cas le plus intéressant pour comprendre est le citron. Surprise, surprise ! Le citron désacidifie. Il a un goût d'acidité, il donne l'impression de forte acidité, il contient de l'acide citrique et pourtant il est alcalinisant. Ceci est dû à l'oxydation très rapide de ses acides dans l'organisme. Seuls subsistent alors les sels alcalins qui poursuivent leur action désacidifiante. Sceptique ? Le scepticisme comme la curiosité sont des vertus, à condition qu'on accepte d'aller plus loin.

Mangez du citron et sortez votre papier réactif. L'acidité et l'alcalinité se mesurent électriquement ou caloriquement. Plus simplement, pour être concret, on trouve du papier réactif en pharmacie qui, plongé dans le liquide analysé, donne, par la couleur que prend le papier, le degré d'acidité donc de teneur basique. L'indicateur de mesure est le pH, soit la concentration en cations hydrogènes. Si le liquide ou la peau est acide, le pH est inférieur à 7. S'il est basique, le pH est supérieur à 7. Chacun doit avoir chez lui ce papier réactif très bon marché et ainsi suivre les effets de son alimentation. C'est une façon sérieuse de devenir son propre médecin, de ne jamais faire de cancer, etc. Vous en savez autant que moi ! Vous pensez bien que nous l'avons fait avant d'écrire ces lignes.

Le régime alimentaire riche en végétaux et céréales alcalinise. La viande acidifie. Le travail extraordinaire de l'organisme consiste à maintenir tous les pH des cellules et liquides organiques à leur équilibre normal, et ceci quel que soit l'apport alimentaire qui - nous l'avons vu - est très variable. Notre travail à nous, véritable travail de médecin de notre corps, est de contribuer à cet équilibre par ce qu'on apporte. Si vous mettez trop de sable dans le mortier du meilleur des maçons, son mur s'écroulera ou il abandonnera la lutte (dépression).

Le pH du sang

Voici quelques chiffres significatifs du professeur Lautié sur les différents pH sanguins en fonction des maladies.

Le sang est très légèrement basique : le pH est compris entre 7,2 et 7,3. Si le pH sanguin sort de la fourchette, la personne est malade. En dessous de 6,6 et au-dessus de 7,9, c'est la mort. Le pH sanguin des cancers est :

Cancer de l'intestin	7,45
Cancer du rein	7,5
Cancer de la gorge	7,6
Cancer de l'estomac	7,8
Cancer généralisé	7
Tuberculose	6,8

La nourriture de chaque jour doit donc comporter suffisamment de minéraux – nous ne le répéterons jamais assez –, sinon les protides sont mal assimilés, mal dégradés, mal utilisés. Chaque jour, nous aurons notre ration de fruits frais (en dehors des repas, sauf la banane et la datte), fruits secs et légumes crus et cuits. Les viandes, poissons, beurre et œufs (c'est facile à retenir : ce sont les produits d'origine animale) verront leur pouvoir acidifiant ainsi compensé.

Voici, à titre d'exemple, les actions diverses de quelques aliments de base, d'après le professeur Lautié et d'autres personnes compétentes.

Aliments basiques et alcalinisants

- *Fortement :* algue, ail, ananas, asperge, brocoli, endive, framboise, racine de gingembre, graine de courge, nectarine, noix de cajou, oignon, radis noir, radis rose, figue fraîche, poireau, concombre, pomme de terre, laitue, persil, olive, pamplemousse, poivre, sel de mer, sauce soja.

- *Moyennement :* citron, lait, salsifis, melon, prune (reine-claude), abricot, cerise, melon, fraise, myrtille, pêche, ananas, mirabelle, champignon, chou, herbes, huile d'onagre, huile de foie de morue, lait d'amande, papaye, poire, pomme, thé vert.
- *Légèrement :* groseille, raisin, mandarine, citron mûr, betterave, céleri, fenouil, blette, graine de lin, graine de sésame, huile d'olive.

Aliments acides et acidifiants

- *Fortement :* œuf, viande, coquillage, poisson, alcool, tabac, médicament, antibiotique, aspartam, Coca-Cola, bière, cacao, crème glacée, confiture habituelle, levure, friture, sel de table, sucre industriel, vinaigre blanc, tomate, yaourt.
- *Moyennement :* café, thé, tofu, lait de soja, lait de vache, lait de chèvre, maïs, moule, beurre, graisse animale, haricot, fromage, pain blanc, arachide, orge, rhubarbe.
- *Légèrement :* blé, avoine, seigle, sarrasin, riz, maïs, pain complet, amande, pistache, haricot, huile de carthame, huile de sésame, huile de tournesol, miel, riz.

Plus simplement, les légumes crus et les fruits crus bien mûrs pris hors des repas sont alcalinisants (sauf la tomate et l'orange) et ils sont les seuls ; les autres ingrédients, même les légumes cuits, acidifient. Facile à retenir.

L'acidité à l'origine de graves maladies

Bon nombre de personnes sont venues me voir avec la description de leur bol alimentaire. Tout, absolument tout, concernait le chapitre acide ou acidifiant. Nous connaissons l'issue inéluctable d'un tel traitement. Simplement, nous ne sommes pas tous logés à la même enseigne et la facture est de plusieurs types : globale le jour où l'on s'y attend le moins (« Je n'ai vraiment pas de chance » ou « Telle famille n'a vraiment pas de chance ») ou morcelée, étalée en un cortège de maux divers et variés. Mais elle est à payer un jour ou l'autre.

Bon nombre de maladies dites graves ont à l'origine une acidité excessive de l'organisme.

Cette acidité crée une anomalie de la sensibilité du système nerveux sympathique, qu'on appelle communément le stress. Cette anomalie peut devenir « chronique ». Elle produit à la longue un rétrécissement des artérioles, donc une circulation sanguine moindre et une méforme générale. Les rhumatismes et, plus souvent encore, les douleurs articulaires et tendinites interpellent. Peuvent aussi apparaître toutes sortes de dérangements en rapport avec ceci : hyperglycémie, tachycardie, caries, crampes, ostéoporose, migraines chroniques, lumbagos et sciatiques, gastrites, ulcères gastriques et duodénaux, flatulences, constipation, goutte, atonie rénale ou urinaire, eczéma, asthme, herpès. Tout cela est amplifié par le café, le thé, le tabac et les médicaments, dont les benzodiazépines qui – paraît-il – procurent le sommeil.

Le fumeur est un drogué. Sa drogue est la nicotine. Son action courte calme momentanément la tension mentale. Les petites artères spasmées se détendent et la circulation s'améliore. L'oxygénation des cellules reprend mais il y a l'effet rebond et le spasme reprend de plus bel, plus intense. Il faut à nouveau de la nicotine. C'est le cercle vicieux. Le ministère américain de la Santé a suivi des expériences scientifiques dans les universités de Colombia et du Nebraska. Le psychologue américain Schachter de cette même université a remarqué que les fumeurs ont l'urine plus acide que les autres. Ce phénomène de désintoxication naturelle peut être « accompagné » de la façon suivante : les chercheurs ont compensé l'acidose de l'organisme des fumeurs par un apport alcalin. Le besoin en nicotine a baissé. Il fallait le démontrer. C'est chose faite !

Les problèmes de dos sont à la mode. On dit que c'est la voiture ou je ne sais quoi. C'est l'équilibre acido-basique tout simplement. Mais oui ! C'est donc l'alimentation. J'ai eu cent témoignages. Et j'ai à la maison des radios de mes vertèbres cervicales. Celles d'il y a dix ans avec de l'arthrose, incurable comme chacun de nous le sait, et celles d'il y a trois ans où il n'y en a plus. Disparues l'arthrose et les douleurs ! Qui veut les voir ?

L'excès d'acidité crée des cristaux acides qui se logent dans les articulations. Ce sont des cristaux très pointus qui meurtrissent les chairs et font beaucoup de mal. On prend alors quelques anti-inflammatoires qui apaisent et détruisent le foie et l'estomac. Tout rentre dans l'ordre, si l'on peut dire ! Puis le lumbago reprend avec un moral à zéro et des douleurs d'estomac. Le manque de chance quoi ! On ne trouve plus sa position pour dormir. Quelque vertèbre lombaire a dû bouger, on court de manipulateur en manipulateur. On mange toujours pareil, bien sûr. Quelqu'un finit par trouver un os plus dissymétrique qu'un autre. Et c'est l'espoir de l'opération salvatrice.

Pourtant, il n'y a que rémission. Rien n'est réglé. Il suffit de quelques semaines pour régler définitivement un mal de dos en arrosant un peu moins les repas et en créant une alcalinisation intestinale par un apport d'aliments adaptés, un apport de minéraux, une diminution de viandes, une bonne oxygénation. À votre disposition, j'ai des dizaines de témoignages de personnes venues me voir avant une opération obligatoire du dos. Tout s'est réparé comme par enchantement. Quel changement de vie ! Rien n'est plus simple.

Les états inflammatoires de ce type, selon le fameux docteur Hamer, proviennent d'une réaction excessive du cerveau visant à résoudre un conflit. Ils ne sont souvent pas le fruit d'un dérèglement mécanique. Le conflit est souvent aussi inconscient. Une recherche sur soi-même est très utile dans ce cas.

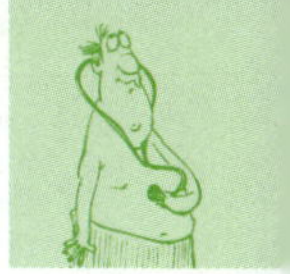

LE CANCER ET LES MALADIES GRAVES

L'espérance de vie des Français augmente, nous dit-on. Cette affirmation nous détourne de la vérité. À tranches d'âge comparables, il y a augmentation moyenne d'environ 10 % par décennie des maladies graves, chroniques et dégénératives : maladies cardiovasculaires, cancers, etc. Si l'on soustrait les miracles réalisés par la médecine, l'espérance de vie diminue. Ces maladies sont à l'origine de 90 % des décès. Et cela augmente encore. Nous sommes à peu près sûrs de ne pas mourir de vieillesse mais d'une maladie de dégénérescence. À la naissance, deux hommes sur cinq risquent de contracter un cancer. 35 % font appel à une thérapeutique appelée « non prouvée », dite médecine parallèle, tout en gardant leur traitement. Ce recours prouve un certain nombre de choses, dont la relation entre le psychisme et le cancer, ce que démontre la médecine chinoise.

Ce chapitre est intéressant. Pourquoi ? D'abord parce que le cancer n'est pas une maladie comme les autres. Nous ne trouverons jamais de vaccin. Parce que ce n'est pas une maladie mais une dégénérescence pour cause de mauvaise hygiène psychologique et/ou biologique. Certains pensent qu'on ne va plus tarder à sortir un produit miracle dans un de ces laboratoires pharmaceutiques hypersophistiqués, produit qui va guérir le cancer. C'est faux. Ce cancer ressemble plus à une désorganisation générale.

Ce chapitre peut apporter une aide à la guérison en même temps qu'il renseigne sur les conditions à remplir pour échapper au cancer. Certains ont dit et écrit que le cancer était héréditaire. Ceci n'est pas exact. Cependant, certains terrains précancéreux sont peut-être héréditaires. En effet, des organes ou familles d'organes plus fragiles peuvent se retrouver dans la descendance. De plus, l'héritage d'une nutrition incorrecte peut faire des ravages. Cependant, un terrain précancéreux n'est pas le cancer. Une bonne nutrition permettra même de «réparer» le terrain, du moins de l'empêcher d'évoluer vers l'irréparable.

L'évolution de la maladie du stade aigu au stade chronique a lieu quand les causes qui créent la maladie aiguë ne sont pas rectifiées ou quand il y a prise de médicaments qui empêchent la maladie aiguë d'exercer son rôle de désintoxication. Souvent, il s'agit d'une toxémie qui s'installe et dont l'effet est le ralentissement de toutes les fonctions digestives, entre autres. La désintoxication ne peut pas avoir lieu si on nettoie en même temps qu'on salit et si, en plus, on rajoute des produits nocifs et fatigants. Il faut au contraire corriger les causes, reposer l'organisme.

De l'inflammation au cancer, on trouve chronologiquement l'inflammation, puis la plaie et l'ulcère, puis l'induration suivie de la tuméfaction et ensuite le cancer. Bien sûr, le processus peut régresser en passant par des crises aiguës et c'est le plus difficile à faire comprendre. Même quand le stade du cancer est atteint, on peut se reposer, respirer, changer son mode de vie, manger correctement en l'entrecoupant de jeûnes, choisir judicieusement des aliments.

Si l'on a encore suffisamment de vitalité, si des organes vitaux ne sont pas trop lésés, on peut donc encore accomplir le chemin inverse vers la guérison. Ce chemin sera aussi long que celui qui a mené au cancer.

La doctoresse Kousmine a beaucoup travaillé aussi ce sujet du cancer. Elle a démontré que le corps construisait des masses tumorales cancéreuses afin de résoudre le problème posé à l'organisme. Sur un plan métaphysique, nous connaissons bon nombre de philosophes qui énoncent la même théorie transposée. Nous vivons une vie d'erreurs par rapport à notre destinée. Nous sommes interpellés fréquemment par des petits inconforts. Nous les faisons taire par des antalgiques et nous continuons de plus belle sur la mauvaise route. À ce moment-là, seul un cancer peut nous arrêter. À l'occasion de cette expérience sévère, nombreux sont ceux qui s'arrêtent: Où suis-je ? Comment je vis ? Pourquoi ? À quoi servent ces turbulences que sont mes occupations à amasser tant d'argent ? Que fais-je d'utile sur cette terre pour mes semblables ? Ils consacrent alors leur énergie à aimer leur corps : c'est souvent un phénomène nouveau. Ensuite, ils guérissent avec l'aide de la force de la pensée. Enfin, ils se réveillent tout neuf avec, à la clé, un changement de direction de vie.

La médecine moderne

Elle tente de détruire le symptôme, le cancer. Il ne faut pas puisqu'il est utile. Il faut s'attaquer de suite aux causes. À ce moment-là, en remédiant aux causes, l'organisme a moins « besoin du cancer ». Il régresse. Si nous avons la chance d'en parler avant la chirurgie, on obtient de très bons résultats par l'hygiène de vie et notamment l'alimentation savamment adaptée. Ensuite, quand la tumeur a bien régressé et est devenue insignifiante, on peut à la limite procéder à de très petites irradiations. En effet, le corps n'a plus besoin de la tumeur et sa disparition ne chamboule pas trop son travail. Mais là encore, il est probable qu'on en vienne à bout par les méthodes naturelles.

La chimiothérapie est parfois utile mais redoutable. Elle détruit l'équilibre de l'organisme, détruit les cellules saines en même temps que les cellules malignes, détruit les mécanismes de digestion, détruit les effets salutaires d'une bonne nutrition, détruit l'immunité. Nous connaissons tous les manifestations de ces effets : nausées, pertes de cheveux, infections, etc.

Les tumeurs sont des amalgames bourrés d'acidité, des systèmes tampon où l'organisme concentre son acidité morbide. Enlevons-les et l'organisme les reconstruira ailleurs, c'est ce qu'on appelle les métastases.

Revenons un moment sur notre hygiène alimentaire. Nous constatons que tous les grands malades ont des putréfactions ou inflammations intestinales, une vésicule biliaire surchargée, la langue sale, une haleine mal odorante. Les graves maladies n'apparaissent que sur des bases de désordre intestinal. Ne créons donc pas ce terrain. Souvent les parois intestinales ne sont pas en bon état. Parfois même elles ont été durcies par l'agression de lavements répétés. Les échanges avec les cellules sont de mauvaise qualité. Toutes les toxines en surnombre passent facilement cette frontière et envahissent les tissus. Si nous rencontrons ce cas, soignons d'abord notre digestion, donc notre alimentation et les conditions de son emploi. Essayez : vous verrez la maladie grave régresser et ceci rapidement.

Les chercheurs américains du Veterans Affairs Medical Center de Houston au Texas ont suivi, pendant deux ans, 76 personnes présentant une lésion précancéreuse de la peau. Comme à l'accoutumée, ils en ont fait deux groupes de 38 personnes. L'un des groupes a poursuivi son alimentation habituelle. L'autre a diminué de 20 % ses graisses alimentaires. Cette réduction s'est accompagnée de la réduction du nombre des lésions dans ce groupe. Il en va de même des cancers du côlon, du sein, de la prostate, des ovaires.

Ces notions simples sont réelles. Il suffit de les essayer pour s'en persuader. Ce qui m'irrite, c'est que cette théorie aussi simple ne soit pas prise en compte. Elle coûte peu. Sans doute ébranle-t-elle trop l'édifice économico-financier sous-jacent à la « santé ». C'est grave ! Un moyen d'y parvenir serait de l'enseigner aux écoliers dans les petites classes, en plus ou en dehors des cours, comme ce fut le cas du catéchisme, de la musique et du sport. Les enfants donneraient des conseils ; on s'apercevrait de la véracité de ces théories ; on deviendrait, par sa nourriture, son propre médecin. Devant cette réussite, cet enseignement entrerait peut-être aussi officiellement que la musique et le sport dans les mœurs. Qui sait ? Mais prenons garde. Certains veillent au grain !

Certaines substances sont cancérigènes. Ce sont les graisses de viandes cuites au grill ou au barbecue, les rayons ultraviolets du soleil, la fumée du tabac, les pesticides des cultures modernes, etc. Mais ils n'apportent pas forcément le cancer. Pour cela, il faut que le terrain s'y prête, que l'organisme soit fatigué, acidifié et que l'immunité ne soit plus assurée par la nourriture de base qui contient du fer, du cuivre, du zinc, du sélénium et des protéines.

Le sélénium et les vitamines

Le sélénium joue un rôle important dans la prévention du cancer. On trouve le plus de cancers du sein aux États-Unis où l'alimentation en contient peu. On trouve le moins de cancers du sein en Bulgarie où l'alimentation en est riche. Le docteur Clark Griffith, un biochimiste d'un des plus grands centres de recherche sur le cancer du monde (MD Anderson Hospital and Tumor Institute de Houston au Texas), déclarait : « Plusieurs travaux mentionnent l'effet protecteur du sélénium. Il empêche les tumeurs de se développer dans plusieurs organes : le côlon, le foie, la peau. La perspective est particulièrement encourageante pour le cancer du sein. » Cela ne veut pas dire qu'il suffit d'avaler du sélénium pour ne pas avoir de cancer. Non ! Si vous avez un cancer, la non-carence vous aidera à en revenir, de même qu'une bonne alimentation qui en est riche. Votre système immunitaire s'en trouvera renforcé. La vitamine E sera une excellente alliée dans ce travail de reconstruction qui sera lent mais terriblement efficace. On trouve ces substances miraculeuses dans les céréales et graines germées, l'oignon, la levure alimentaire, les huiles de germes de céréales et toutes les huiles vierges de première pression à froid. Le sélénium, les vitamines E et F dans ces aliments sont les antioxydants majeurs qui protègent l'organisme.

Les vitamines A et C agissent en synergie avec ceux-ci comme antioxydants. Le symposium de l'Institut national contre le cancer à Washington en 1990 a déterminé que la consommation insuffisante en vitamine C doublait le risque de cancer.

Leur association avec les vitamines du groupe B et tous les acides aminés nécessaires à l'organisme en fait un excellent « front » anti-cancer ;

ce « front » crée aussi la résorption du cancer s'il est déclaré. On trouve les vitamines A dans la carotte, les épinards, le persil, le cerfeuil, le pissenlit ; la vitamine C dans le persil aussi, les choux, le cassis, les fruits, les légumes frais qui ont aussi beaucoup de vitamines A. Les vitamines du groupe B sont surtout dans les céréales germées, le germe de blé, la levure alimentaire, le pain complet au levain, l'amande, l'abricot sec, le jaune d'œuf, les champignons, le raisin, la viande de bœuf, la cerise, la noisette, le tamari, le riz complet, etc. Voilà ! Nous sommes à l'aise ! À chaque fois, nous nous retrouvons en terrain connu. Cela fait un certain temps que nous avons compris ce qu'il faut manger. C'est un leitmotiv ! Les nutriments de construction sont toujours les mêmes.

Une nourriture saine

En cas de cancer, il conviendra donc d'avoir une nourriture globale saine. Évidemment, il ne faut pas fumer, ni boire de l'alcool (un peu de vin est possible), ni prendre de sucre industriel. Tous les conseils de cet ouvrage sont particulièrement adaptés pour ne pas créer un terrain cancéreux. Mais, à titre de révision ou redite (car il faut redire et redire), nous insisterons à nouveau sur certains points importants.

Le climat des repas doit être calme et serein, la présentation charmante. La sobriété est au programme. La qualité des aliments est primordiale : pas de produits raffinés, dénaturés aux antibiotiques, pesticides, engrais chimiques. Consommez des produits biologiques de grande classe, les plus naturels possible.

Les légumes crus sont de rigueur. Leur présence est obligatoire à tous les repas ; les fruits de saison à 10 h, 16 h, voire avant de se coucher. Chaque matin, il y a apport complémentaire de magnésium marin naturel non raffiné. Le magnésium est associé au silicium dans l'alimentation et ce dernier renforce l'action absolument primordiale du magnésium. La silice assimilable est suffisante chez une personne correctement nourrie. Le développement de l'artériosclérose montre que ceci n'est pas souvent le cas.

Le petit déjeuner sera fait de fruits secs et oléagineux toujours naturels. Les crudités seront arrosées des huiles de première pression à froid. La levure alimentaire et ses apports en vitamine B seront un bon complément journalier. On évitera les associations douteuses. Le cancéreux fera très attention à ne jamais avoir de fermentations intestinales. Il se méfiera des purines dans ce sens, donc de la viande en général et des produits laitiers, du foie, du bœuf, de la truite, des lentilles. Il organisera de grandes séances de désintoxication par les jeûnes, les cures de raisin, de pommes, de pissenlits sauvages, de baies de genièvre, etc. Et chaque jour, il faudra oxygéner l'organisme par la marche au grand air et l'exercice. On y associera des bains à température croissante, de grands sommeils, des exercices respiratoires.

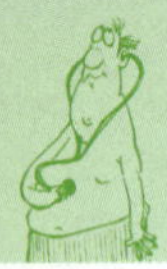

DOCTEUR, ET MON CHOLESTÉROL ?

Le cholestérol est un stérol nécessaire à tous les animaux et les hommes. Il entre dans la structure des cellules et particulièrement des neurones et cellules nerveuses. Il sert à fabriquer de nombreuses hormones. Il participe à la synthèse de la vitamine D. Avoir très peu de cholestérol dans le sang est un grave signal d'alarme chez les personnes âgées.

Il est de deux natures : celui qui est fourni par l'alimentation, surtout animale, et celui qui est fabriqué par l'organisme. Ce dernier est fabriqué par les glandes hépatiques. Le taux de cholestérol dans le sang augmente jusqu'à 50 ans, baisse à nouveau chez l'homme et continue d'augmenter chez la femme. C'est le sang qui fabrique les plaques athéromateuses qui obstruent les artères. Ce sont des surcharges composées de calcium et de lipides. Les premières manifestations frappent l'aorte et les coronaires.

Dans notre société, tout le monde le combat : il forme un conglomérat qui tapisse l'intérieur des artères et, de ce fait, les bouche, entraînant le trop célèbre infarctus. C'est l'athérome. Le cholestérol n'est pas le seul agent. Nous en reparlerons au prochain chapitre. Il y a du cholestérol dans les œufs par exemple, mais les œufs sont très utiles à la santé et on peut chaque jour en consommer plusieurs. L'effet nocif du cholestérol dépend de son association avec les acides gras saturés qui donnent des dérivés stables. On trouve ces graisses dans la margarine qui peut être un véritable poison, réputé comme tel par une très sérieuse étude américaine. La publication en France de cette étude a été suivie d'une plainte des fabricants de margarine qui ont perdu au tribunal ; malgré tout, le jugement n'est jamais paru dans les journaux (la plainte, si !). Les graisses animales et le beurre sont aussi des graisses saturées, donc nocives dans une certaine mesure. Si elles sont cuites, ces lipides sont hypercholestérolés.

Le taux de cholestérol doit se situer entre 1,7 g et 2 g et non pas plus, comme annoncé par certains laboratoires d'analyses de sang. À l'hôpital de la Pitié-Salpêtrière à Paris, dans les services d'endocrinologie, on assure qu'avec ces taux, on ne « fait » pas d'accident coronarien, même si les autres facteurs de risque comme le tabac et l'hypertension existent. À 1 % de réduction du taux de cholestérol excédentaire dans le sang, correspond 2 % de baisse de la fréquence des accidents cardiovasculaires. Le Groupe de recherche sur l'épidémiologie de l'artériosclérose (GREA) a démontré que les maladies cardiaques étaient 4 fois plus fréquentes chez les personnes à plus de 2,6 g de cholestérol dans le sang par rapport aux personnes ayant moins de 2 g.

Cependant, « le cholestérol est le chef d'orchestre du métabolisme des lipides, précurseur des hormones sexuelles et cortico-surrénaliennes, composant essentiel de la bile », comme écrivait André Roux, hygiéniste-nutritionniste. Les lipoprotéines de densité élevée (HDL) véhiculent le bon cholestérol. La faculté de solubiliser le cholestérol et de transformer les acides gras saturés en phospholipides combustibles dépend de l'équilibre bioélectronique du terrain sanguin. Celui-ci est conditionné par la qualité des aliments. Les femmes avant la ménopause ont plus de chance que les hommes sur ce terrain : les œstrogènes, ces hormones féminines bien connues, augmentent le « bon » cholestérol HDL et donc protègent des risques d'infarctus.

Si l'on énonce le problème du cholestérol, c'est que les maladies cardiovasculaires sont tristement à l'honneur. Plus d'un tiers des Français en décèdent. Un Français sur deux a une maladie de cœur ou des artères. Ceci est le lot de tous les pays dits les plus civilisés. C'est la rançon de ce qu'on appelle le progrès. Tous les sages de la naturopathie connaissent et dictent depuis longtemps les facteurs de risque. Ceci est connu depuis le début du siècle. Ce sont : la sédentarité, l'hypercholestérolémie, le tabac et l'hypertension artérielle. Ceci est certifié maintenant par les études médicales récentes les plus sophistiquées.

Deux substances jouent un rôle primordial dans ce domaine : le collagène qui fait de bonnes parois circulatoires et l'élastine qui – vous avez compris –

leur donne toute élasticité. Lors de la 30e conférence annuelle sur la nutrition au Texas, en 1975, le docteur Haris a déclaré qu'en l'absence de cuivre dans les jeunes années, les vaisseaux sanguins présentent des points faibles, comme des trous laissés dans un mur de briques. Ces trous créent des points faibles et des ruptures cardiovasculaires vers l'âge de 50 ans où la pression due au cholestérol est la plus forte. Le docteur Leslie M. Klevay dit qu'une alimentation insuffisante en cuivre élève le taux de cholestérol sanguin et contribue à l'artériosclérose.

L'alimentation générale est souvent carencée en minéraux. Elle peut l'être en cuivre. Nous consommons beaucoup de pain blanc et insuffisamment de graines germées, de légumes verts. Ainsi, nous manquons de cuivre. Dès 1975, le *Nutrition Reports International* de mars et l'*American Journal of Clinical Nutrition* de juillet expliquèrent : « Dans les pays industrialisés, où les maladies de cœur sont la principale cause de décès, beaucoup de lipides et de sucres, peu de fibres, des eaux douces débarrassées de leurs minéraux, ajoutés au tabac, à l'hypertension et l'absence d'exercice sont les autres facteurs principaux de risques de maladies de cœur. » Hélas, une carence en cuivre, fruit d'une alimentation moderne dite raffinée, ne se produit jamais seule. Déjà, sans cuivre, pas d'assimilation de fer, donc pas de fer. Si l'on consomme trop de zinc, il y a conflit d'influence avec le cuivre dans les intestins. Chez les malades sous médicaments, on a pu observer que le taux de cuivre baissait au fur et à mesure que le taux de zinc augmentait.

Voici une nouvelle raison – s'il en était besoin ! – de ne pas prendre les minéraux en médicaments. En effet, la prise sous l'effet des fruits et légumes ne crée pas ces inconvénients pour les raisons que nous avons déjà explicitées. Les aliments riches en zinc sont aussi riches en cuivre, comme le foie, les fruits secs, les haricots et les pois. Vous voyez que la nature est bien faite. Encore une fois, des études aux États-Unis ont montré que la ration en cuivre prise journellement était très inférieure aux besoins de 2 milligrammes.

Nos grands-mères ne se posaient pas de questions : les ingrédients étaient complets et comportaient le bon équilibre cuivre-zinc. Les aliments naturels sont riches en cuivre, les aliments raffinés n'en ont pas. La farine raffinée sert à fabriquer le pain, les pâtes, les biscuits, ce que les Français adorent. Il faut manger des aliments complets, riches en cuivre : les graisses, les noix, les pois, les haricots, les champignons, les avocats, tous les légumes verts, le foie de bœuf. Il n'y a pas lieu de rechercher de complément alimentaire de cuivre. La nourriture habituelle de légumes et fruits secs journaliers, comme préconisée dans cet ouvrage, suffira largement.

Par contre, le cholestérol en présence des huiles de première pression à froid qui contiennent une large proportion d'insaturés est utile à l'organisme et au cœur en particulier. L'huile de noix contient 75 % d'insaturés, l'huile de tournesol 60 %, l'huile de soja 50 %, l'huile d'arachide 25 % et l'huile d'olive 15 %. On préférera, comme nous l'avons déjà énoncé, surtout l'huile d'olive et l'huile de noix, voire quelques autres qui présentent des équilibres complets. Des études épidémiologiques sérieuses ont été réalisées aux États-Unis. Elles démontrent que l'on attendait les huiles de tournesol ou de carthame au rendez-vous des meilleurs facteurs de protection contre les maladies cardiovasculaires. Et c'est l'huile d'olive qui réalise le mieux cette protection. Il faut dire que c'est celle qui rééduque et tonifie le mieux le foie, organe de prédilection dans ce métabolisme.

Un à deux centimètres cubes par jour d'huile de saumon peuvent être un facteur intéressant contre les dépôts de cholestérol, de même que la lécithine de soja. Et l'huile de saumon est préconisée par le docteur David Servan-Schreiber pour ses omégas-3, si riches pour le cerveau et le cœur.

Dans le chapitre sur le diabète, nous avons aussi étudié le rôle du chrome en relation avec le cholestérol. Les vitamines A, B6, PP et le magnésium sont des aides précieuses pour la lutte contre l'athérome ou dépôt de cholestérol dans les artères. On les trouve dans la levure alimentaire, le blé, l'épinard, le persil, la carotte, etc.

En tout état de cause, il ne faut pas prendre de médicaments contre le cholestérol. Le professeur Marian Apfelbaum, nutritionniste à l'hôpital Bichat, relate ces conclusions: «En 1974, 3 490 hommes d'affaires finlandais à risque ont été divisés en deux groupes. Dans le premier, les patients ont été suivis régulièrement, mis à la diète et ont reçu des drogues destinées à faire baisser le cholestérol ou la tension. Le second groupe de contrôle était laissé sans traitement. Avec quinze ans de recul, les résultats se révélaient catastrophiques: c'est dans l'ex-groupe médicalisé que l'on a relevé un excès significatif de mortalité, toutes causes confondues, cancers, accidents, homicides et suicides.» Je suggère que l'on fasse ce même type d'expérience avec toutes les drogues et médicaments. Les résultats sont identiques.

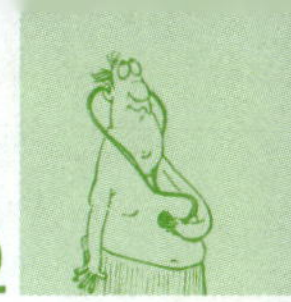

UNE PERSONNE SUR CINQ FAIT DE L'HYPERTENSION

Oui ! Ce chiffre est énorme. L'hypertension est un facteur important d'accident cardiovasculaire. Parmi les autres risques, on peut citer l'obésité, le diabète, la mauvaise élasticité des artères, la surcharge du sang en acide urique, triglycérides et cholestérol, le fibrinogène déterminant la coagulation du sang, le tabac, le terrain héréditaire peut-être, le stress permanent. L'hypertension – c'est presque de la plomberie – est une tension trop forte sur les parois artérielles. Pensons au tensiomètre, à sa façon de mesurer la tension ! Cette tension est trop forte si les artères manquent d'élasticité, si le sang n'est pas assez liquide ou si le cœur pompe le liquide avec tension.

La pression systolique (premier chiffre) est la pression juste après la contraction du cœur. La pression diastolique (deuxième chiffre) est la pression la plus faible au cours du cycle. Évidemment, la signification de ce deuxième chiffre a autant d'importance que celle du premier. Ces deux chiffres doivent avoir le rapport maximum suivant : 14/9, 13/8,5, 12/8. Au-dessus de 14/9, on est en présence d'hypertension.

Le sodium a une influence importante sur l'hypertension. Trop de sodium augmente le volume de sang à faire circuler, donc augmente la pression. Le cœur bat plus vite, l'organisme fatigue. Cependant, certaines personnes mangeant trop salé n'ont pas d'hypertension. Le lait maternel a un bon équilibre en sodium, tandis que le lait de vache a trop de sel.

Le potassium a un rôle réducteur de l'hypertension. Ceci est aussi largement développé au chapitre qui traite du manque de magnésium. De nombreux travaux médicaux ont démontré que le sodium faisait autant monter la tension que le potassium la faisait baisser. 2 000 personnes ont été ainsi testées par le docteur Georges D. Miller qui a prouvé cela à la convention de l'American Heart Association en 1978. Cette étude sérieuse a mis en exergue le rapport potassium/sodium. Le potassium étant un excellent diurétique, l'excès de sodium est ainsi évacué.

Il n'est pas nécessaire de prendre des médicaments pour diminuer la tension. Il faut surtout suivre les conseils d'alimentation de vie saine de cet ouvrage : faire attention au sucre, prendre des légumes crus et cuits, s'assurer que la ration journalière comprend tous les minéraux nécessaires, toujours y associer les graines germées, manger des fruits en dehors des repas. On peut associer à ces « théories » de base quelques actions particulières. Tout ce qui est diurétique est de bon escient : nourriture comme les fraises, les olives noires, le raisin ou jus de raisin biologique entre les repas, le riz, les algues, les compléments alimentaires naturels, les essences végétales de cyprès, d'oignon, de citron, de sauge, de romarin, les tisanes de feuilles d'olivier, de feuilles de noyer, de romarin, de sauge, de thym, de vigne rouge, de feuilles de bouleau, de genièvre, de renouée des oiseaux.

Il faudra aussi éviter de rajouter constamment du sel aux aliments. Il ne s'agit pas de cuisiner sans sel (voir chapitre sur le sel) mais de réduire le sel que l'on rajoute dans son assiette. Il faudra un peu forcer sur les aliments riches en potassium que sont les produits à base de soja (sans exagération), les graines biologiques germées, les noix, amandes et noisettes en quantités journalières mais modérées, tous les produits de la mer, les légumes verts.

Quelques jeûnes partiels fréquents et répétés contribueront au rééquilibre. L'ail et l'oignon, tous deux crus, seront de tous les repas principaux. Dans les nutriments que nous n'avons pas encore cités, j'ajouterais : l'abricot, l'ananas, la banane séchée, la betterave, la carotte, le cassis, le chou, le citron bien mûr, le coing, la datte, les épinards, les framboises, les groseilles rouges, les laitues, les myrtilles, l'orange en dehors des repas, le pamplemousse, le pissenlit, la pomme, la prune.

Il faudra y associer les exercices physiques, suivis d'une profonde relaxation, plusieurs fois par jour.

Qu'on étudie l'hypertension, le cholestérol, l'acidité ou d'autres avaries, on arrive toujours aux mêmes conseils. J'ai l'impression de me répéter. C'est un jeu simple ! Vivre ou ne pas vivre ?

LE NETTOYAGE

Je défie un ermite de jeûner
sans donner un goût exquis
à son eau claire.

Aldous Huxley.

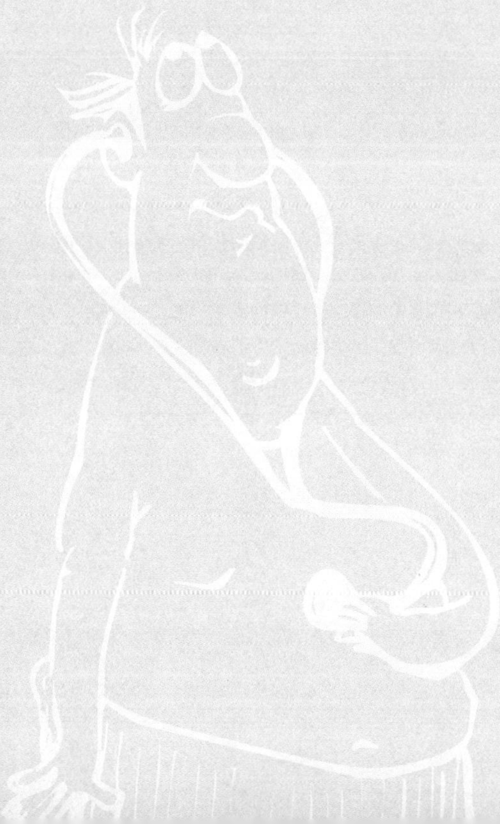

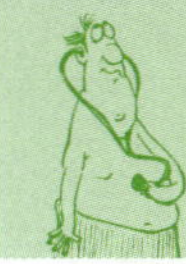

LE NETTOYAGE DE PRINTEMPS

C'est une bien jolie formule que celle de « nettoyage de printemps ». Toute maîtresse de maison, véritablement maîtresse de sa maison et digne de cette ravissante expression pleine de renouveau, sait bien qu'à l'usage, une maison a besoin d'un bon nettoyage. Même en prenant beaucoup de précautions, au fil des jours, la maison se salit inexorablement. Du côté de l'organisme, la vie moderne ne prend, de plus, aucune précaution. Regardons dans les caddies à la sortie des supermarchés ! La « Grande Organisation » a bien conçu les choses. Pour peu d'argent, on a des produits sucrés, agréables au goût et recherchés par les enfants ; ils offrent énormément de calories par centime investi. Bon nombre de caddies en regorgent. On dit même que se nourrir de légumes coûte plus cher, et si ces légumes sont naturels, cela coûte encore plus cher. La nourriture habituelle est chargée de sucres industriels, de conservateurs, de nitrates, d'engrais chimiques. La restauration rapide a envahi notre vie moderne. On n'a pas le temps : les cuissons doivent être ultrarapides. Le tabac et ses fumées sont encore partout. Et la pollution est omniprésente dans notre assiette. Il est presque impossible, de nos jours, d'éviter la pollution alimentaire.

Nettoyer son organisme

Poursuivons notre comparaison. Nettoyer sa demeure un peu chaque jour permet de maintenir une présentation parfaite. Une fois par semaine, le nettoyage est un peu plus conséquent et général. Et chaque année, au printemps, c'est le grand chambardement, les fenêtres grandes ouvertes. De la même façon, nous allons entreprendre le drainage de notre organisme un peu chaque jour. Chaque semaine, nous organiserons un nettoyage plus élaboré. Au début de l'automne et au début du printemps, nous entreprendrons quelques bonnes purges pendant quelques jours à chaque fois.

Dans tout cela, un grand principe ! Il est difficile de laver un évier d'une main pendant qu'on le salit de l'autre. Les meilleurs nettoyages ont un maximum d'efficacité quand l'injection de toxines s'arrête.

À ce moment-là, se met en branle le merveilleux processus d'énergie vitale en notre possession. Ce processus est inclus au plus profond de nous-mêmes, dans notre programmation génétique de continuité de la création, dans notre essence. Ceci est très important. L'opinion publique croit l'inverse. Par exemple, quelqu'un a la grippe ou est fatigué : l'opinion publique croit que l'organisme ne peut pas se guérir lui-même. Elle pense qu'il faut l'aider, lui apporter des produits. Ceci est inexact. Automatiquement, notre nature a tendance à revenir à la vie, à l'état de santé parfaite, d'elle-même. Ceci est instinctif. C'est pourquoi les malades n'ont plus faim, ont besoin de leur lit, etc. À l'occasion du repos, les tissus se réparent et les cellules usagées s'éliminent. Quand on a compris cela, on a déjà beaucoup avancé. En cas de maladie, le repos remplace l'agitation et la sérénité remplace l'angoisse.

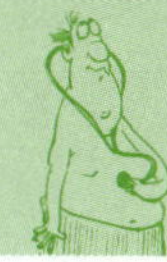

LES SYNDROMES D'ÉLIMINATION

Lorsqu'on entreprend le drainage d'un organisme - surtout si l'organisme est engorgé depuis longtemps et que le drainage entrepris est le premier drainage conséquent –, les toxines quittent leur réserve et apparaissent au grand jour. Cette apparition se fait souvent dans l'inconfort.

Les syndromes d'élimination sont :

- fatigue ;
- mauvaise haleine ;
- langue sale ;
- urines chargées ;
- céphalées, migraines ;
- transpiration mal odorante ;
- nausées, vomissements ;
- crachats, sécrétions des muqueuses respiratoires ;
- douleurs rhumatismales ;
- éliminations vaginales ;
- diarrhées ;
- toutes douleurs anciennes revenant.

Non, non, pas tout à la fois ! Mais il y a presque toujours apparition de l'un ou de plusieurs d'entre eux selon la personnalité biologique. En tout état de cause, c'est toujours une excellente affaire. Il peut arriver que ces syndromes existent peu, ce qui ne veut pas dire qu'il ne se passe rien.

Absolument rien ne doit enrayer ces manifestations salutaires : surtout pas d'aspirine, d'antibiotiques, de médicaments. Ce serait un rendez-vous raté et beaucoup d'efforts pour rien. Donc, on laisse la fièvre faire son effet, on se met au repos. On a donc bien choisi sa période et on s'est assuré qu'on pouvait se reposer. Les vacances sont propices pour cela car on peut se reposer, on s'oxygène plus qu'à l'habitude, donc cela se passe mieux. L'esprit est clair. On fait aussi une cure de « démentalisation », et l'on traite le problème comme une maladie aiguë. Le docteur Passebecq écrivait: « Toute période d'élimination intensive doit être considérée comme une maladie aiguë et soignée comme telle: repos, calme et quiétude, chaleur. On évitera tout particulièrement les médicaments: analgésiques, fortifiants et toniques, laxatifs et suppositoires, instillations nasales, antibiotiques, etc., sauf indication médicale. Après cette période de désintoxication viendra la convalescence. Un renouveau attend ceux qui savent comprendre le sens des crises de désintoxication. »

Souvent, ces syndromes d'élimination apparaissent plutôt entre le premier et le cinquième jour de la cure de nettoyage: c'est l'apparition la plus nette. Par la suite, au fil de la cure, peut survenir une autre manifestation, voire plusieurs selon les cas. Au-delà du cinquième jour, tous les bons effets de la cure se mettent en place. En moyenne, une personne a souvent besoin de dix jours pour effectuer un travail sérieux de nettoyage.

Quand nous n'en sommes pas avertis, nous nous affolons à l'arrivée de ces symptômes bénéfiques. Vous n'imaginez pas l'énergie que je dois dépenser, d'une part à prévenir longuement qu'un bon nettoyage a quelques manifestations inconfortables, puis, au téléphone, à rassurer quand ce qui était annoncé se produit, enfin à promettre un mieux-être spectaculaire après ces quelques jours fatigants. Les personnes atteintes de la sclérose en plaques voient leur état s'améliorer au fur et à mesure qu'elles se désintoxiquent, donc souffrent. J'ai souvent entendu: « Avant, j'allais bien, je ne souffrais pas, je n'avais mal nulle part. Maintenant, bien sûr, je bouge mieux mais j'ai mal. » Le dialogue se termine souvent, de ma part, par une remarque du genre: « Et plus vous marcherez normalement, plus vous aurez mal. » Les cristaux d'oxalates blessent les chairs en les quittant. Les maux de tête sont des libérations de toxines. Les diarrhées sont une évacuation volontaire de l'organisme des putréfactions intestinales, des déchets livrés par la vésicule biliaire.

Parfois, l'organisme choisit la peau pour « exprimer » son épuration; eczéma, dermatoses ou autres « sympathies » de la désintoxication sont alors, à nos yeux experts et avertis, des événements heureux. Il est facile de les reconnaître car à chaque personnalité correspond une personnalité biologique qui a ses habitudes, par exemple le petit eczéma de tel centimètre carré de peau que l'on fait à chaque drainage. Certains hommes sanguins sont certains d'ailleurs de ne pas faire de crise cardiaque tant qu'ils font leur petit eczéma ou que leur nez coule.

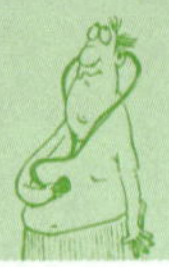

LE MIEUX-ÊTRE EST DE RETOUR

Tout ce travail entrepris par l'organisme pour sortir de leurs cachettes ces cristaux toxiniques est fatigant. La personne qui se nettoie est parfois en méforme, épuisée, et on conclut que quelque chose ne va pas puisqu'elle est fatiguée. C'est juste l'inverse. Tout va bien. L'organisme travaille et – c'est bien normal – le travail fatigue. Quand l'organisme est en croisière, tout va bien à première vue, mais, en réalité, il s'encrasse avec confort. Combien de fois n'a-t-on point entendu à la mort de quelqu'un : « Il allait pourtant mieux » ou « Il allait pourtant si bien et d'un seul coup... ».

Pendant la cure de désintoxication et a fortiori pendant le jeûne, beaucoup de choses changent, s'arrêtent ou diminuent sensiblement : la mastication, la digestion, le péristaltisme (mouvement digestif), les sécrétions digestives, les commandes nerveuses de digestion, les systoles cardiaques, les éliminations rénales, le drainage de la vésicule biliaire. Ainsi donc, l'énergie considérable qui n'est plus utilisée pour toutes ces fonctions est disponible pour nettoyer, éliminer, drainer, épurer par les enzymes intracellulaires, détruire les triglycérides, faire fondre les kystes, œdèmes, tumeurs, goitres, cellules mortes, malades ou vieilles.

La peau est un excellent baromètre de santé. Son état est le reflet de l'état de toutes nos cellules. Après le jeûne ou une cure de raisin, l'effet est saisissant : la peau est lisse, les rides diminuent, d'anciennes meurtrissures s'estompent, les tâches, boutons, excroissances disparaissent. Les yeux s'éclaircissent. Nous ne vieillissons plus. La jeunesse revient. M. Guy Lacoste écrit : « Avec les dépôts de toxines nettoyés, le corps purifié, le sang rajeuni, les organes renouvelés, les sens améliorés, la digestion et l'assimilation augmentées, les cellules et tissus revenus à une condition de jeunesse, les infiltrations, les affections et les excroissances absorbées, les tissus morts et mourants rejetés et remplacés par des tissus neufs, la chimie corporelle normalisée, le corps est pour ainsi dire dans les mêmes conditions que le matelas qui a été rénové et refait. » Il y a plus poétique comme allégorie mais elle est reposante !

La meilleure formule, pour s'en persuader, est d'essayer.

Ainsi donc, ce grand nettoyage permet :

- une remise en forme physiquc ;
- une remise en forme psychique et morale, résultat inattendu en cas de dépression par exemple ;
- une restauration du terrain normal d'immunité et du terrain digestif dans son ensemble : estomac, intestins notamment ;
- une amélioration de nombreuses pathologies ;
- une dynamisation des traitements médicamenteux suivis ;
- une levée des barrages inhibiteurs de ces traitements ;
- une élimination des surcharges pondérales ;
- une disparition des excroissances parasites ;
- une tonification de l'intuition, la créativité, la spiritualité.

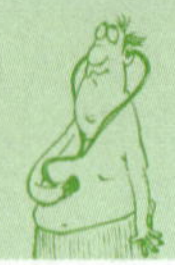

ATTENTION AUX EMBÛCHES !

Mais les embûches guettent. Comme nous l'avons déjà décrit, les crises de désintoxication font peur : « Je sais bien, vous me l'avez expliqué, mais j'avais un de ces mal de crâne, je n'allais pas bien, j'ai bien mangé et il s'est arrêté, vous voyez bien... » Tout s'est arrêté, oui ! Le drainage et le nettoyage ont stoppé net et il faudra bien les reprendre un jour ou l'autre, de gré ou de force, par exemple couché sur un lit d'hôpital sans la force de manger pendant une semaine ou plus, sous l'emprise d'un gros problème. « Je n'ai pas de chance ! Il faut que cette saleté tombe sur moi. »

L'entourage donne de nombreux conseils : « Tu n'as pas beaucoup de couleur, mange un peu de viande, ça ne peut pas te faire de mal, ça te donnera des forces » ou « Il ne faut surtout jamais sauter un repas », conseils archiconnus qui arrangent bien les lecteurs, donc ceux qui l'écrivent, et qui sont des âneries. Sauter un repas repose tout le système digestif, libère de l'énergie pour drainer l'organisme. Non seulement il faut en sauter de temps en temps, surtout celui du soir, mais en sauter parfois plusieurs de suite est un geste de salut. L'entourage affole, décourage. Par principe, il n'aime pas les gestes marginaux d'un membre de la famille qui prend une autre route qu'eux et qui pourrait s'en trouver différent. Il n'est que d'observer le regard teinté d'un zeste de satisfaction quand un père de famille peut dire « La grippe, on y est tous passés », comme si c'était l'ordre normal des choses. Il y a plus de 15 ans que je ne l'ai pas eue, tout en vivant sous l'influence d'abonnés à ce rendez-vous hivernal.

L'entourage s'affole quand on a des crises d'élimination et affole le pauvre curiste, appelle le docteur, fait des diagnostics, sort des trucs de l'armoire pharmaceutique familiale. « T'as le nez qui coule, prends ça, tu verras... Ça a bien marché quand t'étais petit et j'ai gardé la boîte précieusement. » Admettons que j'exagère un peu, quoique...

Par contre, il y a des circonstances où il vaut mieux éviter les cures de désintoxication rondement menées : certaines maladies très graves, les états d'allaitement et de grossesse, les circonstances d'hypotension.

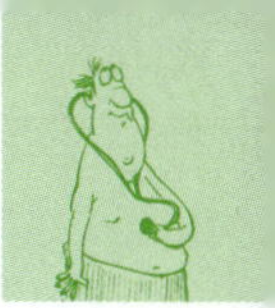

L'AIDE AU DRAINAGE

Certains naturopathes puristes disent qu'il faut jeûner, par exemple, pendant plusieurs jours et ne prendre que de l'eau. Ils n'autorisent aucun adjuvant même homéopathique. L'organisme est capable d'assumer son nettoyage en autarcie. Ils ont raison.

Personnellement, je ne suis pas puriste et je préfère l'aider. Pourquoi ? En cas de premier jeûne long, lorsqu'une maladie de dégénérescence est là et que cette maladie a poussé à cette décision de jeûne, il arrive fréquemment que, par exemple, l'organisme dégage beaucoup d'acide urique. On a vu des cas où c'était une véritable invasion. Le caractère très bénéfique d'une crise de goutte ou d'un blocage d'un rein m'échappe un peu. Je préfère drainer et aider le curiste, de ce fait rassuré. Pour cela, je conseille l'usage de draineurs hépatorénaux homéopathiques, nous y reviendrons.

Les crises d'élimination peuvent être atténuées dans leur manifestation inconfortable en commençant, trois jours avant la cure proprement dite, un régime de décélération en produits laitiers, viandes, sucres et farineux. Le jour précédent la cure, on supprimera complètement ces produits. Ainsi, le grand départ sera plus sympathique. Il y a d'autres gestes d'accompagnement de la cure ou de préparation les premiers jours ou les jours précédant le départ. Une puissante désintoxication est bénéfique si on met toutes les chances de son côté pour éviter les effets secondaires. Il faut notamment savoir que :

- l'absorption de chrome régularise la fonction pancréatique et améliore la transformation des sucres ;
- le zinc stimule l'hypothalamus et l'hypophyse. Il a donc une fonction réelle dans l'apaisement de la faim excessive ;
- l'association du zinc et du chrome stimule encore mieux la fonction pancréatique ;
- la lécithine de soja émulsifie les graisses et aide donc à leur assimilation. Son action est la composition de deux facteurs primordiaux : choline et inositol ;

– les antioxydants luttent contre les radicaux libres et les métaux lourds et servent donc de catalyseur à toute action de nettoyage. Ils sont les vitamines C, E et A que l'on prend en compositions naturelles, par exemple la vitamine A en huile de foie de poisson. Ils sont aussi le sélénium, le chrome, la méthionine et la cystéine ;
– un complexe très complet en minéraux, vitamines et oligoéléments comme la spiruline (algue) ou des produits pharmaceutiques comme Rexorubia (il y en a des quantités d'autres) seront de bons toniques utiles.

Lorsque je rencontre une personne décidée mais stressée, anxieuse ou boulimique, je l'accompagne tout au long de sa grande marche vers la liberté, par un petit traitement homéopathique. Nous en parlons avec plus de détails en d'autres lignes. Cette « adaptation » m'est livrée clés en main par un bon examen iridologique, une lecture de la langue et des pouls chinois et la connaissance morphopsychologique du candidat à la renaissance. Je pratique aussi l'analyse graphologique, la numérologie. Je me laisse guider.

Et enfin je surveille sérieusement l'épuration naturelle du côlon. Souvent, celui-ci se vide tranquillement, naturellement. C'est parfait ! Mais parfois, cela se passe autrement. Le péristaltisme diminue, donc des fermentations et putréfactions intestinales peuvent apparaître avec les poisons correspondants : anhydride carbonique, phénol, scanol, putrescine, etc. On pense tout de suite au lavement et beaucoup y pensent tellement que l'idée de son bienfait est répandue. C'est inexact. On l'appelle maintenant « hydrothérapie du côlon » mais cette formulation plus séduisante parle toujours de la même chose. D'abord, les lavements ne nettoient que le côlon descendant et l'anse sigmoïde. Et le reste ? Ensuite, ils traumatisent par la mise en scène que vous avez à l'esprit en lisant ces lignes. Joli tableau n'est-ce pas ? Certaines personnes, en outre, ont beaucoup de mal à les supporter. Enfin et surtout, ils durcissent les parois intestinales ; nous ne le répéterons jamais assez ! Or, c'est par des parois intestinales souples qu'a lieu un échange nutritif optimum avec les cellules de l'organisme.

Que faire alors ? Souvent rien de particulier mais parfois la prise répétée de 5 grammes de chlorure de magnésium dans un verre d'eau suffira à obtenir une selle libératrice. Si le côlon ne se vide pas naturellement, il faut prendre ce breuvage toutes les trois heures jusqu'à ce qu'il se vide. On peut aussi avoir recours à d'autres plantes comme le séné. Attention aux purgatifs du commerce irritants.

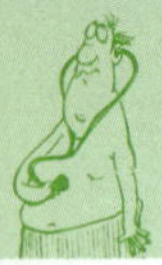

EN RÉSUMÉ, POURQUOI UNE CURE ?

La cure est indispensable pour apporter une réponse à notre état d'intoxiqué. Cet état est réel et inévitable par l'existence de nombreux facteurs :

- le stress de toutes origines, spécifique à notre façon de vivre ;
- notre alimentation trop abondante et trop riche vu nos besoins ;
- notre alimentation polluée par les :
  - nitrates,
  - polyphosphates,
  - pesticides,
  - insecticides,
  - conservateurs aux effets inconnus à long terme,
  - stérilisateurs et cuissons rapides détruisant les vitamines,
  - conservateurs aux rayons gamma et cobalt radioactif ;
- l'habitude des médicaments :
  - antibiotiques,
  - anxiolytiques,
  - corticoïdes,
  - contraceptifs ;
- la sédentarité ;
- la pollution omniprésente ;
- l'air (plomb) ;
- l'eau (nitrates, chlore) ;
- les radiations électromagnétiques.

Les toxines sont la cause biologique principale de la maladie. Cette toxémie vient de la dysharmonie entre le chemin que l'on a à parcourir dans un milieu naturel sain et la réalité de nos déviations. Éliminer les toxines, c'est guérir. Pasteur disait à la fin de sa vie : « Le terrain est tout, le microbe n'est rien. » Ce disant, il effaçait d'un seul trait toute une vie de travaux et de découvertes, avec une clairvoyance et une remise en question qui l'honorent. La véritable dynamique consiste donc à préserver un terrain sain afin que les microbes n'y aient aucune terre nourricière, faute de quoi ils s'y mettent et leur rôle est bénéfique. Dans ce contexte, les antibiotiques constituent un contresens assez fâcheux.

Dans cet ordre d'idées, le jeûne est la meilleure des « tornades blanches ».

Un soir d'août, je téléphone par hasard – existe-t-il ? – à une ancienne connaissance que nous nous étonnions de n'avoir pas vue depuis longtemps. Et pour cause : Christine est atteinte d'un eczéma géant, mais véritablement géant. Elle a dû arrêter le travail il y a de nombreux mois car elle n'est plus « présentable » et elle ne dort plus la nuit : elle la passe debout à s'arracher la peau, si l'on peut dire. En effet, son corps est recouvert en totalité d'une couche épaisse, dure, rose foncée. Celle-ci la démange en permanence. Son aspect physique – car le visage n'a pas été épargné – est spectaculairement laid, bien sûr. Le médecin ne sait plus quoi faire. Il lui recommande d'attendre. Il lui dit qu'un jour cela finira par se passer. Pour la soulager, il l'envoie deux fois par semaine faire des séances d'UV en institut de beauté. Cela la brûle encore plus. Pour la première fois de sa vie, à 50 ans, elle se fait bronzer, artificiellement qui plus est ! Elle souffre terriblement, surtout moralement.

Nous tombons d'accord qu'« aux grands maux, les grands remèdes ». Je lui propose de se mettre au lit et d'arrêter complètement l'alimentation. Je lui suggère un peu de chlorure de magnésium le matin et beaucoup de confiance. Nous restons en contact. Quatre jours après le début de ce jeûne à l'eau et aux tisanes, elle me téléphone et me déclare qu'elle « fait de la grippe » en plein mois d'août. Je lui suggère de ne pas prendre les antibiotiques distribués presque automatiquement et aveuglément en pareil cas. Elle reste au lit. Le surlendemain, la fièvre s'arrête et l'eczéma commence à tomber… en plaques. La maison en est envahie : il y en a partout. Entre les visites de ses amies, elle cache le phénomène en passant l'aspirateur sans arrêt. Celui-ci fonctionne à longueur de journée. Un mois après, ne demeure absolument aucune trace. Bien sûr, entre-temps, nous avons soigné la reprise alimentaire qui s'est faite – notamment à cette époque – grâce à une petite cure de raisins biologiques, en transition avant la reprise de l'alimentation habituelle.

Le jeûne déclenche la désintoxication de l'organisme. On peut avoir recours à des jeûnes courts, du genre un jour par semaine (très conseillé), à des petits jeûnes de trois jours ou à des jeûnes plus longs pouvant atteindre plusieurs semaines. Dans ce dernier cas, l'aide d'un spécialiste est nécessaire ou le séjour dans une clinique spécialisée. Ainsi donc, selon sa durée, le jeûne peut constituer le drainage hebdomadaire ou le grand nettoyage d'automne ou de printemps. Jeûner est primordial en cas de maladie grave pour que l'organisme utilise toute son énergie pour combattre la maladie. En cas d'apparition de maladie aiguë, un jeûne permet une remise sur pied rapide. Dans la plupart des maladies chroniques, un programme de jeûnes bien préparé permet, petit à petit, à l'organisme de faire des crises de désintoxication (maladie aiguë), donc de régler ainsi le problème. On observe que le phénomène se concrétise par une langue chargée que l'on retrouve propre à la fin du jeûne. Si ce n'est pas le cas, il faudra s'y remettre un peu plus tard.

Notre alimentation industrielle, aux saveurs de pesticides et d'engrais, nous oblige à ces périodes de nettoyage. Souvent, le troisième jour du jeûne est le plus délicat avec son cortège de suées, fièvres, etc. Si l'intestin ne se débloque pas, on pourra l'aider - répétons-le - par la prise de 20 grammes de chlorure de magnésium dans de l'eau ou une tisane adaptée. Le résultat est spectaculaire !

La reprise après un jeûne (où l'on boit 2 à 3 litres d'eau par jour) est un cérémonial aussi important que le jeûne. Il faut savoir que l'organisme dévore tout ce qu'on lui amène après la période d'abstinence. Il faudra donc veiller à recommencer par des jus de légumes et non pas des jus acides de fruits. Petit à petit, ensuite, on introduira des légumes crus puis cuits, puis des fruits et, seulement bien après, la viande, les sucres et les farineux. La plupart des gens qui jeûnent font une reprise catastrophique car elle annihile non seulement leurs efforts mais, si elle est brutale, est encore plus nocive que la continuité des ingestions «chimiques». En principe, dans les jeûnes courants, la reprise dure autant de jours que le jeûne lui-même. Nous y reviendrons dans le détail.

Il est faux de penser qu'on va se sentir faible et «tomber» comme on entend souvent. Ce ne sont que des réactions psychologiques sans réalité. Un organisme a suffisamment de réserves pour tenir des semaines et vous pourrez observer que les performances physiques pendant le jeûne sont absolument équivalentes, voire meilleures qu'en temps normal. Ceci dit, pour les jeûnes de longue durée, on aura intérêt à rester au calme et à bien s'oxygéner pour améliorer l'oxydation ou le brûlage en cours. Le jeûne est la seule chose sur laquelle tous les savants, tous les docteurs, tous les spécialistes de vie saine, tous les religieux sont d'accord. Toutes les religions le préconisent. C'est un outil fabuleux de vie.

Hélas, le jeûne fait peur. La seule idée de l'entreprendre fait parfois frémir. De plus, comme c'est un processus terriblement efficace, quelques signes bénins de désintoxication apparaissent, par exemple, le plus courant: un mal de tête. Bien qu'avertie inlassablement, la personne est perturbée dans ses convictions culturelles: elle a mal à la tête, donc ça ne va pas. Et elle arrête tout juste au moment fatidique où il fallait tout faire sauf arrêter.

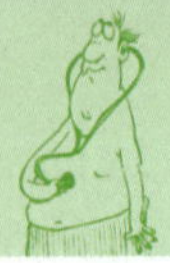

LA CURE DE RAISIN

C'est aussi un processus de nettoyage très efficace et, de plus, sympathique.

Le raisin

Le raisin contient des sucres directement assimilables. Ce qui veut dire que ces sucres passent directement dans le sang sans digestion, sans déminéralisation, avec reminéralisation. Les diabétiques en guérissent. Leur richesse est incomparable : glucose, lévulose, mannite, dulcite. C'est un des meilleurs aliments nutritifs et énergétiques car il contient beaucoup de potassium. Son absorption maintient le niveau d'équilibre du pH. C'est un nutriment reminéralisant de haute qualité qui rajeunit la peau et l'influx nerveux. Il tonifie le cœur et la circulation. Boire un verre de jus de raisin naturel non sucré (fait maison de préférence) chaque jour, entre deux repas, est une bonne initiative.

De plus, ce fruit du soleil décongestionne le foie et la rate. De ce fait, après la cure, il diminue la fatigue. Il nettoie les intestins. Il ne faut pas le consommer aux repas habituels car il ferait fermenter l'ensemble du bac intestinal. Cette précaution est assez mal connue et beaucoup de personnes le prennent à la fin des repas. Ainsi donc, ils ont un peu de fermentation intestinale, ce qui fait dire à tout un chacun que le raisin donne la diarrhée alors que la tendance est inverse. Il se digère seul et donc se mange en dehors ou à la place des repas. Ce fruit pourrait nourrir correctement durant des mois, à lui seul, un homme sain.

Voici les principaux constituants de ce fruit divin :

Minéraux pour 100 grammes :			
Soufre	8 mg	Calcium	20,00 mg
Phosphore	20 mg	Fer	0,30 mg
Chlore	3 mg	Zinc	0,10 mg
Sodium	2 mg	Cuivre	0,10 mg
Potassium	198 mg	Manganèse	0,07 mg
Magnésium	10 mg	Iode	0,002 mg

Vitamines pour 100 grammes :	
Acide ascorbique	4,00 mg
B1 thiamine	0,04 mg
B2 riboflavine	0,02 mg
PP acide nicotinique	0,20 mg
B5 acide pantothénique	0,07 mg
B6 pyridoxine	0,08 mg
Caroténoïdes actifs	0,03 mg

Lucien Randoin fait cette comparaison :

	Jus de raisin	Lait de femme
Eau	71 à 83 %	87 %
Protides	1,4 à 1,5 %	1,5 %
Lipides	Traces	4,0 %
Sucres	12 à 30 %	6,8 à 11 %
Substances minérales	1,0 à 1,4 %	0,4 %

La découverte miraculeuse

La cure de raisin est une découverte absolument géniale ! Personnellement, je la fais chaque année : 25 à 50 jours en septembre et octobre. On peut, bien entendu, ne la faire que quelques jours : l'effet est certain si la reprise est correcte.

Johanna Brandt naît en 1876. Au cours de la première guerre mondiale, elle est atteinte d'un grave cancer de l'estomac. Un jour de 1921, ses médecins lui donnent six semaines à vivre au maximum. Cette nouvelle fut un grand cadeau à l'humanité. Johanna a trop envie de vivre : elle cherche un moyen naturel. Elle commence par un jeûne dont elle a entendu parler. Chaque fois qu'elle se met à jeûner, la tumeur cesse sa croissance. Alors elle se remet à manger et la tumeur repart de plus belle car elle mange mal. Elle apprend, en faisant des expériences sur elle, que le cancer progresse en cas de prise de viande. Elle découvre la fameuse cote d'alerte, c'est-à-dire la présence de sang digéré dans ses selles. Les jeûnes répétés lui offrent des périodes de lucidité et d'intuition exceptionnelles : déjà la tumeur s'amoindrit. Elle découvre alors le raisin qui, en cure exclusive, la guérit complètement en six semaines. C'est un miracle ! Elle vivra encore un peu : quarante ans en excellente santé.

Comment procéder ?

La cure de raisin est une cure de désintoxication. Elle consiste à ne manger que du raisin pendant une certaine période. Trois familles d'aliments s'offrent à nous : les raisins de saison noirs ou blancs, les raisins secs et le jus de raisin fait maison, sans addition de sucre. Insistons sur le raisin noir qui contient l'œnocyanine de Monti, tonique nerveux sans nuisance pour les nerfs. Nous conseillons de ne pas mélanger au même repas ces trois familles. Une précaution importante s'impose et j'insiste avec d'autant plus de conviction que j'en ai fait l'expérience à mes dépens : si l'on prend de grandes quantités de raisins ou de jus pendant beaucoup de jours consécutifs, il faut consommer exclusivement des produits biologiques bien mûrs, sans engrais chimiques ni pesticides. Si ce n'était pas le cas, la pollution pourrait être supérieure au nettoyage et les lendemains pourraient être désenchantés.

Nous recommandons de bien laver les grappes. Un bon truc consiste à les laisser tremper un moment dans de l'eau additionnée de jus de citron pressé par vos soins. Ceci dissout les éventuels nitrates en surface.

Mangeons peaux et pépins et mâchons bien chacun d'eux. On a le temps : le repas est simple. Les pépins sont une mine de vitamines et d'oligoéléments formidable. Les scientifiques ont fait des découvertes de substances anticancéreuses dans ces pépins : on ne va pas tarder à en voir surgir un médicament. Mangeons donc ces pépins. Consommons plusieurs variétés de raisins car elles contiennent des propriétés complémentaires. Mangeons en plus que quatre fois par jour : sept fois est une bonne formule. Mangeons peu à chaque fois mais mangeons à notre faim. Ne dépassons pas trop les trois kilos par jour : nous recommandons souvent cette limite approximative. La moyenne est bien inférieure à ce chiffre.

Buvons selon notre soif, sans nous forcer, de l'eau de source pure, des tisanes, sans sucre évidemment, de préférence des tisanes qui drainent l'organisme comme le cassis, l'aubier de tilleul sauvage, etc. Ne consommons pas de médicaments pendant cette période privilégiée. Rappelons-nous qu'on ne nettoie pas un évier d'une main pendant qu'on le salit de l'autre. Soyons-en conscients.

Si le raisin constipe certains organismes, la prise de chlorure de magnésium décrite par ailleurs dans cet ouvrage y remédiera facilement. Il n'y a aucun risque de diarrhée avec le raisin, comme on le pense souvent.

Si nous sommes dégoûtés du raisin, cela peut vouloir dire que beaucoup de toxines sont à éliminer chez nous. Continuons : cela va s'arranger.

La vie renaît

Normalement, notre vie continue comme d'habitude. Les peurs de tomber de faiblesse sont des vues de l'esprit. Le raisin contient tout ce qui convient à un besoin journalier normal. Aucune inquiétude dans ce domaine !

Pendant la cure, la peau redevient belle et lisse, les yeux s'éclairent, les cheveux ternes prennent de l'éclat, le teint s'éclaircit, les dents se rechaussent. Observons nos selles : nous avons la solution ! Même si nous mangeons du raisin blanc, nos selles sont noires, très noires, d'un noir épais. On peut y trouver aussi de longs filaments, des morceaux solides noirs ou verts (j'espère que vous n'êtes pas en train de manger !). À la première cure, après des années de maladie chronique grave, les effets peuvent être spectaculaires. Nous avons déjà dit dans cet ouvrage que toutes les maladies graves ont à l'origine une atonie intestinale. C.Q.F.D. !

En fait, le raisin débarrasse la paroi intestinale de sa couche épaisse de boues anciennes que seuls ces procédés naturels peuvent ébranler. Même les lavements n'ont pas cet effet aussi complet et les lavements sont des chocs non naturels inutiles. Nous savons que les échanges nutritifs avec les cellules se font par cette paroi intestinale. Il importe donc qu'elle ne soit pas dure mais souple. Enfin propre, elle peut à nouveau reprendre son office. De nombreuses personnes m'ont déjà téléphoné car les deux premiers jours de cure, elles avaient perdu deux kilos. Elles les reprennent d'ailleurs à la reprise alimentaire en mangeant très peu. Deux kilos, c'est l'estimation de cette boue intestinale qui tapisse les parois et cavités. On les perd toujours et on les reprend donc à la reprise alimentaire.

On peut aussi utiliser le raisin en externe sur des plaies en même temps que la cure. Dans les plaies comme dans les tumeurs, la douleur est souvent au rendez-vous. En effet, toute maladie chronique doit passer à nouveau par un stade aigu pour guérir, donc par la douleur. Le raisin se conduit comme s'il pénétrait au plus profond de la tumeur ou plaie pour la dissoudre depuis l'intérieur.

Les effets de cette cure commencent à être reconnus dans les milieux médicaux.

Un jour que je m'approvisionnais en raisin biologique dans un magasin diététique de Belfort, j'eus l'impression que la marchande me regardait avec pitié. Devant ma prise de 7 kg de raisin et la mise à zéro de son stock de la semaine, comme pour assouvir sa pitié teintée de curiosité, elle me dit : « Vous aimez le raisin ? » J'aurais pu lui répondre « oui », sans plus. Je ne dis rien. Elle me dit alors : « C'est le docteur X qui vous l'a prescrit ? ou plutôt Y ? » Je me suis donc résolu à tout lui avouer. Elle m'apprit alors que tous les docteurs un peu spécialistes du cancer ordonnaient cette cure dans cette ville.

Le résultat n'a pas toujours lieu la première année. Mais au bout de plusieurs tentatives tenaces, il est au rendez-vous. Il arrive même que la cure déloge un calcul rénal bloqué depuis 20 ans (cas vécu), répare d'anciennes cicatrices renommées éternelles. Son effet est spectaculaire sur la circulation veineuse : hémorroïdes, varices et autres.

Lors de maladies graves attaquées par cette cure de raisin, on trouve un certain épuisement chez le malade. Celui-ci n'est pas dû à d'éventuelles carences en ne mangeant que du raisin, mais à l'élimination des toxines. Lorsque celle-ci se termine, le malade se met à dormir. Le corps est prêt à « repartir ». On a faim. Attention à l'énorme erreur à ne pas commettre : manger n'importe quoi. Il faut continuer avec uniquement du jus de raisin puis, ensuite seulement, faire la reprise progressive décrite plus loin.

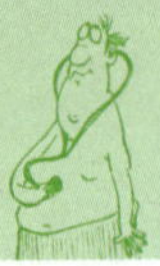

LA CURE ET CE QUI L'ACCOMPAGNE

Pendant la durée de la cure que nous avons choisie au départ, nous ne consommons aucun autre aliment, même à titre exceptionnel. J'ai connu des gens qui m'ont expliqué leur satisfaction de l'avoir réussie avec un petit « Ricard » qu'ils n'ont pas pu refuser, et un reste de fromage du frigo qu'ils n'ont pas voulu jeter : « Nous n'avons pas été élevés à jeter ! » Pas d'erreur de ce type ! C'est une affaire sérieuse !

Accompagnons la cure de pensées positives de désintoxication et d'ouverture vers une purification et un nouveau départ.

Acceptons avec bénédiction l'apparition – le cas échéant – de maux de tête, de nausées, de diarrhées et d'aggravation apparente de la maladie. Les plaies ou le nez peuvent se mettre à couler de plus belle. Tout cela est bon signe. Cela ne doit pas être une raison pour tout gâcher en arrêtant aussitôt et en mangeant un bon bifteck pour se remonter. Misère ! Au contraire, persévérons : la clairière est là !

Associons à cette cure miraculeuse donnée par le ciel quelques compléments d'hygiène de vie. Les repas sont simples à préparer et peu coûteux ; profitons de ce moment privilégié. Prenons l'air, oxygénons notre corps pour brûler plus vite ces toxines. Prenons le soleil, buvons de l'eau, faisons de l'exercice (allez ! Au moins pendant ces trois jours de cure !). Oxygénons-nous l'esprit et nettoyons : rejetons sans effort ce flot de pensées qui font notre vie de chaque jour.

« Ai-je besoin, moi, d'une cure de raisin ? » Maintenant que nous en avons assimilé les modes d'action, je vous propose de poser la question à notre organisme. Commençons la cure. Dans quelques jours, nous en saurons long sur notre santé. La « maladie » devrait s'appeler « bien a dit », disait M. Passebecq. C'est vrai qu'on a l'habitude de chasser les symptômes, les maux de tête, alors que ce sont des signaux précieux. Par ces signes, les choses se remettent en ordre. J'ai aidé des personnes atteintes de sclérose en plaques. Quand la maladie atteint sa fin tragique, elles n'ont plus de douleurs. Quand elle régresse, les douleurs reviennent et l'on pense : « Ça va plus mal. » C'est juste l'inverse. On reprend les phases aiguës et on va vers la guérison. Seulement, la route est longue et souvent on abandonne ce processus pour retrouver le calme... mortel. Pourquoi voudrions-nous que la route soit moins longue que celle qui a conduit à cette chronicité ?

Si nous avons des maux de tête, de la température, des éruptions cutanées, de la fatigue, du dégoût pour le raisin, des insomnies, des sueurs subites, une bouche douloureuse, etc., c'est que nous en avions grand besoin. Si ces syndromes de désintoxication apparaissent, c'est que cette cure était nécessaire. Continuons ! Ces malaises montrent que notre corps se purifie.

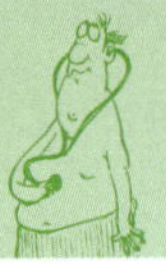

LA REPRISE ALIMENTAIRE

Après un jeûne bien construit, après une bonne cure de raisin, après une monodiète de fruits, il faut reprendre une alimentation normale. Cela ne se fait pas n'importe comment. Il ne suffit pas de clore une période de sacrifices par une précipitation déraisonnée sur des aliments qui nous ont tant manqué. L'effet serait catastrophique. Il faut intégrer cette idée de reprise alimentaire élaborée à l'organisation du jeûne. Ce chapitre est très important. Il présente l'erreur la plus habituellement commise.

Le temps de la reprise alimentaire dépend du temps de la cure ou du jeûne. Plus ce dernier est long, plus le temps de la reprise alimentaire est long. C'est dire si ce temps n'est pas négligeable, même si l'impatience pointe son nez. Si un jeûne dure trois jours, le temps de reprise alimentaire sera de trois jours. S'il dure une semaine, il sera d'une semaine. S'il dure trois semaines, il sera d'une bonne dizaine de jours.

Comment cela se passe-t-il ?

Pendant tout le programme de reprise après une cure de raisin, on continue à consommer du raisin dont la prise diminue au fur et à mesure que le reste augmente. Le raisin est toujours consommé seul et non pas associé à d'autres aliments. Ceci est primordial. Voici, à titre d'exemple, une reprise en six jours pour une cure de raisin d'environ une semaine. Si la cure est plus longue, on étale plus dans le temps et, inversement, si la cure est plus courte, on comprime.

- Le premier jour verra apparaître un peu de jus de légumes verts crus additionné d'eau. Il faut prendre cette boisson au long de la journée en se limitant à un demi-litre ou un litre au total de la journée, selon la durée de la cure.

- Le deuxième jour, on ajoute des jus de fruits bien mûrs toujours additionnés d'eau. On peut déjà réduire la dilution à l'eau.
- Le troisième jour, on augmente encore la concentration en jus. On peut prendre des jus purs.
- Le quatrième jour, on ajoute un ou deux fruits bien mûrs pris isolément. On peut aussi ajouter quelques légumes cuits.
- Le cinquième jour, on continue toujours à consommer du raisin tout en diminuant et on commence à manger des légumes verts crus, des légumes crus, des légumes verts cuits et toujours, entre les repas, des fruits et éventuellement un peu de yaourt de soja, pris à part.
- Le sixième jour se rapproche de plus en plus de la normale avec les fruits secs du petit-déjeuner. La viande et les farineux n'interviennent à nouveau qu'au sixième jour si le jeûne ou la cure de raisin a duré cinq jours maximum.

Si le jeûne ou la cure de raisin a duré trois jours seulement, la reprise sera donc plus rapide. Elle durera trois jours. Le premier jour comprendra les jus de légumes et de fruits, le deuxième comportera, en plus, quelques légumes crus et des fruits entre les repas. Le troisième jour acceptera une plus forte concentration. Mais les farineux, viandes et produits laitiers ne reviendront qu'au quatrième jour.

Un certain nombre de bons aliments doivent être présents au cours de cette reprise de trois jours. Voici une autre façon de les présenter. La reprise peut comporter des :

- infusions de prêle, romarin, ortie, thym ;
- huiles de première pression à froid d'olive et de noix ;
- jus de pomme, de carotte ;
- légumes cuits à la vapeur ;
- algues marines ;
- salades vertes et toutes sortes de crudités ;
- graines germées ;
- persil cru ;
- beurres végétaux ;

– levures biologiques alimentaires ;
– après le troisième jour : des œufs ;
– fromages blancs ;
– riz, quinoa, millet et pain complet au petit épeautre.

Encore une fois, le respect de cette reprise est primordial.

L'état de notre langue est un bon indicateur de suivi. Dès le début, elle est blanche, sale, épaisse... Elle redevient rose quand le nettoyage est terminé. Cependant, on peut poursuivre la cure pour laisser le processus continuer à faire fondre les tumeurs et régénérer les cellules.

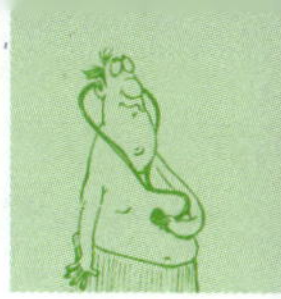

DES JEÛNES ET MONODIÈTES AUX DRAINAGES

Nous venons de voir les grands drainages bisannuels ou mensuels avec le jeûne et la cure de raisin, sorte de monodiète. Il en existe autant que de fruits et légumes avec des fortunes diverses. Le raisin a ceci d'extraordinaire qu'il est l'aliment le plus complet et permet, de ce fait, des durées de cure importantes sans carence. Parmi les monodiètes de bonne notoriété mais de durée forcément limitée à quelques jours, citons encore la cure de citrons et la cure de pommes. Cette dernière est d'une grande efficacité pour éliminer l'urée, l'acide urique, atténuer les rhumatismes et les crises d'arthrites. La cure de cerises au moment de la récolte est bien sympathique. Cette cure calme les nerfs, régule le foie et l'estomac, draine l'appareil urinaire et les intestins. Mais les cerises sont très sucrées. Tout est envisageable en la matière : cure de choux, de carottes, de fraises, mais leurs indications sont spécifiques. Néanmoins, le chou est un puissant régulateur des muqueuses de l'estomac et des intestins qu'il cicatrise en cas de douleurs. Il désintoxique aussi les tissus.

Venons-en maintenant à l'entretien préventif hebdomadaire. Une bonne démarche consiste à faire chaque semaine, pendant une journée complète bien choisie, un jeûne. N'écoutons pas les magazines qui clament qu'il ne faut jamais sauter un repas sinon... Sinon quoi au fait ? Permettez-moi de vous raconter cette anecdote.

Une amie nous fit cadeau d'un magnifique petit chien, un berger des Pyrénées de six mois avec pedigree, paraît-il. Il fallait simplement le faire confirmer. Ceci consiste en une rencontre nationale où des juges pour chien mesurent l'animal, le font évoluer puis lui accordent une cotation. Cette cérémonie nous mit en rapport, dans le box des bergers des Pyrénées, avec d'autres heureux propriétaires du même animal. Notre chien n'est jamais malade, n'est l'objet d'aucun soin pileux particulier (je veux parler de ces salons de coiffure pour chiens). Il suscita pourtant l'admiration pour la beauté et la brillance de son poil. Crayon en main, on nous demanda donc quel produit miracle nous donnions à ce bel animal pour qu'il soit si beau. La réponse fut inattendue, inattendue pour nos observateurs : chaque dimanche, il jeûne toute la journée. Devant ce conseil un peu spécial, notre interlocuteur dit à sa femme : « Laisse tomber, tu vois bien qu'il ne veut pas nous dire. » Nous insistâmes et finîmes par bien expliquer.

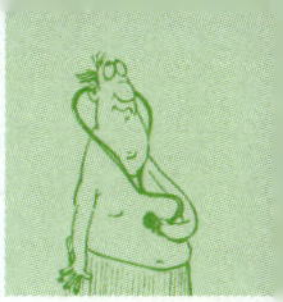

LES PLANTES ET LE DRAINAGE

De tout temps, la médecine a utilisé les plantes pour soigner avec succès. Malgré le « déremboursement par la Sécu », seule religion crédible de nos jours, la phytothérapie connaît un regain d'intérêt grâce à la mise au point modernisée d'extraction et de concentration des plantes médicinales. Le principe actif de la plante acquiert ainsi une meilleure efficacité. Les extraits fluides sans alcool donnent un résultat immédiat. De plus, ils ne sont pas toxiques. Ils se prennent mélangés à une boisson. Leur efficacité est meilleure entre les repas. Penchons-nous de plus près sur ces plantes.

Le cassis

On utilise les feuilles et racines de cette plante. C'est un excellent diurétique qui nettoie l'organisme de l'acide urique et de l'urée. Il stimule le foie, la rate et les reins dans leur drainage et est, de ce fait, absolument indiqué pour les problèmes de rhumatisme, d'arthritisme, de migraines, de calculs rénaux, d'hypertension, d'artériosclérose, de parasites intestinaux. Il a sa place dans une cure, sous forme d'extraits fluides concentrés pour épurer l'acide urique engendré par toute cure de nettoyage.

Le radis noir

Mangeons beaucoup de racines de radis noir, sous forme crue, extrait ou suc, ampoules, sirop, et nous aurons les émonctoires décrassés. Cet extrait vide la vésicule biliaire (par exemple, en cas de crise de foie), stimule le foie, draine les calculs biliaires. Il est efficace aussi contre les rhumatismes, la goutte, l'arthrite, les allergies, l'eczéma, les affections pulmonaires du genre bronchite et asthme chroniques. C'est un excellent draineur pour diriger vers la sortie les toxines dégagées par la cure.

L'artichaut

Quand on en mange à table (de préférence cru si l'on peut), on utilise les bractées. En phytothérapie, on prendra la feuille. L'artichaut active la sécrétion biliaire. Les lendemains d'excès gastronomiques, après une prise de 15 ml d'extrait fluide, on entend la sécrétion de la bile renforcée et on observe une amélioration très rapide de la « crise de foie ». De ce fait, il est très diurétique et hypocholestérolémiant. Il est utilisé en cure pour « vider » la vésicule biliaire et le rein. Ses indications sont du type : insuffisance hépatique, surcharge en cholestérol, artériosclérose, obésité, encrassement hépatorénal, urée, goutte, rhumatisme, etc.

Le bouleau

Cet arbre de la sagesse offre :

– ses feuilles pour éliminer les excès d'urée et d'acide urique ;
– ses bourgeons pour désengorger les ganglions lymphatiques ;
– son écorce pour stimuler le système digestif ;
– sa sève pour combattre les calculs urinaires.

Il est utilisé en cas d'œdèmes associés aux propriétés précitées, de vertiges, d'excès de cholestérol, d'acide urique, de goutte, de calculs urinaires, d'obésité, d'arthritisme, d'hypertension, d'artériosclérose, etc. Le bouleau s'utilise en infusions et décoctions.

Comme vous pouvez le lire, nous sommes en présence de plantes diurétiques, utiles pour drainer les émonctoires pendant notre cure de désintoxication.

Le pissenlit

Au printemps, quel passionné de vie sainc ne fait pas une grande cure de pissenlits sauvages midi et soir au cours des repas ? En phytothérapie, on en utilise les racines et les feuilles. Jacques Brel disait que cette plante « assure le rinçage du filtre rénal et l'essorage de l'éponge hépatique ». C'est tout à fait cela. Son nom latin *Taraxacum dens leonis* est présent dans tous les complexes homéopathiques de drainage. De la même façon, on l'utilise en infusions, suc de racines macéré dans l'alcool pour nettoyer foie et reins. Par ailleurs, le pissenlit est utile dans tous les cas d'insuffisance hépatorénale, d'excès de cholestérol, de rhumatismes, de dermatoses, de fermentations.

Le boldo

Très médiatisées, les feuilles de boldo en infusion, extraits fluides et teinture, décongestionnent aussi le foie. Son indication est plus typée en cas d'infection virale car le boldo protège les cellules hépatiques. Il favorise de la même façon la sécrétion de la bile. On l'emploie aussi chez les hépatiques insomniaques. Il a sa place dans le drainage de notre curiste.

La fumeterre

Cette plante s'utilise dans son intégralité comme dépuratif. Elle régularise la vésicule biliaire, assouplit les artères. Son action ressemble aux plantes déjà explicitées pour les congestions hépatiques, les migraines de cette origine, l'artériosclérose, les parasites intestinaux, les dermatoses, etc. On l'emploie en infusions, nébulisats et extraits aqueux.

L'angélique

Cette herbe des anges offre aussi l'intégralité de sa plante aux curistes pour tonifier la digestion, stimuler, nettoyer, combattre l'acidité gastrique, l'aérophagie, tous spasmes de l'estomac et de l'intestin, stimuler le foie, dans les cas de migraines ou vertiges d'origine hépatique, les rhumatismes. L'infusion, la poudre de racines, la teinture, l'alcoolature, le vin ou la liqueur sont autant de modes d'utilisation.

La reine-des-prés

Feuilles et fleurs en infusion, teinture, alcoolature ont une action également diurétique.

La bardane

Racine, feuilles et semences sont, de la même façon, dépuratives avec une indication toute particulière en cas de diabète, furoncles.

La pensée sauvage

Cette violette des champs a des fleurs dépuratives et une cible bien efficace : toutes les sortes de dermatoses. L'infusion, les extraits aqueux sont ses modes d'utilisation.

La lavande

Cette plante très répandue nous propose ses fleurs en infusion pour drainer toute la zone cardio-pulmonaire, donc les voies respiratoires, augmenter la sécrétion gastrique et calmer les migraines que nous rencontrons parfois dans les cures.

L'eucalyptus

Qui ne connaît pas les infusions ou tisanes de feuilles d'eucalyptus et leurs actions antiseptiques générales, surtout sur les muqueuses respiratoires et les voies urinaires. C'est une bonne plante pour les diabétiques et les rhumatisants.

Le *Chrysantellum americanum*

Ce puissant draineur général qui diminue le mauvais cholestérol se prend en extrait fluide ou gélules.

L'aubier de tilleul

Rappelons que l'aubier est cette partie tendre de l'arbre qui se situe entre l'écorce et le bois. Il possède de remarquables propriétés bien connues comme draineur des toxines de l'organisme et surtout de l'acide urique. De ce fait, il exerce une action très bénéfique sur le foie et les reins. On peut aussi s'en servir comme régulateur de la circulation sanguine. Il sera d'une grande utilité dans les calculs des reins, de la vessie, de la vésicule biliaire, dans les coliques néphrétiques ou hépatiques, les rhumatismes, la goutte, la sciatique, l'urée, l'acide urique et l'albumine. C'est un bon régulateur du taux de cholestérol sanguin. Il agit favorablement sur le diabète. Il faut penser à lui dans les migraines d'origine hépatique, c'est-à-dire, selon la médecine traditionnelle chinoise, celles qui se manifestent au-dessus des yeux, car les larmes sont le sang du foie.

Cette panoplie non exhaustive nous laisse beaucoup de choix en fonction des syndromes d'élimination qui apparaissent. En l'absence de symptômes particuliers, on utilise sans hésiter les grands draineurs hépatorénaux que sont l'artichaut, le cassis, le pissenlit, le boldo et le bouleau. Résumons-nous un peu pour clarifier nos idées. L'artichaut, le cassis et le boldo stimulent l'émonctoire foie, le bouleau et le pissenlit l'émonctoire rein, la pensée sauvage et la bardane l'émonctoire peau, l'eucalyptus et la lavande l'émonctoire poumons.

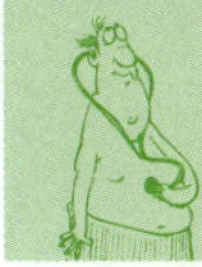

PLANTES ASSOCIÉES

Voici, à titre d'explication pour éclairer notre compréhension, quelques tisanes, infusions, décoctions ou teintures mères (TM) de plantes associées pour drainer notre organisme. On peut les prendre un quart d'heure avant les repas ou tout au long de la journée.

Drainage du foie (❶❸ ou ❹)

❶	Boldo + *Cynara scolymus* *30 gouttes, 21 jours, un quart d'heure avant les 3 repas*	TM TM
❷	*Fumaria officinalis* + *Raphanus niger* *40 gouttes*	TM TM
❸	Glands de chêne + Passiflore + Chardon-Marie *50 g de mélange dans un litre d'eau bouillante*	20 g 30 g 50 g
❹	Sommités fleuries de centaurée + Aspérule odorante + Racines de réglisse + Feuilles d'artichaut + Fleurs de souci + Feuilles de cassis + Prêle + Feuilles de busserole + Sommités fleuries de romarin + Sommités fleuries de caille-lait *30 g + eau à bouillir 2 minutes, puis laisser infuser 10 minutes*	10 g 30 g 30 g 20 g 10 g 10 g 10 g 10 g 10 g 10 g

Drainage du rein

❶	*Betula alba* + *Taraxacum* *30 gouttes*	TM TM
❷	Réglisse ou menthe ou anis + Queues de cerises + Rhizomes de chiendent + Stigmates de maïs *40 g dans 1 litre d'eau bouillante*	20 g 50 g 50 g 50 g

Drainage du sang

❶	Écorces de bourdaine + Sommités de millepertuis + Saponaire + Racine de garance + Racine de réglisse + Salsepareille + Plante prêle + Sommités de serpolet + Folioles de séné + Feuilles de bourrache *50 g dans de l'eau à bouillir 5 minutes, puis infuser 15 minutes*	30 g 20 g 20 g 15 g 15 g 10 g 10 g 10 g 10 g 10 g
❷	Feuilles de sauge + Rhizomes de chiendent + Racines de réglisse + Écorces de bourdaine + Feuilles de vigne rouge + Plante prêle + Feuilles d'olivier + Sommités fleuries d'hysope *40 g dans de l'eau à bouillir 5 minutes, puis infuser 15 minutes*	25 g 15 g 15 g 25 g 35 g 10 g 10 g 10 g

Drainage de la peau

❶	*Arctium lappa* + *Viola tricolor* *40 gouttes*	TM TM
❷	Racines de bardane + Raifort + Racines de salsepareille + Rhizomes de plantain *50 g dans 1 litre d'eau à bouillir 10 minutes*	30 g 30 g 30 g 60 g

Drainage général

Chardon-Marie Chicorée sauvage Fumeterre Pissenlit Menthe *50 g infusés 15 minutes*	30 g 10 g 20 g 20 g 20 g

Stress, boulimie

Sommités d'aspérule odorante + Calament + Feuilles de menthe poivrée + Feuilles de mélisse + Serpolet + Racines de valériane + Fleurs d'aubépine + Feuilles de passiflore *40 g à bouillir 2 minutes, puis infuser 5 minutes.*	20 g 20 g 20 g 20 g 20 g 20 g 10 g 10 g

Comme Monsieur Jourdain, nous venons de faire de la phytothérapie sans le savoir. Les plantes, venues sur terre pour aider les animaux et les hommes à vivre, sont aussi traitées différemment en aromathérapie. Au lieu de prendre les feuilles, fleurs ou racines et de les faire en décoctions et infusions, nous pouvons en faire des extraits fluides concentrés, ou alors utiliser leurs principes actifs sous forme d'essences végétales ou huiles essentielles (expressions synonymes), extraits très concentrés de ces mêmes plantes. Par exemple, la lavande et l'eucalyptus sont surtout utilisés en essences végétales.

Voici à titre indicatif quelques exemples de drainage aux huiles essentielles :

- drainage des voies respiratoires, des reins et voies urinaires : 3 fois par jour, 6 gouttes d'huile essentielle d'eucalyptus mélangées dans un verre d'eau, une tisane ou sur un peu de miel ou de sirop d'agave. C'est le roi des draineurs des reins et voies respiratoires ;
- drainage du foie, de la vésicule biliaire et du système circulatoire : 3 fois par jour, 5 à 8 gouttes d'huile essentielle de citron ;
- les poumons apprécieront l'ail, le pin sylvestre, le thym, la lavande, toujours en dosages spécifiques d'huiles essentielles. Pour les migraines : le basilic, le citron, l'eucalyptus, la lavande, la menthe, l'origan et le romarin.

Plus de 30 essences usuelles peuvent avoir un bon effet de drainage selon la cause profonde de l'intoxication. On peut aussi les associer. Leur posologie est rigoureuse. Il est conseillé d'avoir recours à un bon thérapeute.

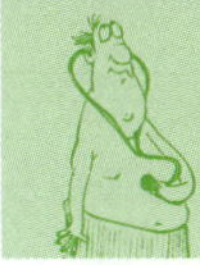

L'HOMÉOPATHIE ET LE DRAINAGE

En homéopathie, on utilise également les plantes mais aussi des métaux, des organes, et ceci n'est pas exhaustif. Voici quelques substances drainantes très intéressantes :

– *Taraxacum dens leonis* (pissenlit) : le rein et le lobe médian du foie ;
– *Carduus marianus* (chardon-Marie) : le lobe gauche du foie ;
– *Chelidonium majus* (chélidoine) : le lobe droit du foie ;
– *Solidago virga aurea* (verge d'or) : l'ensemble du foie ;
– *Berberis vulgaris* (épine-vinette) : le rein ;
– *Chrysantellum americanum* : l'ensemble.

Ces substances peuvent être associées d'ailleurs sous cette forme en 4 DH dynamisée :

Taraxacum dens leonis	4 DH
Carduus marianus	4 DH
Chelidonium majus	4 DH
Solidago virga aurea	4 DH
Berberis vulgaris	4 DH
Chrysantellum americanum	4 DH

Prendre 20 gouttes de ce complexe aa QSP, 20 minutes avant chaque repas.

L'homéopathie brésilienne présente deux produits excellents aussi, sous le nom de Poconéol. Le numéro 1 est un draineur général, le numéro 7 un draineur hépatorénal.

Les cures de désintoxication nous demandent de manger moins, peu ou pas du tout. Ceci n'est pas facile pour tout un chacun. Voici quelques substances qui peuvent aider sensiblement en 9 CH.

- *Anacardium orientale* (noix de marais) : la personne l'utilise en cas de besoin de manger pour être bien ;
- *Antimonium crudum* (sulfure d'antimoine) : besoin de « bouffer », soit une énorme faim ;
- *Ignatia amara* : calmant.

On pourra prendre l'un ou l'autre, soit au moment des pulsions, soit en cure de fond avant les repas, selon les règles de la prise homéopathique.

MAIGRIR

Mangez, moi je préfère
Ô gloire, ton pain bis.
[…]
Mangez, moi je préfère
Ton pain noir, liberté.
Victor Hugo.

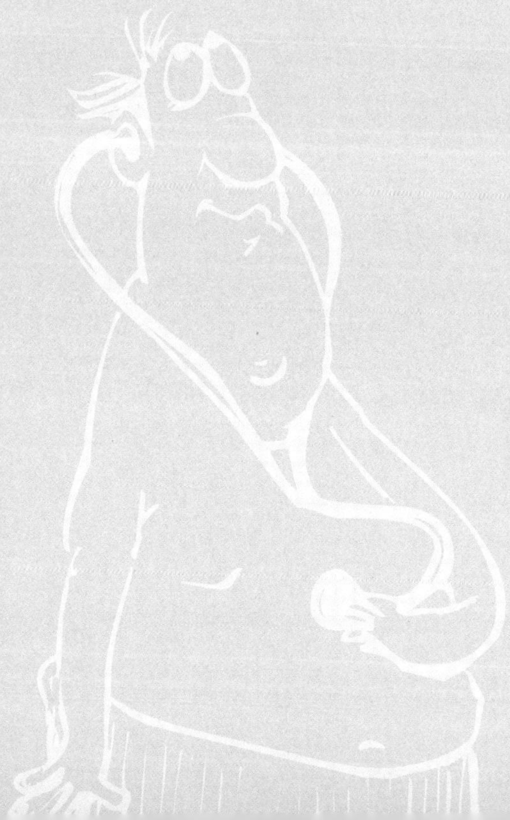

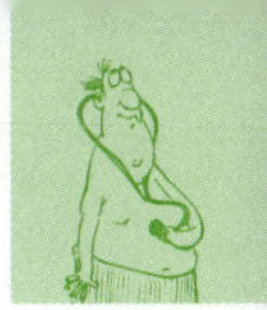

Ah ! Maigrir ! La belle affaire ! Celui qui pourrait écrire un livre en dix pages sur un procédé unique ferait fortune. En effet, le sujet est d'actualité dans tous les pays dits civilisés. Comme on a tendance à manger trop, le jeu permanent consiste à redoubler d'astuces pour maigrir tout en mangeant trop.

Ma vocation dans ce domaine a commencé quand, à la gare de Colmar, me pesant sur une balance publique, j'ai eu un ticket où était écrit : « Vous êtes priés de vous peser chacun votre tour. » Hou la la !

Dès que l'on s'intéresse au poids, on trouve de jolies dames pesant 52 kg et souhaitant en faire 48. Chacun voit ses « bourrelets », sa « culotte de cheval ». On ironise sur le « muscle Kronenbourg », sur les « poignées d'amour » ou les « bouées de sauvetage ». Pourtant, la graisse est une réserve bien utile en cas de manque ou tout simplement l'hiver. En fait, l'organisme se comporte comme un pays en cas de guerre : il stocke ce qui pourrait venir à manquer. Les jours de jeûne ou de diète, il puise dans le stock. Ce mécanisme est inscrit pour toujours dans la mémoire cellulaire. En saison froide, le stockage est plus important qu'en été.

Un médecin généraliste m'a dit un jour : « Dans les camps de concentration, on ne trouvait pas de gens trop gros. » Cette vérité, au si triste souvenir, est indéniable et il n'est pas très honnête de dire : « Je mange peu et bien, et pourtant je grossis ; ce n'est pas normal. » Certes, nous ne sommes pas tous égaux devant la façon dont notre organisme brûle les graisses mais la prise de poids est toujours due à des dépenses inférieures aux apports. Bien sûr, le métabolisme entre en jeu et le rendement de l'organisme dans ce domaine varie avec l'état énergétique de celui-ci, l'encrassement de certains organes émonctoires et l'état psychologique qui – on le sait – influe sur tous les domaines.

L'idée de maigrir revient à la mode chaque printemps. Les cotes standard de la mise en maillot de bain en sont les grands prêtres. La mode n'est pas aux grandes tailles (ni des maillots ni de ceux qui les portent). Ces standards de la beauté ont des ramifications sur l'autel des réussites amoureuses ou sexuelles, sur celui de la possibilité d'être beau, sportif et bien bronzé. Les médias s'occupent de nous et nous rappellent à notre devoir: voici l'été, il faut se préparer, que diable! Français, maigrissez! Cette tendance aux décisions discutables a cependant du bon, en ce sens que le printemps est la bonne période pour nettoyer son organisme.

L'idée qu'un gros est en moins bonne santé qu'une autre personne n'a qu'une faible pertinence. En effet, le risque de mortalité des gros de 55 à 65 ans n'est supérieur à la moyenne que de 2 %, 3 % entre 45 et 55 ans. Ces chiffres scientifiques sont sans aucune commune mesure avec les discours habituels des médecins maigres. Des études récentes ont même montré que l'hypertension artérielle augmente la mortalité d'autant plus que le sujet est maigre.

Il y a des personnalités nées pour grossir. On pousse bien trop souvent les gros à faire des régimes. On devrait savoir qu'en poussant 100 personnes au régime, on en fait sombrer 85 à 90 dans l'échec. Ce sont des statistiques officielles connues. Comment peut-on recommander avec aplomb une pareille déconvenue? Ces recommandations hasardeuses s'accompagnent souvent d'une méconnaissance de la morphopsychologie. Le poids idéal n'existe pas. C'est une aberration. On pourrait tout au plus parler de fourchette de poids pour un type morphopsychologique donné.

Quelques questions importantes à se poser pourraient être: Ai-je besoin de maigrir? Quand ai-je pris du poids? Quelle est ma structure morphopsychologique?

Au-delà de toutes ces considérations et a contrario, si la minceur n'était pas une obsession, elle deviendrait plus accessible.

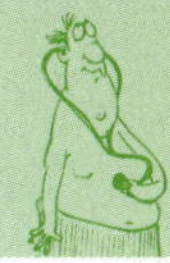

LES FACTEURS INFLUANT SUR LA PRISE DE POIDS

Plusieurs facteurs entrent en jeu pour créer ce stockage graisseux. Ce sont d'abord les corps gras des aliments. Nous retrouverons dans ce livre les rôles respectifs des graisses « insaturées » qui sont bénéfiques et des graisses « saturées » qu'il faut avoir le moins possible, car elles sont nocives en surnombre. Étant donné que l'organisme se comporte comme un pays en cas de guerre, manger entre les repas ou manger à des heures indues, surtout proches de la nuit, est une habitude propice à un stockage exhaustif des graisses ingérées. Par contre, les repas à heure fixe sont des rendez-vous pour nourrir l'organisme et donc brûler ces apports dans ce but.

Le sucre est la source principale des excès de triglycérides des analyses de sang. On sait maintenant que, entre autres, le cancer du côlon est lié à une alimentation trop riche en graisses. Le sucre industriel est une catastrophe ! Nous le trouvons dans : les pâtisseries, les confiseries, le chocolat, les jus de fruits du commerce, les glaces, les crèmes, les biscottes, les cocas, les sodas, la confiture. Par contre, les sucres des céréales complètes, du riz, des pâtes, des pommes de terre, des haricots secs, des lentilles ne créent pas d'utilisation exagérée d'insuline dont le rôle est de transformer le glucose en graisses.

Il se trouve que j'ai perdu 20 kg en 10 ans. À ce titre, c'est un sujet sur lequel je saurais, évidemment, m'étendre pendant cent pages. Je vous rassure cependant, ce sera plus bref !

La prise de poids par une alimentation excessive est souvent une compensation psychologique à un autre manque, souvent un manque inconscient, affectif ou sexuel. Il arrive aussi que l'obésité soit une espèce d'autodestruction de son corps parce que quelque chose ne va plus : on ne s'aime plus ou on s'aime moins. Ceci est inconscient bien sûr. Quand on prend conscience de ces phénomènes et qu'on les accepte, alors commence le chemin inverse vers la « guérison ». D'où l'intérêt d'un long dialogue franc avec un conseiller au fait de ces réalités. Seulement après, on peut commencer efficacement une période d'amaigrissement.

Nous connaissons tous de ces gens qui ont déjà perdu quatre à cinq quintaux et en ont repris autant. Il faut maigrir très lentement et faire de nombreuses pauses, même forcées. En effet, une précipitation excessive crée inéluctablement des périodes de boulimie. Quand on se sent fort dans cette descente de poids, on a envie de perdre dix kilos par semaine. C'est une erreur. De plus, ce changement brutal d'état organique fatigue le cœur. Pendant les cures d'amaigrissement lent, il faut veiller à une bonne alimentation riche en vitamines du groupe B et en magnésium afin que l'ordinateur central, le cerveau, ait un carburant de choix et puisse gérer parfaitement cette transformation.

Afin de retrouver le goût des aliments naturels et de perdre une certaine propension à boire de l'alcool, il est astucieux de ne prendre de la viande que deux fois par semaine. On évitera bien sûr les sauces, l'alcool, les farineux en excès, les sucres industrialisés, le pain blanc, le fromage à chaque repas, les éternelles pâtes, les repas copieux le soir et les mauvaises associations alimentaires.

Résumons-nous un peu. La bonne façon de perdre du poids, si l'on est trop gros, est de travailler sur soi et de suivre les conseils d'alimentation saine de ce livre, ni plus ni moins. Pour cela, répétons-le : les sucres, farineux et graisses animales sont réduits. Le fromage à tous les repas est une folie. Le petit-déjeuner sera complété de céréales, fruits secs et oléagineux. Le repas du soir sera ultraléger. Manger entre les repas est une erreur. Supprimons l'ajout excessif de sel. Les crudités commencent toujours les repas. Et faisons un peu d'exercice physique journalier au grand air pour s'oxygéner et déclencher les mécanismes d'oxydoréduction. La détente par trois relaxations de dix minutes chacune, chaque jour, contribuera à ce renouveau.

QUELQUES CONSEILS GÉNÉRAUX

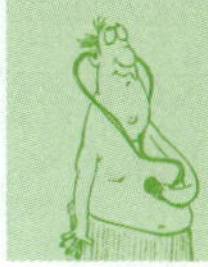

Après ce survol de facteurs influents, voici en annexe, en survol aussi, quelques conseils de confort qui pourront accélérer la perte de poids pendant une petite période et, de ce fait, encourager le retour à une alimentation saine et équilibrée aussitôt après.

Jules vient me voir: « Puisque vous vous y connaissez, bla-bla, etc., donnez-moi un truc ou deux pour perdre du poids vite. » Je lui dis aussitôt: « Supprimez le pain et le fromage au repas du soir, mangez du pain ou du fromage, même le double, tant pis ! Mais pas les deux ensemble. » Il a perdu 6 kg dans le mois uniquement en évitant cette association le soir.

Si nous mangeons du fromage et de la viande ensemble, c'est tolérable mais aucun de ces deux nutriments ne doit être associé au pain. La règle simple pour maigrir vite, en plus des conseils de ce livre, est de ne pas mélanger au même repas les protéines-lipides aux glucides, c'est-à-dire que la viande, le poisson, les œufs, les fromages sont dissociés du pain, des biscottes, des biscuits, du riz, des pâtes, des pommes de terre, des haricots secs, des lentilles, des fruits, des aliments sucrés. Toujours selon ce seul critère de maigrir vite, la deuxième règle est d'éviter les apéritifs, les amuse-gueules (sauf les olives), les digestifs, la bière (attention au maltose), les alcools, les jus de fruits et cocas du commerce, le café et le thé, le lait.

Les règles de nutrition saine, dont l'importance est ici renforcée, sont: les fruits acides en dehors des repas, c'est-à-dire l'arrêt, sauf exception, des tartes aux pommes ou à la rhubarbe, la non-consommation de sucres industriels sous toutes leurs formes, le passage à l'aliment complet non raffiné pour le pain, le riz et les pâtes, se reposer après les repas, se relaxer.

Je le répète: la dissociation totale entre les aliments protidiques et les aliments glucidiques n'est pas seulement une règle de nutrition saine mais un coup de pouce momentané dans la guerre éclair à l'obésité. Il faut vite revenir à la guerre d'usure : la nutrition équilibrée. Rappelons-nous aussi que nous ne sommes pas tous égaux devant le phénomène du poids et sachons y discerner ce qui nous correspond. Mme Carole Yager, Américaine, a perdu 225 kg en 6 mois. Le transport à l'hôpital a demandé 15 pompiers.

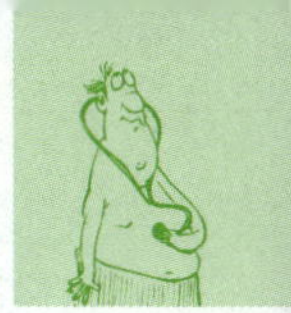

LES MÉCANISMES

Trois mécanismes entrent en jeu : le métabolisme basal ou la consommation de l'organisme au repos, l'effet de transformation calorique des aliments et l'activité physique du corps. Ils influent sur la prise de poids. Il est évident qu'ils ont un effet relatif. Certains peuvent compter sur le premier, d'autres sur le troisième si le second a un faible rendement quant à la transformation des calories prises. Nous ne sommes pas égaux devant ce mécanisme-équation.

Le métabolisme basal constitue déjà les 3/4 de la dépense de notre organisme. Ce n'est pas un paradoxe mais les personnes grosses ont un métabolisme basal plus élevé, ce qui est heureux et compréhensible puisqu'il y a toute une masse graisseuse à assumer.

La transformation calorique des aliments est la consommation de l'énergie calorique de ceux-ci tout au long de la digestion. Sur ce point, nous ne sommes pas tous logés à la même enseigne.

Les personnes grosses ont l'avantage qu'à dépense physique égale, elles brûlent plus de masses graisseuses. En effet, l'énergie pour remuer 100 kg est bien supérieure à celle qui en remue 40. Hélas, les obèses bougent peu car ce n'est pas dans leur tempérament. C'est d'ailleurs une des causes de leur obésité. De plus, l'effort physique demandé est plus grand, le sacrifice, voire la douleur pour remuer, est réel. Ils bougent moins aussi parce qu'ils ne se trouvent pas beaux quand ils bougent. Ils suent, sont toujours derrière...

Reprenons maintenant les trois mécanismes. Il y a prise de poids quand la somme du métabolisme basal, de la transformation calorique des aliments et de la dépense en exercice physique est supérieure à l'apport. Nous agissons sur le métabolisme basal en augmentant notre masse musculaire. Nous pouvons agir sur la transformation calorique des aliments par un meilleur équilibre alimentaire. Nous pouvons agir sur la dépense physique en faisant de l'exercice. Nous pouvons évidemment réduire les apports, lesquels peuvent aussi déclencher des phénomènes psychologiques induits. Attention ! Cet assemblage de mécanismes est complexe. Essayons de mieux le connaître et ne nous lançons pas dans des régimes diaboliques.

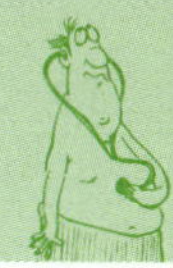

LES RÉGIMES AMAIGRISSANTS

Méfions-nous des régimes : Josiane Balasko s'est mise au régime pour maigrir pendant 15 jours. Elle avouait aux journalistes avoir perdu... deux semaines.

Dans ce chapitre, il s'agit de répondre à cette question : Pour être en bonne santé, faut-il être au régime en permanence ?

La plupart des régimes amaigrissants font perdre du poids de façon spectaculaire et c'est ce qui fait leur renommée. Ils sont tous à peu près aussi efficaces sur ce point. Le seul problème – le véritable problème – est qu'ils font perdre à l'organisme beaucoup de minéraux, d'oligoéléments et de vitamines. Ces pertes dans des organismes bien souvent carencés d'avance engendrent une santé déficiente, une fragilité accrue aux maladies, une nervosité décuplée, bref un échec total. De plus, il est évident que, quelques mois plus tard ou chaque année, il faudra refaire ce régime pour entrer à nouveau facilement dans le maillot de bain.

Autre point essentiel : plus un régime est efficace et rapide, plus l'effet « rebond » est efficace et rapide. C'est-à-dire que plus nous perdons de poids d'un seul coup, plus nous risquons d'en reprendre facilement le double dans le quart du temps correspondant. Dans le cerveau s'installe la « programmation de l'échec ». Au seul concept de « régime » se met en place le bilan habituel : – 7 + 9 = 2. « J'ai pris 2 kg rien qu'en décidant de faire mon régime. » « Mon » régime, celui qui ne marche pas d'habitude !

Pour maigrir, nous devons choisir un régime qui ne soit que très faiblement hypocalorique, c'est-à-dire que votre ration calorique journalière doit être voisine de votre besoin, avec un léger retrait, bien entendu. N'essayons pas d'« aller plus vite » car cela va, en fait, globalement moins vite. Ce régime doit comporter la prise quotidienne de vitamines, d'oligoéléments et de minéraux. Aucun ne doit manquer. Les protéines, surtout végétales, font partie de ce régime et, plus il y a régime, plus ces protéines doivent être de qualité. Les protéines de bonne qualité sont surtout les protéines végétales de culture biologique. Ainsi, on continue à construire l'organisme plutôt qu'à le détruire par une fonte anarchique. Afin d'éviter de se programmer pour regrossir, veillons-y particulièrement. Faute de cette attention particulière, dès la reprise d'une alimentation normale, l'apport calorique est supérieur au nouveau besoin de l'organisme qui se met alors à stocker l'excédent. On regrossit.

Nous parlons par ailleurs dans cet exposé du métabolisme basal, dépense énergétique au repos, qui est d'environ 1 500 kilocalories. Nous rejetons d'office et inexorablement tous les régimes inférieurs à 1 200 kilocalories. Nous comprenons maintenant pourquoi. La dépense totale de notre fameuse équation (métabolisme basal, dépense calorique pour digérer, exercice physique) est d'environ 2 000 kilocalories pour une femme et 2 700 kilocalories pour un homme. Évidemment, ce ne sont que des valeurs moyennes approximatives puisqu'elles dépendent de l'exercice physique et de la façon dont nous digérons les aliments, en ce sens qu'ils nous profitent plus ou moins. Si nous observons un régime de 1 200 kilocalories pour un besoin de 2 700, il va sans dire que l'organisme va puiser dans ses réserves les 1 500 kilocalories qui manquent. Un kilo de tissu graisseux correspond environ à 8 000 kilocalories. Il est important que ce déficit ne soit pas trop fort pour que l'organisme puise effectivement dans ses réserves graisseuses et non pas dans les autres tissus et muscles, comme c'est le cas dans tous les régimes spectaculaires. Attention, vous perdez vos muscles !

Reprenons notre petit calcul : notre homme a donc un déficit de 1 500 kilocalories par jour. À raison de 8 000 kilocalories par kilo de tissu graisseux perdu, cela correspond à un peu moins de 200 g de tissu de graisse par jour. Cela est déjà une bonne performance. Tous les régimes qui en font perdre plus sont inutiles et dommageables à moyen terme, voire à court terme. Ceci est aussi une démonstration : tous les régimes faisant perdre plus d'un kilo par jour prennent sur l'eau et les tissus musculaires de l'organisme.

Ce que nous énonçons là supporte évidemment quelques exceptions comme les régimes amaigrissants dans des cliniques spécialisées lorsqu'il y a urgence ou «travail» important à faire assez rapidement. L'organisme se conduit comme un pays en cas de guerre. Cette image est la meilleure qui puisse nous aider à comprendre ce qui se passe. C'est pourquoi je me permets de le répéter. Lorsque notre homme s'est mis à manger 1 200 kilocalories par jour au lieu des 2 700 dont il a besoin, son organisme organise la pénurie ; il réduit ses besoins. Pour ce faire, il travaille sur le métabolisme basal dont il est maître, et le métabolisme basal voit une chute en besoin énergétique importante. L'organisme ayant manqué de beaucoup de graisses, car c'est souvent vers ces graisses que l'on oriente notre action, sa faculté à les stocker redouble à leur retour. Nous connaissons tous de ces personnes qui ont perdu 1 ou 2 kg dans la semaine et qui en reprennent autant dans un seul repas le samedi. Selon notre chère formule comparant l'organisme à un pays en cas de guerre quand on le fait maigrir, le métabolisme basal pendant un régime s'habitue à ces nouveaux besoins, à ces nouvelles normes, et lorsque le régime est terminé, le métabolisme basal pendant quelque temps ne reprend pas son ancien mécanisme. Il a des demandes plus faibles. Ceci contribue à une augmentation du poids, hélas ! Rassurons-nous, petit à petit, ce métabolisme basal redeviendra normal, mais seulement petit à petit. C'est pourquoi dans les régimes amaigrissants, une période dite de stabilisation est souvent préconisée, période pendant laquelle l'organisme reprend ses habitudes tout doucement.

Pendant les séminaires que j'ai la joie d'animer sur ce thème et qui ont un franc succès – on sait pourquoi –, j'interroge mon auditoire sur le meilleur régime qui soit, à leurs yeux. Les réponses vont bon train : le régime ceci, le régime cela, car les magazines ont fait notre culture. Diantre ! Selon l'étude Wing de 1985, la réponse est : l'éducation nutritionnelle. Et on n'a rien inventé de mieux depuis.

En conclusion de ce long chapitre sur les régimes amaigrissants, méfions-nous véritablement de tous ces régimes qui promettent monts et merveilles, de ces habitudes folles à ne pas manger pendant trois jours en prenant trois barres pharmaceutiques dites complètes. Abordons, si nous le voulons, un régime hypocalorique sans trop de révolution. Soignons pendant cette période la qualité des aliments et surtout des protéines végétales. Sachons les doser pour qu'il n'existe aucune carence en minéraux, oligoéléments et vitamines, et faisons beaucoup d'exercice physique car nous avons démontré scientifiquement que pendant le sommeil, les réserves de calcium diminuent alors qu'elles augmentent pendant l'exercice physique. Ceci est une démonstration du métabolisme des minéraux.

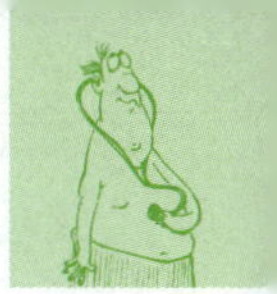

BOUGER

L’obèse n’aime pas son corps. Le docteur Gérard Apfeldorfer dit : « Ainsi, pour que, dans le futur, son corps puisse embellir, il est nécessaire d’accepter de le percevoir dans son état présent. » Il n’est donc pas astucieux de réserver un diagnostic positif de beauté pour l’avenir, ce qui entraîne encore une fois un sentiment présent de frustration. Par contre, avoir une activité physique, c’est-à-dire faire bouger son corps, contribue à obtenir une meilleure image immédiate de ce corps. L’astuce ne consiste pas toujours à faire du sport. Certaines personnalités, perturbées par 20 ou 30 années d’obésité, de régimes ratés, de sarcasmes de l’entourage, préféreront faire bouger leur corps sans vraiment s’en rendre compte. Pour cela, elles auront recours à des exercices très doux, petit à petit, et toujours sans souffrance. D’ailleurs, la plupart du temps, les artères et le cœur des obèses ne sont pas toujours en état pour supporter un bon footing. Bêcher son jardin, marcher sans accoutrement particulier, faire ces efforts de façon personnelle plutôt que dans un groupe sont dans ce cas de bonnes directions à prendre. Personnellement, j’aime marcher sans que cela paraisse être un exercice, à l’abri des regards indiscrets, avec des chaussures normales. Ma seule finesse est de ne pas marcher quand il pleut. Il n’y a certes pas de mal à se faire du bien, mais il n’y a rien de bien à se faire du mal. Un entraînement régulier – et nous le conseillons bref mais systématique – fait brûler plus de calories. « L’activité physique fait maigrir en dormant » dit le docteur Fricker. Cela veut dire que lorsqu’on pratique une activité physique, on maigrit plus dans la nuit que celui qui n’en fait pas, à cause du métabolisme basal.

L’organisme a l’habitude d’une certaine activité physique. Parfois, cette activité est nulle. C’est alors véritablement le moment de le « piéger ». Il faut, à partir du moment où on aborde un régime amaigrissant, développer une activité physique journalière. Cette nouvelle activité, qui n’était pas prévue au programme, a un « poids » considérable dans la balance de notre équation. L’organisme, surpris, puise alors plus fortement dans ses réserves pour compenser ce besoin nouveau. L’activité physique a d’autres composantes.

Elle a bien sûr aussi des répercussions psychologiques indéniables, en ce sens que la personne au régime s'occupe de son corps pendant cette période. On sait que s'aimer soi-même permet d'aimer mieux les autres. On sait aussi que le cerveau est plus créatif, la mémoire meilleure, le sommeil plus profond et la joie de vivre un peu plus au rendez-vous lorsqu'on mange moins. Mais ces activités physiques ont aussi un rôle important du fait qu'elles améliorent inévitablement la respiration qui est un facteur antistress naturel ignoré mais performant. L'exercice physique améliore aussi l'oxygénation des cellules. L'organisme a besoin de cette oxygénation rehaussée car, à l'aide de celle-ci, il brûlera plus facilement les graisses. C'est le principe d'oxydoréduction bien connu des bacheliers en herbe ; un apport d'oxygène renforce donc la disparition des graisses.

Dans le domaine du sport, il importe de ne pas imiter les apprentis sorciers du dimanche qui crachent leurs poumons en appelant au secours tellement leur faciès après l'épreuve fait plus pitié qu'envie. La fréquence cardiaque est un bon indicateur de fatigue. Quand on marche ou court, il ne faut pas secouer son organisme ni son cœur. Si on se tient en dessous d'une certaine limite, le cœur se muscle, au-dessus il se fatigue. Pour suivre ce travail, la prise de pouls est chose aisée. Les magasins d'articles de sport vendent aussi des sangles équipées, reliées à un bracelet indiquant le rythme cardiaque en instantané. Et que vous voilà beau avec votre harnachement d'adepte scientifique du footing !

La fréquence cardiaque

Voici, à titre indicatif, un petit tableau de la fréquence cardiaque en pulsations par minute selon l'âge.

Âge	25	30	35	40	45	50	55	60
Zone de perte de poids	112 à 135	109 à 131	106 à 126	103 à 122	100 à 118	97 à 114	94 à 109	91 à 105

Prenons le cas d'un jeune de 25 ans. Au-delà de 135, un apprenti coureur fatigue son cœur. Donc le débutant cherchera à le muscler en se tenant entre 112 et 135. Petit à petit, dans son exercice sportif, il introduira des séquences plus violentes. Mais là, on quitte l'entretien nécessaire du sédentaire pour entrer dans le sport accompli.

La natation reste avec la marche le meilleur sport car le cœur n'y bat pas à plus de 120 pulsations. En effet, la saturation musculaire parvient avant la montée des battements cardiaques au-delà de ce seuil. Par contre, dans un sprint de course à pied, le cœur bat à 180. Au tennis, il passe en deux secondes de 70 à 140 quand on cherche à rattraper une balle. Il convient donc d'en consommer avec modération, de toute façon en connaissance de cause.

À titre documentaire, on sait qu'un jeune de 25 ans atteindra relativement facilement 220 pulsations par minute tandis qu'il serait dangereux d'en viser plus de 160 à 70 ans, sauf entraînement spécifique.

L'exercice physique augmente l'endurance, diminue le stress, diminue la tension, améliore la qualité du sommeil, procure une résistance plus importante par l'augmentation des réserves énergétiques, contrôle mieux l'appétit, améliore la confiance en soi, diminue les risques cardiovasculaires par l'augmentation des lipoprotéines.

Il n'est cependant pas nécessaire d'en faire trop. Commencer par une heure de marche par semaine que l'on augmentera un peu à la fois est une bonne initiative. Il est préférable de marcher quatre fois cinq minutes par jour, en garant sa voiture à cinq minutes de son lieu de travail, plutôt que de courir une heure le dimanche matin.

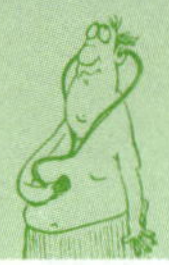

QUELQUES RÉGIMES AU BANC DE LA CRITIQUE

Le régime Weight Watchers

Il s'agit de ce régime où l'on se réunit souvent pour s'entraider. C'est une démarche sympathique sur ce point. Le régime proposé est hypocalorique de façon raisonnable et propose une alimentation variée avec des aliments classés en 6 catégories. Cependant, il faut peser tout ce que l'on mange et souvent, on ne fait pas cela très longtemps. Quelle affaire ! C'est pourtant un des régimes les plus équilibrés, avec quelques erreurs aussi.

Le régime Scarsdale

L'auteur prédit la perte de 8 kg en 2 semaines et a déjà notre défaveur farouche devant son régime médical infaillible. Au petit-déjeuner, il associe pamplemousse et pain sec. Le pamplemousse ouvre bien l'appétit et crée donc une bonne frustration. On y boit du café, du thé ; on y mange des salades de fruits aux repas, etc. Le seul intérêt est que le calvaire néfaste ne dure que 2 semaines. Ce régime atteint exactement l'inverse de ce qu'il promet.

Le régime dissocié

Le régime cher à Shelton dissocie les aliments et autorise des aliments seuls en grande quantité dans un repas donné. Un jour c'est poisson à volonté, le lendemain œufs, le surlendemain légumes, etc. Ceci est simple mais vous imaginez l'épreuve. Impossible de manger en société ou en famille ! Et c'est ridicule ! Ce régime efficace pendant le court moment où on tient le coup offre une reprise de masse graisseuse très importante et rapide.

Le régime de fruits

Apparenté au jeûne, ce régime est un régime de désintoxication de l'organisme. À moins de choisir le raisin, il est carencé. On l'utilisera comme cure de désintoxication.

Le régime Montignac

Ce régime préconise la dissociation des lipides et des glucides, donc écarte les aliments glucido-lipidiques. Il est efficace pour la perte de poids, comme tous les régimes. Cependant, ce régime favorise trop les viandes et les graisses (nous en préconisons une à deux fois par semaine). Il élimine le riz, le pain, la pomme de terre qui, bien agencés, ne sont pas du tout nocifs car ils contiennent des fibres, du magnésium, du potassium. Ce dernier manque beaucoup trop dans ce régime qui devrait normalement faire apparaître des problèmes cardiovasculaires si on le suit couramment. Il est donc dangereux.

Le régime Atkins

Ce régime supprime tous les glucides. La charcuterie, la mayonnaise, le fromage sont conseillés à volonté, mais sont interdits les pommes de terre (encore !), le pain, les céréales, les fruits, le fromage blanc, etc. Ceci est complètement fou. Le déséquilibre induit est nocif pendant le régime, appelle les problèmes cardiovasculaires et est voué à la reprise de poids fulgurante.

Le régime Dukan

C'est le régime à la mode en ces années 2010. Et si c'est à la mode, cela doit être bien !

Pierre Dukan, nutritionniste, dans son livre *Je ne sais pas maigrir*, a détaillé une méthode pour perdre du poids. La méthode Dukan propose un retour aux aliments fondateurs de l'espèce humaine, ceux des premiers hommes, avec une liste de 100 aliments dont 72 protéines et 28 légumes. Et cette offre est assortie d'une mention magique : « À VOLONTÉ ».

Il y a 4 phases :

– la phase d'attaque : on puise dans une liste de 72 aliments uniquement riches en protéines ;
– la phase de croisière : elle dure jusqu'à l'obtention du poids optimal. En ces jours, on alterne des protéines dites les plus pures et des légumes recommandés ;
– la phase de consolidation : on réintroduit les aliments qu'on aime avec un peu d'écarts ;
– la phase de stabilisation : on revient à l'alimentation normale avec quelques précautions.

Mon commentaire est le même que pour les régimes dissociés. C'est difficile et trompeur pour l'organisme. L'essentiel est de ne pas être en carence. Avec ce régime, on y est à coup sûr.

Conclusion

Évitons sans hésitation les régimes qui font perdre du poids en perdant :

– de l'eau,
– de la masse musculaire,
– des minéraux et oligoéléments,

– de la masse gastro-intestinale,
– de l'entrain,
mais aucune masse graisseuse.

Un bon régime est un régime :
– peu contraignant, qui prive très peu ;
– adapté à chaque individu ;
– avec des exercices physiques ;
– avec des compléments alimentaires.

Un bon régime est efficace, lent, sans carence et durable. Je suis contre tous les régimes ; on peut perdre du poids plus intelligemment.

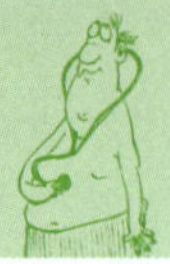

QUELS REPAS FAUT-IL FAIRE ?

Si l'on choisit de faire des jeûnes, c'est pour désintoxiquer l'organisme. Dans ce cas, le repas qui suit le jeûne se doit d'être plus léger que d'habitude, faute de quoi celui-ci profitera doublement à l'organisme sur le plan de la reprise de poids ainsi que sur le plan toxémie. Le chapitre jeûne nous permet de connaître en détail son mécanisme.

En dehors de cette stratégie de désintoxication, il faut étaler au mieux dans la journée la prise d'aliments, sans manger de façon anarchique. Si les repas sont mal équilibrés en quantité relative, si le repas du soir rattrape le repas du midi qu'on ne peut prendre correctement faute de temps, le corps stockera des amas graisseux.

Le repas du matin peut et doit être copieux. Le corps ne risque pas de prendre de poids. Il doit être riche en minéraux, vitamines et oligoéléments. Il y a des gens trop gros qui ne déjeunent pas. C'est une grave erreur sur tous les plans. Puisque l'organisme brûle beaucoup de calories le matin, il faut en profiter. Voilà un moment de la journée, un rendez-vous sensuel quotidien à ne pas rater. L'heure de la rate se situe entre 9 et 11 h. Pour moi, c'est l'heure charnière. Ce que l'on prend avant ne fait pas grossir ; par contre après, c'est une autre histoire.

La bonne méthode consiste à se fixer des règles invariables de quantités absorbées. L'idéal donc, c'est un bon petit-déjeuner, un fruit vers 10 h, un repas de midi complet, une collation de fruits vers 16-17 h, un repas du soir très léger, une pomme en soirée. Cet équilibrage ne met pas en jeu spontanément de grosses quantités d'insuline. Toute sécrétion entraîne des stockages graisseux, surtout le soir. Il faut veiller à ce que la vésicule biliaire ne travaille pas la nuit, se repose et se trouve donc prête le matin pour une bonne journée de travail d'épuration. Au cours du repas du soir où aucune activité physique n'a lieu, il ne faut pas solliciter la sécrétion d'insuline par la digestion de sucres et de féculents.

Il est, en tout état de cause, suicidaire de ne faire qu'un bon repas par jour. Pour bien manger, il faut éviter les repas tout préparés, les prises rapides « entre-deux » faute de temps, les menus simplifiés.

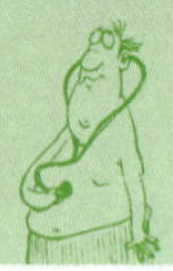

LIPIDES, GLUCIDES ET PROTIDES

Dans toutes ces lignes, il ne sera question de supprimer ni les lipides, ni les glucides, ni les protides, même si certaines de ces familles contribuent plus à la prise de poids que d'autres. Les effets induits seraient catastrophiques, y compris d'ailleurs sur la prise de poids à moyen terme. Ceci est une petite révolution, n'est-ce pas ?

Les lipides ou aliments gras font plus grossir que les protides : c'est évident. Les lipides fournissent 9 à 10 kilocalories (ou grandes calories, couramment appelées calories) par gramme, soit plus du double des glucides. L'organisme en a fait, de plus, son seul moyen de stockage calorique pour l'hiver. Aucune transformation métabolique n'est nécessaire, donc aucune transformation coûteuse en dépense énergétique (deuxième composante de notre équation).

Les glucides ou sucres apportent 4 kilocalories par gramme. Ce sont le pain, le riz, les féculents qu'il ne faut pas enlever de l'alimentation. Ces glucides requièrent, pour leur transformation en graisses de stockage, de l'énergie de transformation ; voici donc une dépense inespérée. Nous verrons plus longuement que tous les glucides ne sont pas à voir du même œil. Le sucre industriel des glaces, confiseries, biscuits, cocas et jus de fruits industriels est à rejeter, sauf exceptionnellement. L'idée de base est de ne pas inonder d'un seul coup l'organisme de sucre rapide dont la transformation en graisse est instantanée car l'apport est supérieur aux besoins. Par contre, les sucres lents, comme ceux des fruits, lentilles, haricots blancs, pâtes, féculents, ont une diffusion lente qui peut, de ce fait, « coller » aux dépenses du corps, donc ne pas engendrer de stockage adipeux. Les sucres rapides pris seuls et digérés ipso facto créent des kilos en trop. Si la prise d'une pâtisserie est une figure imposée à laquelle vous ne sauriez vous soustraire, prenez-la au cours du repas.

Manger en dehors des repas est donc une très mauvaise habitude, sauf les fruits crus de saison vers 11 h ou 16-17 h. De plus, souvent, on y mange des sucres lents et c'est bien rare que l'on grignote du persil ou une laitue. « Un Mars et ça repart. » Cette barre chocolatée, au nom célèbre d'une planète, du dieu de la Guerre et d'un certain mois de notre calendrier, contient 15 cuillères à café de sucre. Certaines personnes font l'effort de ne pas sucrer le café et, par ailleurs, patatras ! L'appétit sera moindre au moment des repas. Le grignotage sera de rigueur. L'insuline est libérée intempestivement par l'organisme. Et on a de plus en plus besoin de sucre.

Les protides sont les constructeurs de l'organisme. Ils ne font pas grossir. Les fibres issues des végétaux, les céréales subissent des dégradations moindres dans l'organisme. Elles n'apportent de ce fait aucune calorie à l'organisme. De plus, elles occupent beaucoup la personne qui mange, remplissent son estomac en apaisant sa faim. Elles se digèrent lentement et donc libèrent lentement les sucres et graisses qui les accompagnent dans le transit digestif. Encore une fois, elles ralentissent l'appel d'insuline, donc la sensation de faim. Il faut consommer du pain complet, des légumes et des fruits. En plus, ce sont des nutriments plus complets sur d'autres plans.

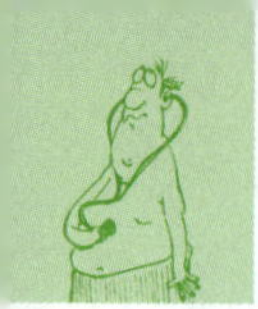

LA RELAXATION ET LE DIALOGUE

Lutter pour perdre du poids, entamer des régimes, en rater un certain nombre, culpabiliser de ce fait, accumuler les frustrations, se regarder dans le miroir et ne pas se trouver beau, rire de soi en observant qu'on n'arrive pas à réussir à manger moins, trouver qu'on n'a pas de volonté, se priver, voir les autres manger sans problème apparent, se restreindre à perte de vie, n'est-ce pas un stress beaucoup plus terrible encore ?

Maigrir est souvent une blessure quelque part.

Nous grossissons tous au moment des fêtes. Mais ce qui nous différencie, c'est que certains perdent naturellement les kilos sans s'en occuper et d'autres n'y arrivent pas. Le problème n'est donc pas de ne pas grossir mais d'être obligé de les perdre. Notre société a inventé le mal-être des gros. Des gens comme Carlos, qui était bien dans « sa peau de gros », sont rares. La plage est un terrible rendez-vous. Une personne grosse n'est pas jugée belle. Elle le sait. Elle en souffre. Elle doit maigrir. Tout le problème est déjà là, en fait. Je connais une jeune fille de 16 ans, maigre, qui cherche à maigrir pour retrouver la ligne ! On comprend aisément le rôle de la relaxation et du dialogue.

La majeure partie des gros sont carboniques ou *Sulfur* en homéopathie. Ce *simillimum* révélateur caractérise des gens sympathiques et sensuels en société. Ils s'occupent des autres et peu d'eux. Ils s'aiment – ou plutôt ne se posent pas la question – habillés en débraillé. Ce comportement affectif particulier induit qu'ils ne soignent pas, instinctivement, leur ligne. Il s'agit donc de dialoguer et de décoder ce comportement si l'on veut que ces sensuels, tournés vers autrui, s'aiment un peu plus. S'ils s'aiment un peu plus, ils s'autodétruiront moins par leurs excès. Attention ! Tout ceci doit se passer au niveau de l'inconscient car obtenir des résultats dans le conscient exige des efforts et n'est pas durable.

La psychothérapie peut apporter une aide sérieuse. Par exemple, découvrir que sa maman, quand on était petit, donnait un biberon plutôt qu'un baiser en cas de désarroi du petit enfant apporte un éclairage intéressant. Devenu grand, ce bébé a besoin de manger pour combler ses manques affectifs. Le sachant, on peut commencer à travailler sur cette lacune. Les Orientaux disent que savoir qu'on ne sait pas est déjà un stade avancé de la connaissance.

Bon nombre de personnes qui mangent trop ou de manière anarchique ont une mauvaise opinion d'eux-mêmes, inconsciemment. Les diabétiques s'autodétruisent suite à un choc qui a remis en cause leur valeur intrinsèque. Les obèses mangent pour calmer leurs angoisses, leurs difficultés à vivre, leur dépression profonde sans insomnies ni pleurs. Ce sont des forces de la nature qui ont les capacités de «se payer» cette façon de faire, contrairement aux autres qui se rongent de l'intérieur. Le dialogue et la psychothérapie sont alors nécessaires. Il convient de se tourner vers des praticiens de santé qui connaissent bien le sujet parce qu'ils l'ont vécu soit avec eux-mêmes, soit avec d'autres qui s'en sont sortis.

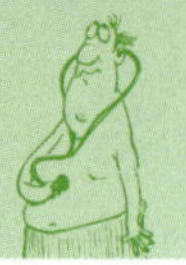

LES PRODUITS ALLÉGÉS

« Maigrissez à vue d'œil avec un substitut complet de repas à 500 kcal » vous dit la publicité. Il existe en effet, dans le commerce, des barres ou boissons hyperprotéinées qui se substituent aux repas. Ce sont parfois des produits de bonne qualité mais ils présentent, malgré cet aspect, tous les inconvénients déjà explicités : ils fournissent une ration calorique franchement inférieure à 1 200 kcal, ils ne comblent pas l'estomac qui crie famine et, pour toutes ces raisons, quand l'épisode est terminé, on reprend vite beaucoup de poids. Ceci dit, sur ce dernier point, ce n'est pas « pire » que le jeûne si les produits sont naturels et de bonne qualité.

C'est en 1965 qu'est apparu le premier Taillefine, fromage de Gervais. Goûtez : un véritable goût de rien ! Hélas, souvent, ils sont déséquilibrés et carencés. Parfois même, ils trompent le consommateur. La société Arkopharma a été condamnée en 1992 avec son produit Bio 200 pour tromperie sur le contenu. C'est le risque ! De nombreuses enquêtes et émissions de télévision ont déjà abordé le sujet des produits allégés. Ces produits sont très médiatisés. Il en existe plus de 5000 qui s'engouffrent dans la mode du « maigrir à tout prix ». Les cocas *light* seraient excellents pour la santé : on peut donc en consommer plusieurs de suite ? On se laisse berner. Ne rions pas, ceci est souvent le cas, d'autant plus que la consommation d'allégés appelle un surcroît d'alimentation dans les heures qui suivent. Les produits light ont fait un coup marketing prometteur sous l'effet psychologique de l'innovation. Cependant, ils n'ont pas vraiment fait recette. Ce qui a attiré le consommateur, c'est l'idée que ces produits étaient épurés en partie de substances nocives. Il en va de même avec les publicités sur l'eau minérale qui imagent très bien la purification du corps. Les toxines cellulaires sont-elles délogées pour autant ? Cela reste à démontrer. Ce désintérêt nous rassure : les Français ont réfléchi et abandonnent peu à peu l'idée de consommer plus facilement une plus grande quantité de produits sans goût. Au goût, les produits allégés sont beaucoup moins bons car tous manquent totalement de protéines. Il n'y a souvent que leur coût qui n'est pas allégé. Il vaut mieux alléger le contenu général de son bol alimentaire avec des produits riches et bons, qui appellent à manger moins et sont plus complets.

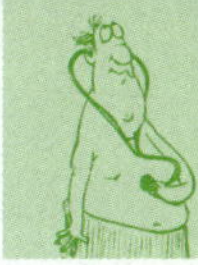

LES PRODUITS MIRACULEUX

Pour maigrir, chaque laboratoire a inventé le sien

L. Carnitine

Cette substance est de toutes les préparations. Elle n'apporte pourtant quasiment rien, sauf dans les sports intensifs. La publicité lui associe souvent le coenzyme Q10. Hélas, aucune preuve scientifique, à ma connaissance, n'a été faite sur son efficacité réelle.

La caféine

Cette substance transforme les cellules graisseuses en nouvelles cellules graisseuses. Mise à part cette transmutation douteuse, la caféine est un excitant à éviter.

Les substances végétales

Elles ne font pas maigrir à proprement parler. Certaines peuvent aider en drainant, calmant, minéralisant. Citons quelques plantes utiles : nopal, onagre, thé vert, café vert, spiruline, chiendent, bouleau, fenouil, guarana, tiges d'ananas, feuilles de cassis, aubier de tilleul, orthosiphon, *Garcinia cambogia*, radis noir, etc.

Les minéraux et oligoéléments

Ils sont utiles à l'organisme qui en manque s'ils sont de facture naturelle, mais ils ne font pas maigrir au premier degré.

Les médicaments diurétiques

Ils font perdre de l'eau. L'organisme qu'ils sollicitent perd beaucoup de potassium, ce qui engendre quelques risques.

Les coupe-faim

Ces substances diminuent l'appétit mais fatiguent le système nerveux en l'excitant. Le *Garcinia cambogia* diminue l'envie de sucre.

Les extraits thyroïdiens

Il ne faut pas jouer avec la thyroïde sous peine de déséquilibres graves à moyen terme. L'iode naturel de l'air du bord de mer agit efficacement sur la thyroïde donc aide à l'amaigrissement. Certaines plantes en contiennent aussi, comme le fucus. Savez-vous comment on voit si notre organisme est carencé en iode ? Il suffit de répandre sur une cuisse un peu de teinture d'iode. S'il y a carence, celle-ci s'efface en quelques heures. Il faut alors, chaque jour, appliquer un petit badigeon de la même façon sur les cuisses ou les fesses, chaque jour jusqu'à ce que la nouvelle tache s'estompe en 24 heures.

En fait, nous ne connaissons aucun produit miraculeux sans incidence psychologique, ou alors des produits inoffensifs et inutiles.

Quelques plantes utiles

Le nopal

Cette figue de Barbarie est une des plantes médicinales les plus utilisées par les Indiens d'Amérique. Une équipe franco-tunisienne vient de montrer, grâce à une étude sur l'animal, qu'un supplément de poudre de nopal réduit le poids. Les chercheurs ont également mis en évidence une baisse du taux de sucre et une augmentation du « bon cholestérol » dans le sang. Son action est réelle car j'en connais effectivement les résultats.

L'onagre

Il s'agit de l'huile. Elle lutte contre la surcharge pondérale, le cholestérol et l'hypertension. Elle est riche en vitamine E et en acides gras essentiels omégas-6, ingrédients indispensables à la joie de vivre, permettant ainsi de combattre la dépression ! Je la considère comme efficace dans la perte de poids.

Ces deux notions précitées sont issues du paragraphe « Nos amies les plantes utiles à rester mince » de mon livre *Être mince : gérer son poids*, aux Éditions Médicis.

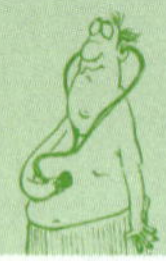

MAIGRIR AVEC LES MAINS

Le massage manuel est une bonne chose. Il ne fait pas maigrir mais améliore la circulation du sang, la circulation de la lymphe et surtout crée la relaxation. À ce titre, il va dans le bon sens. Le drainage lymphatique fait circuler les toxines par la lymphe puis les évacue. Les vaisseaux lymphatiques affleurent à la surface de la peau. Les bons professionnels du drainage manuel n'exercent pas de pression et leurs manœuvres fluides, au rythme des battements du cœur, sont un véritable délice de silence et de calme. Sous cet effet subtil, sous leurs doigts de fée, on entre dans un état de relaxation profonde. Les tissus s'épurent, les cellules graisseuses fondent, la fatigue diminue et l'énergie augmente. Le système sanguin récupère toutes ces toxines charriées par cette circulation lymphatique décuplée. En effet, les ganglions lymphatiques les ramassent au passage. La lymphe se décharge de ses fardeaux indésirables et repart chargée de globules blancs. Le drainage lymphatique ne fait donc pas maigrir mais améliore l'état général. Il n'élimine pas la graisse mais active les échanges. Il contribue à une normalisation du transit par l'appareil digestif et notamment la vésicule biliaire. Hélas, nous venons de comprendre que c'est un travail très doux et les résultats sont à l'image de l'accouplement des éléphants : on ne voit les résultats que longtemps après. Il faut de nombreuses séances, des dizaines même. L'acupuncture par les doigts, la digipuncture, permet d'accélérer cette réharmonisation. Ce travail n'a rien d'un massage et hélas, les praticiens manuels rigoureux ne sont pas légion au milieu de la faune des opérateurs de machines de torture.

Les crèmes amincissantes sont pléthore. Elles font les beaux jours des vitrines et instituts de beauté. 110 millions de tubes de crèmes de beauté sont consommés chaque année en France ; ceci correspond à une dépense moyenne par an et par habitant de 120 €. Elles éliminent les bourrelets si l'on en croit la publicité. Rien de très significatif n'a pu être prouvé pour l'instant. Il y a peut-être amincissement local mais si minime ! Cependant, les effets psychologiques induits ne sont pas inintéressants. Se masser ou se faire masser est une excellente occupation sur ce plan.

Certaines huiles essentielles ont des effets sur les amas graisseux et la cellulite, comme le romarin à verbénone.

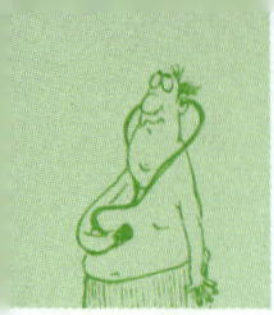

SUS À LA CELLULITE !

La lutte contre la cellulite est un champ d'investigation, un gisement de profit infini.

Nos tendres compagnes nous offrent tant de joie dans la conquête effrénée de leur beauté, chaque jour rehaussée pour tenter de réparer l'outrage des ans. Il est donc bien légitime que nous posions un instant notre attention sur leur bagarre, chaque année réactivée dans la perspective des plages ; je veux parler de la fonte de la cellulite. Les neuf lettres de ce mot maudit ont fait couler beaucoup plus d'encre et de salive que de liquides adipeux des zones où elle se blottit, se fortifie au cours des ans. Cette fois, cela suffit ! Il faut faire quelque chose !

Les hommes ont quantité d'autres problèmes mais pas celui-là. Il s'agit donc bien d'un déséquilibre hormonal avec excès d'œstrogènes qui retiennent l'eau. Concomitamment, il y a fuite excessive du potassium par excès de prolactine. Souvent, les tissus ne sont pas souples par carences nutritionnelles et sportives. Et c'est le drame !

Il existe de très grandes variétés de traitements, de pommades, de pétrissages tous plus coûteux les uns que les autres, en argent et en temps, et qui sont – il faut bien l'avouer – très peu efficaces. Seul, le côté psychologique est sympathique. Les pétrissages font plus maigrir le masseur que les pauvres tissus engorgés. À vrai dire, seuls les traitements chirurgicaux bien faits apportent une issue favorable conséquente. Il s'agit de la lipoaspiration ou la lipectomie mais là aussi, attention aux bistouris faciles ! Réservons cependant ces barbaries à des cas graves où il y a absolue nécessité de prendre des armes lourdes.

La petite guerre annuelle de mai et juin peut aussi en venir à bout, du moins en partie. Hélas, les méthodes amplement déballées par les magazines et vitrines commerciales s'avèrent bien souvent inutiles. Voici un certain nombre d'« occupations » qui, associées, peuvent apporter un résultat. Tout d'abord, penchons-nous sur notre comportement. Voici l'été, il faut être belle ! Il est paradoxal d'observer que cette idée positive, généreuse et agréable s'accompagne aussitôt de sacrifices et de meurtrissures : famines des régimes, séances de gymnastique épuisantes, massages douloureux. Ces sévices auront inéluctablement des répercussions psychologiques tôt ou tard. D'abord, les résultats ne seront pas au rendez-vous. À ce sentiment de frustration suractivé par cet échec, s'ajoute celui de la culpabilité à chaque petit écart. C'est raté et dangereux ! La conquête de la beauté suppose une attitude intérieure complètement positive, calme et détendue, une attitude où l'on ne se fait jamais de mal mais beaucoup de bien.

La nutrition est au rendez-vous de cette conquête. Il n'est pas recommandé, bien sûr, de forcer en cette période sur la viande et les confiseries. C'est évident ! Il est encore une fois recommandé de vivre en synergie avec Dame Nature. Que nous propose-t-elle ? Les premiers légumes et surtout les fruits de saison. Les cures de fraises, de cerises... apportent un renouveau très agréable.

Le potassium

C'est qu'en fait la nature a bien fait les choses. Coïncidence ! Tous ces nouveaux cadeaux du printemps et de l'été nous offrent des nutriments qui contiennent énormément de potassium et le potassium est le maître mot du drainage qui nous concerne pour cette lutte. Il est présent dans toutes les cellules dont il équilibre les échanges en eau. Il augmente l'élimination rénale des toxines du sang. Il influence la teneur en magnésium, donc en énergie nerveuse et musculaire. Il augmente le tonus. On trouve surtout le potassium dans tout ce qui est végétal. Voici un classement simple (par ordre décroissant) de la teneur en potassium des différents aliments usuels. Cette liste, plutôt que de faire courir vers des régimes de famine, permet de choisir à profusion ces aliments dont les vertus de drainage seront tout à fait salutaires.

Pour 100 g consommés, on trouve en milligrammes de potassium :

Haricots secs	1 230
Pois	960
Lentilles	880
Épinards	770
Amande	740
Noisette	620
Datte	610
Châtaigne	560
Blé et seigle complet	470
Banane	400
Champignon	380
Chocolat	360
Laitue	340
Navet	340
Poisson	330

Noix	330
Céleri	320
Haricot vert	310
Germe de blé	300
Pomme de terre	300
Carotte	290
Tomate	280
Abricot	250
Chou	250
Bœuf	250
Cerise	210
Raisin	200
Asperge	200
Poire, pomme	130
Œuf	120

Toutes celles qui ont fait le bon choix du petit-déjeuner que je préconise dans ce livre sont en présence d'une quantité appréciable de potassium. On remarque aussi la relégation en queue de peloton du pain blanc et autres produits raffinés dénaturés, ainsi que les fromages, soit autant de produits qui font la nourriture de chaque journée des jolies dames. Quel dommage ! La dose quotidienne recommandée pendant cette période de « guerre » se situe aux alentours de 2 g de potassium par jour. Il est souhaitable de ne pas trop dépasser 3 g par excès de zèle, sous peine de perturber l'équilibre calcium-magnésium-sodium-potassium.

La pomme de terre a sa place aussi dans ce combat. Elle a été reléguée au rang des accusés de nos kilos superflus un peu par erreur, bien qu'elle soit un aliment glucido-lipidique peu préconisé pour maigrir. Mais, encore une fois, il ne s'agit pas tant de maigrir, surtout si on fait 42 kg pour 1 m 68, comme on rencontre souvent le cas : « Aidez-moi, je me sens grosse. » Il s'agit de déloger les masses de tissus adipeux et d'eau emprisonnées ; ce n'est pas du tout le même sujet.

Une cuillère à soupe de mélasse diététique épaisse contient 600 mg de potassium et pourra constituer un complément alimentaire utile, largement préférable aux produits chimiques. Limitons aussi, un peu, le rajout de sel dans l'alimentation car il y a « guerre d'influence » dans notre métabolisme entre le sodium et le potassium, sans oublier cependant que le sel nous donne de l'énergie et que la vérité réside dans le bon équilibre. Et le sel retient l'eau. Les racines de fenouil en extrait fluide sont un excellent diurétique. L'huile d'onagre lutte aussi contre la rétention d'eau. Les gouttes de teinture mère de piloselle y contribuent aussi. La prêle et la reine-des-prés sont des compléments alimentaires très intéressants aussi dans ce cas. En homéopathie, le thuya sera la fée du logis. De plus, j'aime préconiser, pendant cette période, un complément alimentaire naturel complet qui veillera à rectifier les éventuelles carences en magnésium, fer, zinc, calcium. Il s'agit des algues comme la spiruline ou d'autres produits diététiques naturels de certains laboratoires spécialisés. L'équilibre peu à peu retrouvé sera d'un grand secours, surtout sur le plan psychologique et joie de vivre, joie de se préparer à l'été.

La cellulite n'est pas tant un problème d'excès de graisses qu'un problème de rétention, de mauvaise gestion de l'eau au sens de la médecine chinoise. Les organes gestionnaires sont plutôt le rein et la rate donc. Tonifier la rate en apportant des céréales et, par exemple, un peu de riz complet à chaque repas (en plus du bol normal) peut avoir des effets spectaculaires de perte de poids si le problème est un excès d'eau. À essayer, c'est étonnant !

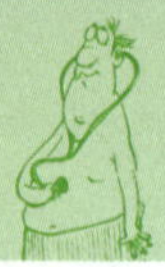

LES COUPS DE BLUES

Les vacances ont été propices à des rencontres ; on est allé au restau. Les fêtes de fin d'année étaient chaleureuses, on s'est bien amusé. En le faisant, surtout ne culpabilisons pas. C'est un bon moment et il a ses avantages. Au diable les remords ! Maintenant, il faut un peu drainer et répartir toutes ces richesses accumulées. Alors allons-y !

Les lendemains de fêtes, je ne mange pas. Ne dites pas que vous n'y arriverez pas. C'est assez facile. Il ne faut surtout pas grignoter ou manger trois fois rien car cela déclenche de la boulimie, des sensations de privation. Car, comme disait Raymond Devos, trois fois rien c'est déjà quelque chose. Le matin, le système digestif est embarrassé. C'est facile de ne pas manger ; ne mangeons pas par habitude ! Vers midi, l'habitude appelle peut-être à manger. Allons donc faire une bonne marche ou un bon jogging. De toute façon, oxygénons-nous au lieu de nous asseoir à table. Soyons raisonnables, nous avons mangé hier pour 4 jours de carburant, alors supportons un jour de calme. Ce jour-là, on a envie de faire la sieste après la ballade et l'on dort un peu. Et ensuite vient le soir et sa mélancolie, ses pulsions, ses angoisses. Quelques pommes feront bien l'affaire. Une soupe aussi s'il le faut. Si naît l'envie de « bouffer » un container complet de bonnes choses, prenons 5 granules homéopathiques d'*Antimonium crudum* 9 CH. S'il s'agit plutôt d'une faim profonde mais angoissante : *Anacardium orientale*, toujours en 9 CH. L'angoisse sera aidée par *Ignatia amara* 9 CH.

Et faisons un peu de relaxation ou d'autohypnose, plusieurs fois dans la journée, assis confortablement, les yeux fermés, en respirant profondément et en pensant à sa respiration. Répétons-nous que nous devenons minces, beaux, joyeux, riches et heureux, que l'alimentation n'est pas un problème, que nous en avons eu bien assez ces derniers temps et que nous n'en avons pas besoin pour l'instant.

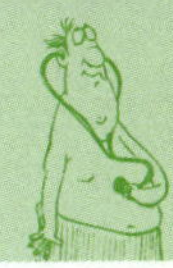

L'AIDE DE L'HOMÉOPATHIE

Dans le chapitre sur les drainages, je vous présente trois substances en 9 CH prêtes à nous aider. Faisons un peu plus connaissance avec celles-ci et choisissons-les en fonction de ce qui nous ressemble le mieux. Bien entendu, il ne s'agit pas de reconnaître tous les symptômes décrits ci-dessous pour choisir la substance qui va nous aider, mais si un certain nombre sont déjà présents, il y a des chances pour que cette substance nous aide à maigrir plus sereinement.

Antimonium crudum

C'est le sulfure noir d'antimoine.

a. Symptômes en rapport avec les repas :

- gloutonnerie avec atonie gastrique ;
- obésité, embonpoint ;
- indigestions, embarras gastriques, ballonnements abdominaux ;
- assoupissement digestif ;
- troubles digestifs après avoir trop mangé ;
- langue chargée d'un enduit épais blanc ;
- éructations après surcharge alimentaire et vin ;
- désir de choses acides ;
- diarrhée après gros repas ;
- vomissements.

b. Autres symptômes :

- acné ;
- goutte ;
- hémorroïdes ;
- eczéma, callosités, éruptions, pustules, prurit, impétigo ;

– rhumatismes articulaires ;
– verrues ;
– mauvaise humeur avec intolérance à être soigné ;
– mal de tête à la chaleur.

Prenons soin de manipuler ces dernières informations avec précaution. Nous avons noté : verrues. Ne croyons pas, comme en allopathie, que les verrues sont guéries par *Antimonium crudum*. Ceci est à manipuler différemment. Plus il y a de symptômes cités ci-dessus correspondant à son cas, plus on pourra choisir la substance les regroupant et plus, d'ailleurs, avec l'aide d'un spécialiste homéopathe, on augmentera le « nombre de CH ».

L'*Antimonium crudum* est aggravé par les bains froids, le temps humide et froid, la chaleur rayonnante d'un feu ou du soleil, les gros repas, le vinaigre et le vin, la nuit avec lune.

Antimonium crudum est amélioré par le bain chaud, le repos et le plein air.

Ainsi donc – et c'est ainsi que fonctionne l'homéopathie –, si nous nous sommes reconnus dans les symptômes, nous savons maintenant ce qui nous fait du bien et ce qui aggrave notre état. Sachons en user et en abuser.

Anacardium orientale

C'est la noix de marais des Indes.

a. Symptômes en rapport avec les repas :
  – digestion difficile ;
  – amélioration de l'état mental en mangeant ;
  – sensation de pesanteur ou constriction après avoir mangé ;
  – mange vite ;
  – nausées, vomissements ;

– sensation de poids lourd intestinal ;
– constipation ;
– mal à l'estomac nerveux.

Nux vomica, le plus répandu des médicaments homéopathiques, est pris par des gens que le fait de manger rend malade et *Anacardium orientale* par des gens que le fait de manger apaise, même si ensuite ils ont une digestion difficile.

b. Autres symptômes :
– état parfait une à deux heures après les repas ;
– impulsions contradictoires, indécision, état de rêve ;
– perte brusque de mémoire, surtout chez les étudiants ;
– sentiment de poursuite, soupçons ;
– besoin de jurer, blasphémer, injurier surtout ses proches ;
– mal de tête, tête lourde et vide ;
– hémorroïdes avec spasmes ;
– surmenage nerveux, dépression et perte de confiance en soi ;
– anxiété, mélancolie ;
– rhumatismes ;
– éruptions, vésicules, prurit.

L'*Anacardium orientale* est aggravé par l'exercice physique et mental, le matin et les applications chaudes.

L'*Anacardium orientale* est amélioré par le repos le soir et en mangeant.

Ces signes d'aggravation et d'amélioration sont importants pour le choix de la substance à prendre.

On distingue maintenant les différences sensibles entre les indications d'*Anacardium orientale* et *Antimonium crudum*. Il arrive que les deux substances soient nécessaires.

Ignatia amara

C'est la fève de Saint-Ignace.

On peut dire que cette substance homéopathique est un anti-angoisse, la benzodiazépine sans effet nocif qui, avec *Gelsemium sempervirens*, est le remède des sujets à système nerveux plus fragile comme la femme et l'enfant, mais aussi à système nerveux fragilisé par les temps modernes comme l'homme.

La matière médicale énonce : « Toutes les manifestations nerveuses ou fonctionnelles caractérisées par leur mobilité, leur inconstance, leur caractère paradoxal et contradictoire. » Dans un tout autre ordre d'idée que celui de la conquête de la sveltesse, je rencontre des personnes à aider. Lorsque l'une d'elles avoue avoir envie d'éclater de rire aux enterrements, « c'est *Ignatia amara* ».

En matière d'amaigrissement et de souci de ne pas manger, nous traversons des périodes très contradictoires. Cela se passe mieux que prévu, somme toute : on a faim mais sans plus. Et puis tout d'un coup, rien ne va plus. On a envie de vider le réfrigérateur, le congélateur et quand cela est réalisé, on a encore faim. *Ignatia amara* en 9 CH nous aidera à la première pulsion.

a. Symptômes en rapport avec les repas :
   - alternativement faim et calme ;
   - boule qui monte de l'estomac ;
   - faim et défaillance au creux de l'estomac ;
   - difficultés à digérer inattendues ;
   - constipation en voyage notamment ;
   - douleurs gastriques, surtout avec les sucreries ;
   - nausées ;
   - hoquet ;

– éructations à vide ;
– spasmes du côlon ;
– crampes d'estomac.

b. Autres symptômes :

Un livre complet n'y suffirait pas, tant les effets sont nombreux, variés, inattendus, de l'angoisse et de ses blocages. Tentons simplement une petite synthèse :

– émotivité instable, paradoxale ;
– hypersensibilité, émotions ;
– spasmes nerveux ;
– maux de tête ;
– toux nerveuse ;
– évanouissements ;
– longs soupirs ;
– tachycardie émotive ;
– dépression morale, chagrin, désir de solitude ;
– insomnie, sommeil léger, incontinence nocturne urinaire ;
– règles supprimées par le chagrin ;
– etc.

L'*Ignatia amara* est aggravé par les émotions, le chagrin, les odeurs violentes, le tabac, le café, l'alcool, après les repas, le froid, le matin. Voilà bien un petit clin d'œil à notre façon moderne de vivre.

L'*Ignatia amara* est amélioré par la chaleur, la promenade, le changement de position, la pression forte.

En résumé, on peut même associer ces trois remèdes et aussi modifier notre poids d'équilibre actuel en travaillant notre terrain biologique par des médicaments homéopathiques appropriés, en 30 CH voire plus, avec l'aide d'un excellent homéopathe.

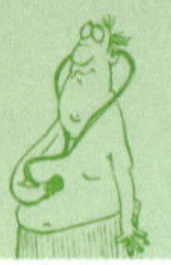

RÉSUMONS-NOUS UN PEU

Notre société n'est pas correcte avec les gros. Elle voit en eux des êtres sans volonté. Par la grande surface de peau qu'inconsciemment les gros mettent en relation avec autrui – ce n'est que de la symbolique ! –, le gros est plus ouvert aux autres qu'à lui-même, et pourtant sa condition n'est pas simple car il est miné par une éternelle culpabilité assortie d'une analyse ridicule de la part des autres : « Il n'a qu'à manger moins. » Pourtant, ne parle-t-on pas d'un « bon gros » ?

Tout ceci n'est qu'une question de culture. En Asie et en Afrique, la femme est d'autant plus excitante qu'elle est grosse, car elle a des hanches accueillantes pour faire de beaux enfants.

En France, il y a moins de gros dans les classes sociales dites élevées. Comme ce sont ces classes qui ont pris l'habitude d'imposer leur volonté aux autres, elles ont inventé ce théorème : « Un gros est laid », mais ceci n'a pas toujours été la vérité ; c'est la nouvelle vérité depuis le début du XXe siècle, en France.

Les trois quarts des femmes apparaissant à la télévision sont très minces et ne correspondent pas à la répartition normale de notre société. Ce chiffre est à comparer avec celui des hommes apparaissant à la télévision : un quart seulement d'hommes minces. Cette sélection crée une mode et les canons de la beauté. Pour les respecter, 80 % des filles américaines de 13 ans ont déjà fait un régime. Folie !

Et maintenant, revenons une dernière fois à notre mécanisme. Pour que notre métabolisme basal consomme bien, ne le programmons pas de façon anarchique en mangeant n'importe quand, n'importe quoi, trop peu de calories, et ne créons pas des sprints endiablés inattendus. Attention aux régimes miracles tout à fait inutiles et nocifs ! Pour que notre digestion soit au maximum de son rendement, sachons drainer notre organisme, lui apporter tous les minéraux, vitamines et oligoéléments dont il pourrait être carencé. Troisième partie de l'équation : les dépenses physiques. Sur ce point, sachons piéger le régime de croisière de nos habitudes. Créons des besoins nouveaux d'un seul coup et nous aurons des dépenses suractivées par ce changement non prévu.

Évitons les associations alimentaires qui créent les dépôts de graisses. Mangeons des fruits entre les repas. Mangeons moins mais peut-être plus souvent : deux plats à chaque repas suffisent. Ne nous affamons jamais. Mangeons lentement car l'organisme libère une hormone, la cholécystokinine, qui avertit à temps du sentiment de satiété. Buvons de l'eau entre les repas. Évitons le café et l'alcool qui donnent faim. Décrétons des objectifs faciles à tenir. Rejetons l'idée de vouloir trop en faire. Qui trop embrasse mal étreint ! Sachons pratiquer une légère dissociation à la Shelton. Prenons un fruit vers 10-11 h. Prenons un petit-déjeuner riche et tonique. Sachons utiliser s'il le faut - tant pis - des substituts de repas ou des compléments alimentaires qui apportent des béquilles psychologiques avant de s'éduquer au jeûne pur et simple, bien meilleur. Au restaurant, optons pour les crudités, laissons les sauces aux collègues, préférons le poisson, évitons les pâtisseries, pensons à la mauvaise association pain-fromage, c'est-à-dire mangeons l'un ou l'autre. La maladie du grignotage entre les repas peut changer de cible et laisser les chips à d'autres. Préférez-leur des fraises, de la pastèque ou un autre fruit. La pomme et la banane ont une place de choix pour leur qualité nutritive et leur pouvoir coupe-faim. Le repas du soir sera fait de fruits, c'est suffisant et bienfaisant. Je ne suis pas un fan de l'aspartam mais je le préfère aux crises de boulimie suite à trop de privations de sucre. Drainons nos organes pour éliminer les toxines. Varions les menus. Aérons-nous.

Sachons nous relaxer. Entamons les recherches sur les causes fondamentales de notre propension à dégrader notre corps : rappelons-nous la fable du bébé qui pleure, à qui on préfère donner de l'eau sucrée plutôt que des câlins. Quand le stress et l'ennui nous guettent, veillons à ne pas avaler complètement la plaque de chocolat et trouvons une occupation affective sympathique : marcher, téléphoner à la famille, écouter une superbe musique.

Sachons éviter les miroirs aux alouettes que sont les produits allégés et les additifs ou crèmes miracles. Faisons un peu de massage à l'occasion de cures thermales.

N'hésitons pas à nous aider un peu de substances homéopathiques dans les moments difficiles.

Et aimons notre corps tel qu'il est, en mesurant son rayonnement par rapport à autrui plutôt que les différences d'avec les cotes standard à la mode. Affirmons notre personnalité et faisons de notre terre un lieu riche de ses différences.

Si tout cela n'apporte pas les résultats promis, nous avons encore quelques ressources en imitant certains Américains : faisons-nous sceller les dents de manière à ce qu'elles présentent un tout petit espace sur le devant. Il paraît qu'on mange moins. Personnellement, je trouve un coup de fusil plus radical ! Nous pouvons aussi respirer de très mauvaises odeurs pour nous couper l'appétit. Cherchez bien : il y a d'autres bons trucs de ce genre pour diminuer l'appétit. On peut aussi se faire insérer un ballon dans l'estomac. Ainsi – cela se fait –, nous avons beaucoup moins faim car nous avons un sentiment de gonflement et de gêne. Et pour terminer, supprimons les fenêtres de la cuisine que nous tapissons en noir car les couleurs vives et chaudes donnent faim. Vous ne voulez pas de ces inepties ?

C'est que notre société a moins le souci d'être que de paraître. Vivre ou faire semblant ? Car le paraître pare l'être pour qu'il ait l'air beau. Mais ce faisant, il le pare, c'est-à-dire qu'il l'empêche d'être.

L'ARBRE DE VIE

C'est de ta peur
que j'ai peur.
William Shakespeare.

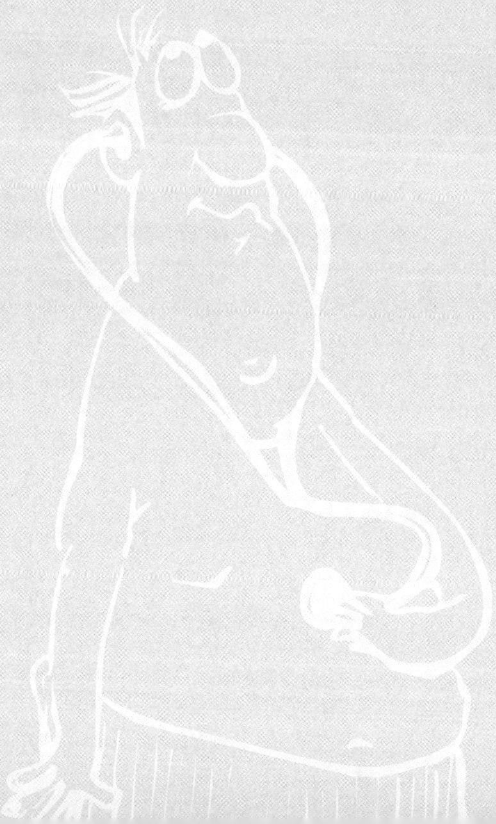

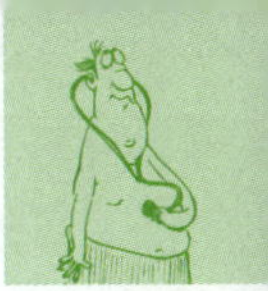

LES VERTÈBRES ET LES ORGANES

La colonne vertébrale est notre arbre de vie.

Un jour, une mamie de 83 ans vient me voir avec une tumeur au duodénum, de 9 cm de long sur 5 cm de large : une briquette dans le corps obstruant le chemin de l'estomac à l'intestin. Un rapide examen iridologique confirma le diagnostic des radios et je pus observer, toujours dans l'iris, un mauvais état de la vertèbre dorsale D7. Cette vertèbre irrigue énergétiquement le duodénum. Pour le point particulier de cette vertèbre litigieuse, je l'ai mis dans les mains d'un collègue ostéopathe de Besançon. La conclusion était sévère : « vertèbre cassée depuis 10 ans ». La mamie avait bien un peu mal mais n'en parlait à personne. Quel gâchis !

Une bonne nutrition, une relaxation journalière ne suffisent pas pour accéder à la sérénité totale. Si l'on veut que toutes les cellules de notre organisme soient convenablement irriguées, il faut que l'arbre qui les porte véhicule une sève sans obstacle.

À chaque organe correspondent une ou plusieurs vertèbres, c'est-à-dire qu'une déficience de telle vertèbre crée inexorablement un travail médiocre de l'organe correspondant.

Cervicales

- C1 Approvisionnement sanguin de la tête-cuir chevelu-os de la face-cerveau-oreille interne-système nerveux sympathique
- C2 Yeux-nerf optique-nerf auditif-sinus-langue-front
- C3 Joues-oreilles externes-os de la face-dents
- C4 Nez-lèvres-bouche-trompes d'Eustache
- C5 Cordes vocales-glandes du cou-pharynx

C6 Muscles du cou-épaules-amygdales
C7 Glande thyroïde-épaules-coude

Dorsales

D1 Avant-bras-poignets-mains-doigts-œsophage-trachée
D2 Cœur-valvules-artères coronaires
D3 Poumons-bronches-plèvre-poitrine-seins-mamelons
D4 Vésicule biliaire et ses canaux
D5 Foie-plexus solaire-sang
D6 Estomac
D7 Pancréas-îlots de Langerhans-duodénum
D8 Rate-diaphragme
D9 Capsules surrénales
D10 Reins
D11 Reins et uretères
D12 Intestin grêle-trompes de Fallope-circulation lymphatique

Lombaires

L1 Gros intestin-côlon
L2 Appendice-abdomen-cæcum-partie supérieure des jambes
L3 Organes sexuels-ovaires ou testicules-utérus-genoux
L4 Prostate-muscles lombaires-nerf sciatique
L5 Chevilles-pieds-orteils

Sacrées

S1-2-3-4 Os iliaque-muscles fessiers-rectum-anus
Coccyx Organes sexuels

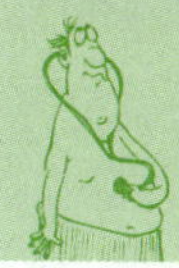

ALTÉRATIONS DE LA COLONNE

La colonne vertébrale peut se dégrader par la fatigue ou la malnutrition des muscles et des ligaments, une mauvaise position habituelle, des problèmes psychologiques qui influent sur le port de la colonne. Souvent la cause principale est une chute, un accident, un accouchement compliqué. Les accidents de voiture sont parfois une cause vicieuse à détecter. En effet, apparemment, l'accident n'a pas été grave et il n'y a pas eu de mal. Et 10 ans après, on s'interroge souvent : « Racontez-moi cet accident d'il y a 10 ans... Vous savez ? Celui où vous n'avez rien eu ! »

La plupart de ces altérations peuvent être corrigées par l'exercice physique. Cependant, l'ostéopathie vient nous aider dans le retour à l'équilibre de cet arbre de vie selon le principe même de son fondateur, M. Andrew Taylor Still, mort en 1917 : « Trouvez la lésion ostéopathique, réparez-la et laissez la nature faire le reste. »

On pense souvent que la colonne vertébrale n'a que certains traumatismes classiques comme la scoliose, le disque écrasé. On oublie qu'un bon ostéopathe ou étiopathe peut aider à la guérison d'un spasmophile, d'un diabétique ou d'un cancéreux comme aurait pu le montrer le cas vécu du début de ce chapitre. L'ostéopathie ne répare pas que les traumatismes accidentels ou les lumbagos. Personnellement, je conseille une consultation de l'arbre de vie de tout nouveau-né puis une consultation annuelle jusqu'à l'âge où l'on tombe moins en récréation. À l'âge adulte, on peut continuer cette surveillance préventive par une visite périodique tous les 3 à 5 ans.

On me pose souvent cette question : « Comment se fait-il que cette vertèbre bouge d'elle-même ? » Un enfant stressé corrige son attitude physique en fonction des tensions qu'il ressent ; cette nouvelle position de compensation crée un déséquilibre douloureux à la longue. Notre société est celle du mal de dos : tous nos stress de refoulement se traduisent en tensions musculaires, nos problèmes matériels pèsent sur nos lombaires, nos problèmes affectifs nouent nos cervicales. Toutes les femmes qui portent avec difficulté leur existence sur leurs épaules ont des douleurs profondes aux quatre premières vertèbres dorsales.

N'oublions pas la notion d'excès d'acidité. J'ai aidé, en traitant le terrain, ma femme, ayant fait une chute de cheval, à réparer sa lombaire cassée, soi-disant irréparable par certains spécialistes. Dans un terrain acide, l'os ne se reminéralise pas.

L'HABITAT SAIN

On rencontre beaucoup d'hommes parlant de liberté,
mais on en voit très peu dont la vie n'ait pas été
principalement consacrée à se forger des chaînes.

Gustave Le Bon.

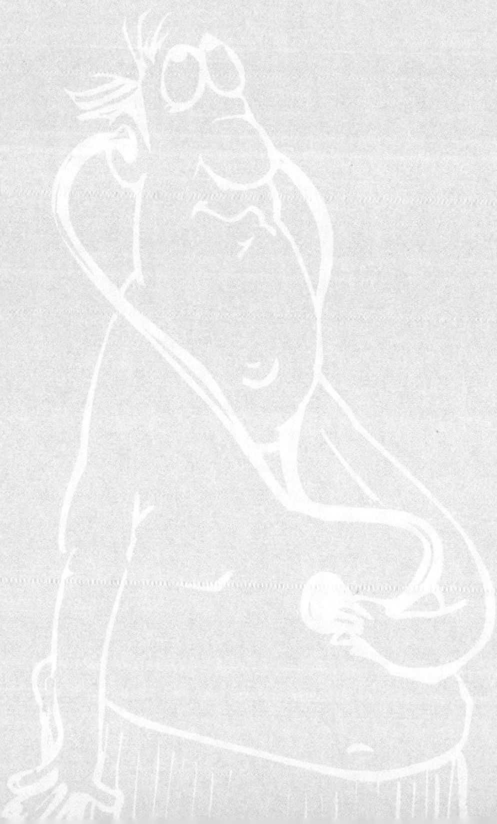

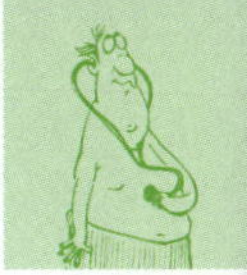

LA GÉOBIOLOGIE

Étymologiquement, ce terme signifie l'étude de l'habitat. Nos ancêtres faisaient paître un troupeau de moutons sur un grand terrain herbeux. Ils observaient leur comportement. Quand ils tuaient ces animaux, ils analysaient l'allure du foie. Après ces études de santé seulement, ils décidaient d'ériger leur demeure sur le terrain. L'emplacement de la chambre à coucher était l'objet de beaucoup de précautions. Ce n'est pas par hasard si les grandes cathédrales sont érigées sur des hauts lieux cosmo-telluriques. Les Celtes et les druides nous ont appris à les reconnaître. Actuellement, les plans d'occupation des sols n'utilisent plus les moutons. Tout terrain source de profit est bon, a priori, pour nous loger, même si une source le traverse de part en part. Le béton armé a envahi nos grandes bâtisses, des faisceaux électriques drainent nos murs, des lignes à haute tension surplombent nos villes. Rien de tout cela n'est nocif ? J'ai reçu chez moi deux ingénieurs EDF qui me l'ont assuré. Maintenant, ces lignes sont cachées sous terre ; ainsi l'usager râle un peu moins et les dégâts dans nos corps se font plus sournoisement. Je leur ai expliqué qu'on avait mis Galilée en prison pour avoir déclaré que la terre était ronde. Les lignes à haute tension sont nocives, les radiations des téléviseurs, ordinateurs, fours à micro-ondes, radioréveils, portables, wi-fi fatiguent artificiellement notre cerveau.

Sylvie vient me voir avec sa maman. On a tout essayé. La petite fille ne dort pas la nuit. Je lui propose de nous rendre chez elle car je sens que quelque chose ne va pas dans la chambre. Le maître des lieux est surpris de voir rentrer si tôt sa femme, sa fille et moi, affublé de mes antennes radiesthésiques. Il n'est pas rassuré. La petite fille dort sous un plafond incliné et la tête juste au-dessous d'une magnifique poutre. Je fais quelques mesures et propose aux parents d'éloigner de 2 mètres le lit du mur, ce qui le place en plein milieu de la pièce. Personne n'est emballé par l'idée. Personne n'y croit. Je prêche alors mon couplet habituel : « Essayez cette nuit et vous verrez bien. » Je quitte cette bonne compagnie très dubitative, rentre à la maison, n'entends plus parler de rien pendant 3 mois. Un jour, par hasard, je rencontre la maman qui me dit d'emblée : « Vous savez : le lit est toujours au milieu de la pièce et ma fille est super bien. » Je lui rétorque alors que chez moi, le lit conjugal est au milieu de la chambre depuis 6 ans. Et on se quitte avec un grand sourire de connivence.

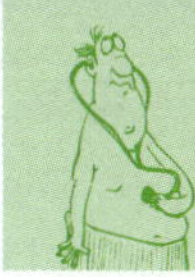

« LA CONNAISSANCE PART DE L'EXPÉRIENCE »

Cette phrase célèbre du philosophe Kant fut la mienne dans cette discipline. Je ne suis pas prêt de l'oublier à double titre, car d'une part ce fut mon sujet de philosophie au baccalauréat, d'autre part le contenu des lignes qui suivent en est une brillante démonstration. En effet, nous avons fait connaissance avec la géobiologie non pas dans les livres, les séminaires ou en faculté de médecines naturelles, mais chez nous, très concrètement. Ingénieur diplômé, en bonne et due forme, des arts et métiers, j'avais fait 5 années de copieuses études où nous passions 16 heures par jour à des choses rationnelles, méthodiques et rigoureuses. Un château d'eau ne se calcule pas à l'intuition (quoique...). Bref, la Providence se dit qu'il fallait qu'elle envoie à cet homme «fort» la découverte de l'irrationnel. J'achetai à l'époque la maison où nous demeurions précédemment. C'est une grande maison où tout est surdimensionné pour une vie séculaire de solidité. Aussitôt à l'intérieur, je me suis mis à ne pas dormir la nuit. J'allais de pièce en pièce, en quête du sommeil. L'homme fort était devenu un homme fragile. Lorsque nous fîmes la connaissance d'un géobiologiste radiesthésiste, nous couchions dans la salle de bains et nous nous y trouvions assez bien. Il le concevait aisément.

Ce spécialiste patenté nous fit découvrir bon nombre d'anomalies, toutes plus intéressantes les unes que les autres. Tantôt nous les découvrions nous-mêmes, tantôt il nous aidait, accompagné de son pendule magique.

La maison en bordure du bois était humide. Elle n'avait pas été habitée pendant quelques années. Les grands arbres du bois la dominaient ainsi que le terrain herbeux la côtoyant. Nous entreprîmes de couper les arbres sur une bande de 8 mètres afin que le soleil inonde notre parcelle. En parallèle, nous avons chauffé fortement les murs, plafonds et sols et, peu à peu, la maison s'est asséchée. La mousse de la pelouse a laissé la place à l'herbe.

Cette demeure est sur le versant d'une petite colline jadis fortifiée. Ce positionnement explique la présence d'une forteresse militaire associée à de multiples souterrains. Ces tentacules discrets envahissent les abords de cette colline et l'un d'eux passe sous notre maison, de part en part. Cette discordance rompt l'harmonie tellurique du sol. Elle modifie le champ magnétique terrestre aux endroits de la galerie souterraine qui se comporte comme une faille. Les personnes sensibles ont beaucoup de difficultés à dormir à cet endroit. Si elles le font, elles sont mal dans leur peau.

Comme si cette charmante galerie ne suffisait pas – galerie que, hélas, nous ne visiterons même jamais –, nous découvrîmes deux cours d'eau souterrains sous notre maison. La présence de cours d'eau est facile d'observation. Les arbres qui poussent dans leur sillage sont tordus et croissent dans un sens et dans l'autre comme s'ils passaient leur existence à chercher ci et là une issue à leur mal-être. On peut, par cette observation, suivre le chemin souterrain d'une source ou d'un écoulement d'eau.

À la lecture de ceci, chacun se dit déjà : « Mais comment résoudre de tels problèmes ? » Ne soyons pas impatients car nous ne sommes qu'au début des anomalies rencontrées dans cette maison.

La prise de terre est une chose sérieuse. Elle se mesure et les services de l'EDF ne donnent leur accord qu'en dessous de 50 ohms pour les branchements d'une nouvelle construction. Notre prise de terre en faisait exactement 130, c'est-à-dire qu'elle était inopérante. J'ai tout cassé. Je suis allé acheter 5 piquets d'1 m 50 prévus à cet effet et les ai reliés entre eux ; ils me fournissent actuellement une prise de terre efficace de 3 ohms.

L'installation électrique n'était pas correcte. Bon nombre d'interrupteurs ne coupaient pas la phase active. Beaucoup de branchements étaient irréguliers. Le four à micro-ondes propageait sa pollution électromagnétique dans un rayon de 7 mètres autour de lui. Le radioréveil à notre tête de lit nous mettait sous pression la nuit. Les alimentations des ordinateurs, claviers musicaux, chaîne hi-fi, poste de télévision, etc. restaient connectées la nuit ou en cas de non-utilisation, alors qu'il faut les couper. Cette maison était un laboratoire électromagnétique.

Un rapide constat nous fit remarquer qu'une ligne à haute tension de 63 kV passait au-dessus de notre maison. On estime à 200 m le rayon d'action nocif d'une ligne de 200 kV. Nous étions bien dans le rayon d'action, à moins de 63 m des fils aériens.

Notre géobiologiste radiesthésiste constata une cheminée bouchée depuis 20 ans. En son sein, l'air est vicié, pourri en quelque sorte. Cette cheminée sert actuellement de foyer au feu de bois.

La maison avait été habitée avant nous par une famille dont la maîtresse de maison avait d'énormes problèmes de santé. Le caractère dépressif de sa maladie cantonna au lit cette personne pendant des années. La maison était imprégnée de ces malheurs.

Que faire devant une telle adversité ? Se sauver en courant sans tirer profit de cet échec et donc ne pas le transformer en victoire et ainsi en rencontrer un autre, se sauver une nouvelle fois sans rien apprendre de nouveau ou, tel l'aigle et le scorpion, regarder, sans se brûler les yeux, le soleil en face, pendant de longs instants ? Alors le soleil consent à livrer une partie de son secret.

C'était notre maison. Nous avons décidé de la faire passer d'une onde de vie très négative à une onde de vie très positive ! Pour cela, nous souhaitions voir basculer tous les paramètres qui le pouvaient, comme celui de la prise de terre. Quant aux autres, il nous fallait créer une contre-énergie positive supérieure à la perturbation. C'est ainsi que nous avons renoncé à faire arrêter la ligne à haute tension, quoique nous ayons essayé ; il faut bien que toute notre société prenne conscience et progresse, non ?

Dans un certain nombre de pièces et couloirs de notre maison, il fallait allumer la lumière en plein jour. Nous avons fait en sorte d'éclairer chaque endroit par la lumière du jour. Pour cela, nous avons ouvert les murs, portes-fenêtres, balcons, chien-assis et autres fenêtres de toit. Puis nous avons emmené chez nous deux matériaux nobles aux forts pouvoirs magnétiques : la pierre et le bois. Chaque pièce en a reçu et ceci fait le décor principal de notre demeure. Nous avons décapé tous les bois des fenêtres et des portes qui étaient peints en blanc sale. Le bois a retrouvé sa vitalité. De la même façon, nous avons aménagé les extérieurs par des constructions en pierre et la plantation de toutes sortes d'arbustes judicieusement implantés.

Les matériaux plastiques comme les vitrificateurs de parquet ainsi que la laine de verre se chargent en énergie électromagnétique nocive. La cire naturelle et la laine de roche agissent dans l'autre sens. Le précepte est très simple. Tout ce qui nous rapproche de la nature nous procure la santé, tout ce qui nous en éloigne la détériore.

La nuit est un moment important de régénération. Il faut donc mettre toutes les chances de notre côté pour avoir une nuit parfaite. Ainsi donc, notre lit évite les sources et cavités souterraines bien sûr, les rayonnements électromagnétiques du réseau électrique. Selon notre degré d'évolution, il est mieux de coucher la tête au nord, au nord-est ou à l'est.

Les plantes sont venues sur cette terre pour nous aider à vivre. Ne leur refusons pas ce plaisir. Plus de 100 pots de fleurs, dans toutes les pièces, rayonnent de leur douce présence. Parfois, nous passons deux semaines sans les arroser. Ceci n'est pas correct mais nous leur parlons, elles nous pardonnent et elles sont magnifiques. L'arrosage intérieur chez nous requiert une heure et environ 50 l d'eau. Les plantes jouent un rôle phénoménal sur l'onde de vie, le taux vibratoire d'un lieu. Leur présence harmonise les êtres vivants, hommes et animaux sachant compter avec elles.

Comme tout un chacun, nous embellissons chaque jour notre demeure. La qualité esthétique des choses fait aussi monter le taux vibratoire des lieux. L'harmonie est source de vie. Les teintures modernes aux insecticides créent une énergie négative. Il existe des teintures biologiques aussi jolies et efficaces. Les rideaux nous coupent de la nature. Chez nous – ce n'est pas une vérité intrinsèque, c'est la nôtre –, il n'y a pas de rideaux. La vie et la nature entrent par chaque fenêtre.

Des lampes de sel agrémentent les différentes pièces et une énorme trône depuis peu dans notre bureau, lieu où nous passons beaucoup de temps à écrire et à travailler avec les ordinateurs... Et enfin, pour harmoniser le tout, un régénérateur biotique à cristaux est placé au centre de la maison. Il équilibre les rayonnements cosmo-telluriques, réharmonise les rayonnements électromagnétiques disharmonieux. Son rôle est physique et métaphysique, en synergie avec l'état d'être des occupants de la maison car nous avons travaillé notre énergie à dynamiser cette demeure qui nous dynamise à son tour. L'onde de vie était pathogène ; elle est devenue fortement énergétisante.

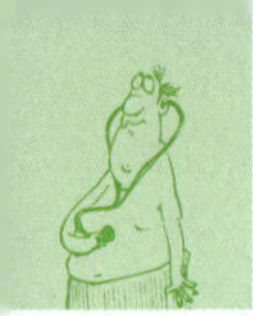

LES RÈGLES D'UN HABITAT SAIN

Nous venons d'en découvrir un certain nombre.

Nous vivons sous influence, en équilibre entre les ondes cosmiques (père, ciel) et les ondes telluriques (mère, terre).

Des phénomènes peuvent corrompre cet équilibre :

- les failles géologiques, les cours d'eau souterrains, les gisements, les poches ;
- les lignes à haute tension ;
- le béton armé, les charpentes métalliques ;
- les isolations synthétiques, les atmosphères viciées ;
- les formes architecturales disharmonieuses ;
- les points de croisement des lignes de réseau Hartmann ;
- les radars de surveillance, les appareils électriques.

Si les arbres sont tortueux donc torturés, avec des protubérances, c'est le signe d'une cassure géologique. La foudre tombe vers les cours d'eau souterrains. Le sureau pousse où existe une nappe phréatique. Les fourmis suivent les zones fortement perturbées. Les chiens ne dorment jamais sur les nœuds. Ainsi ma chienne golden retriever choisit toujours les meilleurs emplacements ; les chats, par contre, recherchent les nœuds. Plaçons notre tête en fonction de cela, pour notre sommeil.

Ces phénomènes nocifs modifient la programmation cellulaire et la sécrétion glandulaire. Il y a des maisons à cancer. Nous avons beaucoup d'exemples.

Un pépiniériste de la région m'avait donné rendez-vous chez un client pour une affaire particulière. Celui-ci accueillit notre homme avec beaucoup d'agressivité. Cela faisait le quatrième pin de 6 mètres de haut qu'il plantait au même endroit et aucun n'acceptait d'y vivre. Le client incriminait la qualité de la marchandise et commanda le cinquième et dernier. Bien sûr, à chaque fois, c'était le pépiniériste qui payait mais cela irritait le client car cela faisait 5 ans qu'il était en chantier. Je décidai alors d'intervenir. À mes premiers mots, le pépiniériste me fit comprendre qu'il fallait que je conserve mon mutisme. Je ne comprenais pas... Au retour, dans sa 2 CV, j'explosai et fus interrompu : « Je sais, je sais ce que vous allez me dire. Il ne poussera jamais là. Je suis venu avec un radiesthésiste de chez Habitat Sain, celui qui le conseille dans le choix des emplacements des grands arbres. Mon client n'y croit pas. Il a mis dehors les "sorciers". Il persiste. Je vais lui mettre le cinquième et dernier car je lui en ai vendu pour 10 000 € par ailleurs. Silence ! La vie continue. »

Des écoles, des stages de cosmo-tellurisme et mesures de l'habitat sain ont établi des conventions de mesure au pendule, corroborées par des appareils électroniques sophistiqués plus limités. C'est un exemple précis où l'irrationnel est plus performant. Il n'est que de le vivre pour le croire ! En Europe, il y a des spécialistes d'analyse de l'habitat qui peuvent nous être d'un grand secours quand quelque chose nous dit qu'il doit y avoir un problème de ce côté-là. Mes faibles statistiques personnelles vous diront que cela arrive dans 5 % des cas de maladie ou de mal-être.

Le meilleur habitat est construit en matériaux nobles comme la pierre et le bois (on en a déjà parlé) mais aussi leurs dérivés : la brique, les tuiles et ardoises, la laine de roche. Les couleurs doivent être claires et vivantes. Le chauffage au bois est le meilleur qui soit. Le chauffage solaire est agréable aussi. La distribution électrique doit être correcte avec une excellente prise de terre. Il faut éviter les moquettes et les tapis synthétiques, les revêtements muraux plastiques. Il y a pour cela la laine, le tissu, le papier sain.

Le décor extérieur naturel est harmonieux avec des arbres, des fleurs et des couleurs. Le soleil doit pénétrer dans la maison au maximum. Le chant des oiseaux est préférable au vrombissement des moteurs.

La cuisine est le centre de rencontres privilégiées avec les méthodes à l'ancienne sans micro-ondes, ni cocotte-minute, ni congélateur. Tous les appareils électroménagers seront bien alimentés et protégés.

La chambre à coucher est le lieu de toutes nos sollicitudes. Les couleurs de la chambre sont apaisantes, c'est-à-dire qu'il n'y a pas la place pour le rouge vif, le noir, même le blanc et les scènes guerrières, violentes ou sophistiquées. Dans ce havre de paix, plus les matériaux sont naturels, plus le sommeil est bon : bois, pierre, cire d'abeille, jute, coton, lambris. Les couleurs sont pastel, du genre ambre clair, vert olive ou bleu pastel. La moquette est naturelle : laine. Il n'y a pas de radio, de poste de télévision mais une belle plante qui nous aide à dormir. Elle dégage un peu de gaz carbonique la nuit, paraît-il, et on la déconseille pour cela. Mais elle fait l'inverse le jour et surtout, si on sait lui parler, elle nous aide. Un diffuseur d'essences de plantes apaisantes remplace les odeurs de désinfection chimique et ionise l'air comme dans nos montagnes. Le téléphone, le radioréveil électrique et les lumières au néon n'ont rien à faire dans une chambre de repos digne de ce nom. La forme type de l'ère du Verseau est la sphère et le cercle. Tout ce qui est rond est harmonieux. L'obédience de l'ONU progresse au fur et à mesure de l'évolution de la forme de leurs tables de réunions. Les coins de la chambre ne doivent pas être cassés par une commode. Le lit n'est jamais installé sous une cloison oblique type mansarde. Il n'y a pas de poutre au-dessus de notre tête. Ces ondes de forme créent la dysharmonie. Et les miroirs n'ont pas lieu d'être dans une chambre. Par contre, ils sont utiles dans l'entrée pour laisser venir la nature.

Autour de la tête du dormeur, rien de stimulant et excitant, soit aucun appareil électrique, aucune forme perturbée ou armoire de traverse. Le mur ne colle pas à la tête. Les ressorts des matelas créent des solénoïdes qui se chargent en ondes électromagnétiques et donnent naissance à un champ de force électrique. Le lit n'est constitué que d'éléments naturels. Les draps sont en coton, les couvertures en laine. Il n'y a pas de matelas de mousse qui se charge d'électricité. La mousse est remplacée par du duvet ou des plumes.

La montre à quartz pompe l'énergie du porteur. La nuit, elle doit rester dans la salle de bains. Les chats ont bien compris l'énergétique et ils pompent l'énergie le soir sur les genoux de la maîtresse. Si la nuit, ils dorment sur le lit, ne nous étonnons pas d'être pompés au réveil et voir le chat en pleine forme. Merci patronne !

Le soir, le repas est léger, sans viande, ni fromage, ni alcool. Il est utile de se doucher pour éliminer en conscience l'électricité électrostatique. Le pyjama est en laine, coton ou fibres naturelles. Les soucis et problèmes doivent rester dans la salle à manger ou le bureau. La chambre à coucher est un lieu de ressourcement et méditation, pas un champ de bataille. Les pensées n'ont rien à y faire. Avant de s'endormir, une bonne visualisation purificatrice est bénéfique. Il convient de l'associer à une programmation cérébrale positive.

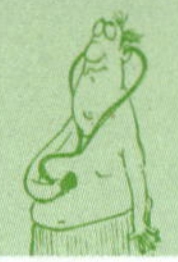

LES AUTRES CORRECTIONS D'ANOMALIES

Nous avons déjà parlé des régénérateurs biologiques et des intervenants en énergie positive. Il existe en radiesthésie, chez les spécialistes géobiologues, une panoplie complète de correcteurs électriques, de protecteurs ou déviateurs. Pour cela, le mieux est de consulter un spécialiste. Sachons qu'une coupelle remplie d'eau ou de gros sel, des pots de fleurs, de l'eau qui coule sont à même de purifier l'atmosphère de toute perturbation physique et métaphysique.

Enfin et surtout, la personnalité de celui qui habite le lieu est primordiale. L'homme a le pouvoir d'influer sur son environnement. La pensée est supérieure à la matière. La pensée crée la matière. La pensée positive engendre un état favorable. C'est la loi d'attraction.

L'IONISEU

Retournons un peu à l'école. Un ion négatif est un ion qui a gagné un électron, ce qui lui permet des réactions biochimiques bénéfiques. Notre organisme a besoin de ces ions négatifs de l'air pour vivre, afin de neutraliser les cations, ions positifs qui sont la pollution créée par l'écran de télévision, l'ordinateur, le radioréveil, le micro-ondes, les fumées de tabac. À titre indicatif, la forêt contient 5 germes microbiens au m^3, un appartement en ville : 20 000, un grand magasin : 9 000 000, une chambre d'hôpital 5 000 000 000. Cette pollution de l'air génère la fatigue, la dépression, l'anxiété, les maux de tête, la baisse de mémoire, de sommeil, de libido et les envies de grignoter.

La nature crée les ions négatifs par le soleil, le vent, l'eau qui coule. Plus on monte en montagne, plus ils sont nombreux. On le sent car ils procurent alors une sensation de bien-être et de détente.

C'est tout de même facile tout cela : un ion négatif est positif et un ion positif (cation) est négatif pour la santé ! L'ioniseur est un appareil qui fabrique des ions négatifs pour l'habitat. Ceci neutralise les odeurs, les microbes et bactéries, désinfecte et rafraîchit l'air, améliore notre respiration. Le filtre au charbon actif de cet appareil retient les poussières, les pollens, les acariens, les poils d'animaux, les virus, les vapeurs de cuisine, l'électricité statique. On peut y ajouter des huiles essentielles qui, par essence, sont antiseptiques et bactéricides. En conséquence, cet appareil merveilleux diminue la fatigue, la contagion aux microbes, tonifie le sommeil, la mémoire, les performances, la créativité, la joie de vivre, la concentration, le rendement, le calme. Il reconstitue, stimule les fonctions de respiration, circulation, sécrétion des hormones. Il est un allié sûr pour tous les problèmes d'asthme et d'allergie. Ainsi, chez soi, on travaille, dort, mange en « prenant l'air ».

L'AIDE DE L'HOMÉOPATHIE

*Autrefois, je considérais que chaque original
était un malade et un anormal,
mais à présent,
je considère que l'état normal d'un homme
est d'être un original.*

Anton Tchekhov.

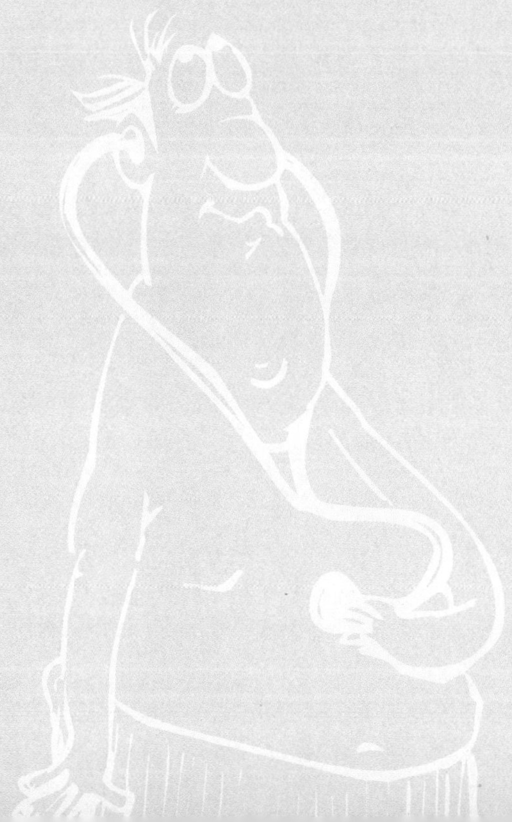

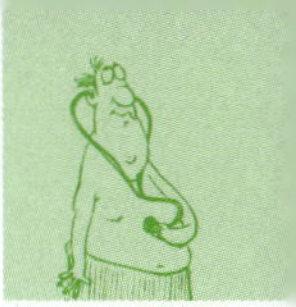

LA TOLÉRANCE

Pourquoi un chapitre sur l'homéopathie dans cet ouvrage ? Parce qu'on a beau manger correctement dans une maison saine, il peut arriver qu'on ait quelques désagréments. À ce moment-là, il faut fuir l'administration systématique de médicaments allopathiques, pratiquer des désintoxications de l'organisme, se reposer et avoir recours, le cas échéant, à l'homéopathie.

S'initier à l'homéopathie peut être utile, soit pour mieux comprendre le traitement donné par son homéopathe et agir ainsi en synergie avec lui, soit pour l'utiliser un peu soi-même avec précaution, tout en se connaissant mieux.

Ce vocable vient de deux mots grecs : *pathein* qu'on ne présente plus et qui veut dire « être malade » (sympathie, antipathie, télépathie, etc.) et *homéo* qui veut dire « semblable ». On sent déjà poindre la théorie de la similitude qu'Hahnemann, le génial initiateur de l'homéopathie, découvrit en 1790 en abandonnant la médecine traditionnelle.

Sur les bancs de la faculté de médecine de Paris, la première année, je suivais scrupuleusement les deux voies parallèles que présentaient l'allopathie (médicaments chimiques) et l'homéopathie. Je pesais les avantages et les inconvénients, certes, mais surtout la façon de guérir les petits maux de chaque jour. Puis vint la seconde année... L'homéopathie, c'est bien plus que cela. C'est une ouverture extraordinaire à la compréhension de la psychologie humaine, à l'identification des différentes personnalités morphopsychologiques. J'y ai appris aussi et surtout qu'on ne transforme pas un grand maigre voûté, qui refait le monde, le soir, sur la nappe en papier du restaurant, en un bon gros bien vivant que la seule idée de restaurant transfigure. Ces deux mondes psychologiques sont dissociés. Le premier portera toujours la névrose de son existence pendant que le second luttera désespérément pour maigrir. L'un mourra de « pas assez » pendant que l'autre mourra de « trop », dans tous les domaines. L'homéopathie apprend la tolérance.

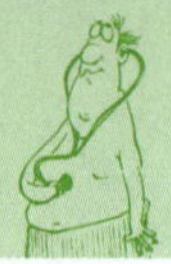

LE PRINCIPE DE SIMILITUDE

Lorsqu'on donne à un homme bien portant *Veratrum album*, du vératre ou hellébore blanc, plante liliacée des Alpes et des Pyrénées, cet homme a la diarrhée. Lorsqu'on donne *Veratrum album* en dose infinitésimale, un homme atteint de diarrhée en guérit. Une femme aussi d'ailleurs !

Le docteur Sananès écrit : « La loi de similitude établit la relation entre un effet expérimental pharmacologique humain et une situation pathologique analogue. C'est un accord entre une expérimentation sur le sujet sain et une situation morbide semblable. Le remède homéopathique efface chez le sujet malade des symptômes qu'il peut provoquer. Si le remède expérimenté sur le sujet sain trouble sa physiologie, il assurera la défense du malade qui présentera les signes analogues. »

Cette découverte se réalisa lorsque Hahnemann expérimenta sur lui-même les effets du quinquina. Il découvrit qu'en prenant beaucoup de cette substance, il avait la fièvre alors qu'il avait guéri sa fièvre par le quinquina à un autre moment. Les forgerons l'ont découvert il y a longtemps, eux qui soignent les brûlures par l'exposition à la chaleur. À ce moment-là, Hahnemann expérimente de cette façon 100 remèdes sur sa famille et ses élèves. Il en crée la pathogénésie, sorte d'inventaire des symptômes apparaissant à la prise d'un remède en doses importantes.

À partir de ce début prometteur, toutes sortes d'expérimentations de remèdes homéopathiques ont été effectuées à des dilutions (concentrations) différentes, suivant des modalités variables. Les modalités sont les circonstances où les maux s'aggravent ou s'améliorent selon le temps, la position, le mouvement, la nourriture, l'heure, le lieu, etc.

On prendra *Bryonia alba* quand la douleur inflammatoire aiguë :
- s'améliore si on ne bouge pas et fait mal en cas de mouvement,
- s'améliore si on se couche dessus,
- s'aggrave le matin vers 3 h,

et quand, en plus, on a soif de grandes quantités d'eau, quand on a une constipation opiniâtre, la toux sèche, etc.

Les brûlures améliorées par des applications froides sont du ressort d'*Apis mellifica*, par des applications chaudes du ressort d'*Arsenicum album.*

Les modalités sont donc des signes d'individualisation. Parfois, beaucoup de modalités sont identiques pour deux médicaments mais des signes secondaires les distinguent. La matière médicale de Vannier et Poirier cite l'exemple de *Cactus* et *Lilium tigrinum*, tous deux remèdes de l'avance des règles conjuguée à leur disparition pendant la nuit, à la constriction cardiaque et aux palpitations. Mais si la douleur irradie le bras gauche, c'est *Cactus.* Si c'est plutôt le droit, avec une pesanteur pelvienne demandant une compression manuelle qui soulage, c'est *Lilium tigrinum.*

Vous me direz alors : à quoi correspond cet assemblage anachronique de symptômes ? L'objet de cet ouvrage n'est pas d'expliquer les différents assemblages. Nous dirons simplement qu'il y a des explications scientifiques dans le fait d'avoir soif d'eau fraîche en même temps que des douleurs musculaires et que l'ensemble de ces deux symptômes correspond à un dérèglement hormonal ou glandulaire particulier. La médecine chinoise les explique bien. Dans ce cas par exemple, on dira qu'il y a un feu et que ça brûle. Le docteur Sananès écrit : « Le fibrome ou l'adénome est un indice d'un noyau fibreux de l'utérus et du sein. Le même signe avec des rêves appelle la compréhension de l'ensemble de l'équilibre hormonal. »

Ainsi donc, la pathogénésie a trait à des symptômes physiques, circonstanciels et psychiques puisque tout cela est lié.

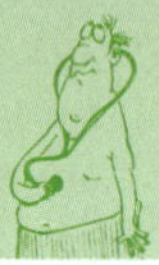

DIFFÉRENCE ENTRE L'ALLOPATHIE ET L'HOMÉOPATHIE

En allopathie, on prend des médicaments comportant des extraits chimiques se composant de plusieurs grammes de substances. En homéopathie, il n'y a quasiment pas de matière.

En allopathie, les expérimentations ont lieu sur des animaux.

En allopathie, les recherches sont orientées sur l'aspect toxique et les limites pour une substance donnée. La substance choisie combat en direct la maladie sans s'occuper du malade ni des effets sur sa personnalité. Pourtant, on sait que le café empêche certains de dormir pendant qu'il plonge d'autres dans un profond sommeil ; c'est dire si les effets dépendent de la personnalité ! *Nux vomica* guérit les ulcères des dominateurs toujours affairés et *Ignatia amara* ceux des intériorisés aux humeurs variables. La matière médicale de Vannier et Poirier dit : « Malade et remède sont intimement unis par d'étroites relations que la médecine contemporaine persiste à vouloir ignorer. Tel est le travail essentiel et complémentaire du praticien homéopathe qui aboutit à la détermination rigoureuse d'une thérapeutique invariable, non pour un “cas” donné, mais bien pour un “malade observé”. »

En allopathie, les effets sont passagers par construction. Les doses sont à la limite de la toxicité avec destruction des tissus, surtout quand la maladie est chronique. On sait très bien qu'un malade est une personne diminuée qui ne doit pas subir de violence supplémentaire, comme celle d'une agression chimique et – qui plus est – aux effets dits « secondaires ».

En homéopathie, on considère que la maladie est le symptôme d'une altération de la personnalité de la personne atteinte. L'infiniment petit ira aider au rééquilibrage, source de disparition des symptômes. Le remède stimule ou catalyse donc la réaction de l'organisme, sans les effets nocifs de substances non naturelles en grandes quantités. En allopathie, tous les cœurs fatigués ont le même besoin ; en homéopathie, il y a autant de besoins différents que d'individus. *Sulfur iodatum* soignera éventuellement un cœur fatigué mais aussi l'eczéma, un mal de tête, etc.

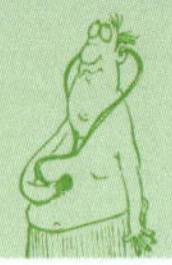

LES DILUTIONS UTILISÉES

En homéopathie, différentes concentrations sont utilisées. Celles-ci sont agitées ou dynamisées un certain nombre de fois.

- TM - teinture mère : on fait macérer la plante fraîche dans de l'alcool pendant, par exemple, 21 jours, sous une pression de 100 bars, puis on filtre et rééquilibre le degré alcoolique.

- DH - ceci s'énonce en 2 DH, 3 DH... ou D2, D3... ou 2X, 3X...
  - 1 DH : teinture mère diluée au 1/10 avec 100 agitations ;
  - 2 DH : à partir de 1 DH diluée au 1/10 et agitations ;
  - 3 DH : à partir de 2 DH diluée au 1/10 et agitations ;
  - 4 DH : etc.

- CH - 2 CH, 3 CH...
  - 1 CH : teinture mère diluée au 1/100 avec 100 agitations ;
  - 2 CH : à partir de 1 CH diluée au 1/100 et agitations ;
  - 3 CH : à partir de 2 CH diluée au 1/100 et agitations ;
  - 4 CH : etc.

- K ou korsakovienne. Les préparations précédentes se font dans des flacons séparés. Les préparations korsakoviennes utilisent à dessein le même flacon. En effet, on part du principe que les parois du flacon gardent des traces du liquide, microgouttes qui servent à la préparation suivante. On démarre la fabrication à partir de la 3e dilution hahnemannienne (3 DH), on vide le flacon qu'on remplit de solvant et on agite (dynamise) : c'est la 4e dilution soit 4 K. On continue la même manipulation → 5 K, 6 K, etc. 997 fois pour obtenir une 1 000 K.

Sur un plan purement physico-chimique, il y a équivalence pondérale :

2 DH =	1 CH	
4 DH =	2 CH	
10 DH =	5CH =	30 K
	7 CH =	200 K
	9 CH =	1 000 K

Sur un plan énergétique et donc action, il y a une grande différence d'agitation, de dynamisation.

À une 200 K correspondent 20 000 agitations. Il faut 1,5 jour pour dynamiser une 10 000 K et 10 jours pour une 100 000 K (secouée 1 million de fois !). Nous imaginons aisément le pouvoir hautement énergétique de telles préparations.

Quelle dilution donner ? Ce qui suit est un des modèles ; il y en a d'autres. Pour cela, distinguons trois types de troubles :

- *les troubles du ressenti physique* : ce sont les troubles que l'on connaît le mieux et que tout patient exprime par « J'ai mal au... » ;
- *les troubles fonctionnels* : ici, la fonction d'un ou de plusieurs organes est troublée. Les réactions à ce trouble peuvent être différentes selon les individus ;
- *les troubles psychiques* : il y a présence d'un malaise ou d'un mal de vivre psychique. Cette fois, les réactions sont encore plus individualisées. Il n'y a pas forcément de lésions organiques. Elles peuvent cohabiter cependant avec des troubles physiques et créer un cachet global individualisé, à nul autre pareil. C'est ici que l'homéopathie existe réellement. Il n'y a pas de « truc » contre la diarrhée, mais une personne qui a de la diarrhée, peur la nuit, une humeur variable, etc. L'homéopathe observe ce bel ensemble, prescrit et guérit la diarrhée mais aussi tout le reste.

- Pour les troubles localisés, on utilise 4 ou 5 CH.
- Pour les troubles fonctionnels, 7 ou 9 CH.
- Pour les troubles psychiques ou phénomènes anciens, 12 à 30 CH.

Parmi ces trois familles, existe toujours une famille prioritaire. S'il n'y a que des lésions matérielles localisées, on se situe dans les 4 ou 5 CH. Si les troubles psychiques dominent, c'est la haute dilution. Si les troubles sont nombreux et - je dirais - s'ils sont d'au moins 3 familles différentes, concomitamment chez le même patient, c'est aussi la haute dilution (15 ou 30 CH).

- Les basses dilutions de 4 CH sont à répéter longtemps.
- Les moyennes dilutions de 5 CH sont des remèdes de drainage par le sang. Il convient d'arrêter ou d'espacer les prises au fur et à mesure de l'amélioration de l'état.
- Les hautes dilutions de 7 à 9 CH ont une durée d'action plus longue. Leur usage est plus délicat : les tubes-doses du même remède sont espacés en semaines.

A fortiori, ces remarques s'amplifient avec les 15, 22, 30 CH et encore plus avec les 200, 1 000 ou 10 000 K.

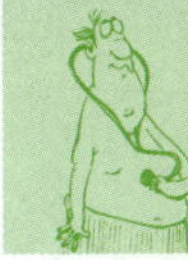

LES PRÉCAUTIONS IMPORTANTES

Manipuler l'homéopathie seul comporte des risques. Aux détracteurs de l'homéopathie, à ceux qui disent qu'il n'y a rien là-dedans et que ça ne fait rien, donnons une dose de *Lycopodium clavatum* 9 CH et il se peut que la personne passe soit une bien meilleure semaine, soit de plus mauvais moments. Cette démonstration est claire.

Nous venons de voir qu'avec les 4 CH, on pouvait travailler longtemps, et qu'avec les dilutions supérieures, il y avait des précautions importantes. En voici d'autres.

Quand Dieu créa le monde, il se reposa le 7e jour. Lorsque nous avons un traitement continu, il faut l'interrompre un jour par semaine ; souvent il s'agit du samedi ou du dimanche. Personnellement, je préfère l'arrêt du dimanche. Le samedi soir, alors, une dose de 15 ou 30 CH d'un autre remède complémentaire aux consonances psychiques complémente bien le travail. La proximité du lendemain (dimanche) pour assumer les effets non confortables d'une désintoxication éventuelle est une excellente opportunité. Ainsi, ensuite, la semaine est excellente.

Rappelons-nous comment a été découverte l'homéopathie par Hahnemann. Si on donne de grandes quantités de substances, il y a production de lésions. De la même façon, *Apis mellifica* 4 CH pris pendant des mois (à éviter) crée des rougeurs sur le corps (c'est un poison), alors qu'utilisé peu de temps, il les guérit. Méfions-nous aussi des durées très prolongées sans interruption, des teintures mères (TM) et des dilutions décimales (DH).

Souvent, surtout à notre époque, tous ces remèdes créent des libérations de toxines. L'usage d'un bon draineur associé est recommandé. L'utilité de ce draineur phytothérapique ou homéopathique est de diriger vers les organes de nettoyage, vers la sortie, les toxines. Sans cet adjuvant, où se dirigent les toxines libérées ? Un éminent homéopathe m'a donné plusieurs doses de *Sulfur iodatum* sans draineur. Je me suis fabriqué un bon calcul rénal qui m'a appris ce que je vous énonce maintenant et qui est primordial. J'ai consacré aux draineurs un long chapitre dans cet ouvrage. Il y a grand choix !

Il peut arriver aussi que des organes d'élimination comme les reins soient bloqués. Dans ce cas, si vous nettoyez à grande eau votre évier bouché, vous aurez droit à une catastrophe. Ceci est très sérieux ! C'est pour cette raison que, dans toute rencontre dans mon cabinet, je veille au bon équilibre énergétique, relance les organes bloqués ou fatigués, draine vers la sortie tous les « bouchons ».

Les hautes dilutions (15, 22, 30 CH) sont à manipuler avec précaution. Il faut toujours attendre que les effets d'une prise soient terminés pour en prendre une seconde. Un mal de tête peut très bien être plus atténué par deux aspirines plutôt que par une seule ; mais en homéopathie, cela ne fonctionne pas de cette façon. Une 30 CH crée une réorganisation cellulaire tumultueuse. Si elle est bien ciblée, l'effet de dérangement sera salutaire. Encore faut-il laisser l'effet se faire jusqu'au bout et ne pas déranger de nouveau ce qui était en voie de rangement. Il peut arriver qu'on prenne *Bryonia alba* toutes les demi-heures pour une douleur. Au fur et à mesure que cette douleur diminue, la fréquence de prise doit diminuer : toutes les heures puis toutes les 2, 3 heures, puis chaque jour, etc.

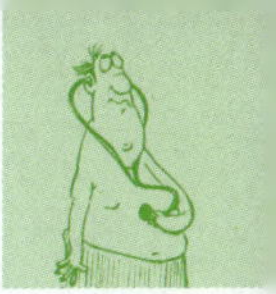

HOMÉOPATHIE FAMILIALE D'URGENCE ET MODES D'UTILISATION

Quand on ne sait pas, on donne 3 granules, 3 fois par jour.

– *Aconit napel* 9 CH : coup de froid brutal, serrement du thorax, peur de mourir ;
– *Allium cepa* 9 CH : écoulement de nez irritant ;
– *Antimonium crudum* 9 CH : digestion difficile due à des excès ;
– *Apis mellifica* 9 CH : coup de soleil, piqûres d'insectes, œdèmes ;
– *Arnica montana* 15 CH : tout choc physique ou mental, excès de sports ;
– *Arsenicum album* 9 CH : intoxications alimentaires, vomissements, diarrhées ;
– *Arum triphyllum* 5 CH : pharyngite quand ça pique ;
– *Belladonne* 9 CH : fièvre avec transpiration, insolation au début ;
– *Borax* 5 CH : aphtes, cauchemars ;
– *Cantharis vesicatoria* 9 CH : brûlures au premier degré, cystites ;
– *Capsicum annuum* 30 CH : décalages horaires ;
– *Chamomilla vulgaris* 15 CH : douleurs dentaires des enfants ;
– *China rubra* 9 CH : diarrhées épuisantes ;
– *Cocculine* : 1 dose avant le départ si mal des transports ;
– *Cocculus indicus* 9 CH : nausées en voiture aggravées par les secousses ;
– *Coccus cacti* 15 CH : écoulement de nez épais, toux grasse et de nuit ;
– *Colocynthis* 7 CH : douleurs aiguës du ventre ;
– *Cuprum metallicum* 9 CH : crampes de mollet, crampes des sportifs ;
– *Ferrum phosphoricum* 9 CH : fièvre faible, peau moite ;
– *Gelsemium sempervirens* 15 CH : trac, appréhension, inhibition ;
– Glonoïnum 9 CH : insolation avec céphalées battantes ;

- *Ignatia amara* 9 CH : si le trac noue la gorge ;
- *Ipéca* 3 DH : accumulation de mucus dans les bronches ;
- *Kalium bichromicum* 15 CH : gros écoulements de nez épais ;
- *Kalium phosphoricum* 9 CH : retards scolaires, fatigue intellectuelle ;
- *Lachesis mutus* 9 CH : insolation grave avec, en plus, du délire ;
- *Ledum palustre* 5 CH : plaies par piqûres ;
- *Lycopodium clavatum* 15 CH : intoxication alimentaire, foie fatigué ;
- *Mercurius corrosivus* 9 CH : cystites ;
- *Mercurius solubilis* 9 CH : angines, douleurs d'oreilles ;
- *Nux vomica* 9 CH : digestion difficile, écoulement de nez, éternuements ;
- *Oscillococcinum* 200 K : tout début de rhume viral ;
- *Phytolacca decandra* 9 CH : angines, pharyngites, douleur gorge et oreilles ;
- *Podophyllum peltatum* 15 CH : diarrhées explosives, gastro-entérite ;
- *Poumon histamine* 15 CH : allergies solaires et toutes allergies ;
- *Pulsatilla* 7 CH : difficultés circulatoires, jambes lourdes gonflées ;
- *Pyrogenium* 9 CH : effet « antibiotique » ;
- *Rhus toxicodendron* 9 CH : douleurs musculaires, bouton de fièvre ;
- *Spongia tosta* 7 CH : toux rauque et sécheresse nez ;
- *Sticta pulmonaria* 7 CH : toux sèche et nez bouché ;
- *Stramonium* 9 CH : terreurs nocturnes, besoin de lumière la nuit ;
- *Tabacum* 9 CH : nausées en voiture et besoin d'air ;
- *Tarentula cubensis* 9 CH : piqûres d'araignées ;
- *Vespa crabro* 9 CH : piqûres de guêpes + *Apis mellifica* 9 CH ;
- *Zincum metallicum* 9 CH : impatience dans les jambes.

Et l'on consulte son médecin ou son thérapeute dès que possible.

Les teintures mères sont présentées en flacons. On en prend un certain nombre de gouttes, généralement 20 ou 30, que l'on dilue dans un verre d'eau de Volvic ou eau de source type Mont Roucous.

Les tubes de granules contiennent des petites sphères blanches sucrées. On les prend généralement par 2, 3, 4, 5, en évitant de les toucher avec les doigts. Laissons-les fondre sous la langue tranquillement ; ceci pas moins d'un quart d'heure avant de manger et pas moins d'une heure après un repas.

Les tubes-doses ou doses renferment de minuscules granules. On prend tout le tube en une seule fois.

Existent aussi les ampoules buvables, les solutions liquides en gouttes, les triturations et les suppositoires.

La menthe, le menthol et le camphre sont à éviter pendant le traitement homéopathique, aux heures des prises.

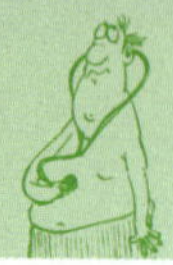

LES DIFFÉRENTES CLASSIFICATIONS

- Nebel précise 3 éléments fondamentaux de la matière : le carbone, le phosphore, le fluor. À partir de ces constituants prépondérants dans les mouvements articulaires, on a déterminé 3 constitutions types :
  – le carbonique ;
  – le phosphorique ;
  – le fluorique.

Chacun de nous se trouve dans l'une de ces 3.

- 4 entités composent notre monde et l'homme est sous influence constitutionnelle :
  – *la terre* : solide, nourricière ;
  – *l'eau* : liquide, communicante ;
  – *l'air* : insaisissable comme la pensée ;
  – *le feu* : brûlant.

- Gallien classe les hommes suivant 4 tempéraments :
  – le sanguin respiratoire ;
  – le lymphatique digestif ;
  – le bilieux musculaire ;
  – le nerveux atrabilaire.

- Nous sommes encore classés selon 5 diathèses :
  – la psore ;
  – le tuberculinisme ;
  – la sycose ;
  – la luèse ;
  – le cancérinisme.

- Le yin et le yang constituent aussi un type de classification intéressante. On est bois-foie-yin ou métal-poumon-yang ou...

Le but de cette énumération est de savoir que cela existe. Pour chaque constitution ou diathèse, chacun de nous figure dans l'une ou l'autre, selon sa morphopsychologie, son physique, son caractère. À partir de cette observation, on définit des familles de médicaments homéopathiques de terrain. Telle famille est très proche de telle personnalité biologique. Il convient alors, périodiquement, d'utiliser telle dose à titre d'entretien préventif. L'effet de cette prise plusieurs fois au cours de l'année est de préserver la santé et la longévité de chacun de nous. Un bon praticien homéopathe peut aider chacun de nous à y voir clair dans ces classifications et à nous y positionner, puis à déterminer le remède d'entretien de fond... Un sanguin psorique utilisera *Calcarea carbonica, Sulfur iodatum, Nux vomica* par exemple. Lorsque telle manifestation maladive apparaît et que cette manifestation est absolument typique de la personnalité biologique du patient, l'utilisation de remèdes de terrain doit être associée aux remèdes plus spécifiques de la crise aiguë. C'est le cas, pour notre carbonique sanguin psorique par exemple, de *Calcarea carbonica* pour les calculs, de *Sulfur iodatum* et *Nux vomica* pour les problèmes articulaires, etc.

Cette considération particulière de synergie entre une famille de remèdes et une constitution donnée est la richesse fondamentale de l'homéopathie, richesse à nulle autre pareille en pratiques médicales. Le bon exercice de celle-ci met chacun de nous en harmonie avec sa personnalité du point de vue de la santé. La maladie nous avertit que nous tirons un peu trop sur la ficelle et une bonne réaction, associée à des drainages épisodiques, nous maintient longtemps en santé. Si une personne est du type *Pulsatilla*, son mal de tête passe avec *Pulsatilla*, ses règles douloureuses passent avec *Pulsatilla*, ses lourdeurs d'estomac avec *Pulsatilla*. Enfantin, me direz-vous ? Pas tant que cela ! Tiens, tiens, j'observe que la plante *Pulsatilla* fleurit dans notre jardin. La nature est là qui nous aide...

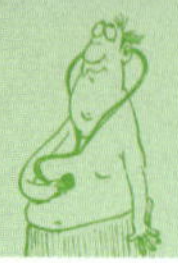

TOUT CE QU'IL TOUCHE EST D'OR

Maintenant, j'aimerais illustrer mes propos en prenant un exemple et en l'explicitant plus complètement. L'homéopathie fait des miracles là où les autres médecines s'essoufflent. C'est le cas des maux de tête, des sinusites chroniques, pour ne citer que ces cas. Pourquoi ? Parce que ces manifestations de chronicité ont un rapport avec une personnalité bien typée qui vit mal un certain nombre d'événements. Remettre ces personnalités en centrage avec elles-mêmes suffit à régler ces symptômes chroniques.

J'envisage donc de vous parler du cas d'*Aurum* qui est bien sympathique. Avant cela, j'aimerais préciser à nouveau une façon de parler chez les homéopathes. On dit d'une personne que c'est un *Sulfur* lorsque cette personne a toutes les caractéristiques que l'administration du médicament *Sulfur* remet en ordre. Dans ce cas, la prise de *Sulfur* guérit les petits maux de cette personne à la personnalité appelée *Sulfur*. Nous allons donc parler maintenant du personnage *Aurum*.

Aurum veut dire « or ». L'or est un métal lourd, puissant, reconnu. L'or pèse lourd dans ce monde. Il est synonyme de richesse et de splendeur. Il fait penser au Roi Soleil, au lion. Le lion rugit. Le personnage d'*Aurum* a d'énormes colères. Il est très jovial, surtout en représentation, en extérieur. À la maison, il est pessimiste. Le roi *Aurum* n'est pas égoïste mais son ego est énorme. C'est un sanguin. L'empilage des pièces d'or fait penser aux globules rouge vif. L'*Aurum* a le front haut et sanguin. Mais *Aurum* a d'énormes chagrins sur un fond de puissance.

En caractéristiques plus terre à terre, *Aurum* a des maux qui se dégradent au froid, l'hiver, évidemment du coucher au lever du jour quand il n'y a plus de soleil, en se tenant tranquille (ce qui est impossible). Les cuivres d'or de la musique l'améliorent considérablement.

Le plus célèbre des *Aurum* est Beethoven. Sa musique toute puissante fut même écrite par un Beethoven sourd car les *Aurum* ont des problèmes d'oreille et de bourdonnements. Le chagrin habita beaucoup notre musicien au rayonnement cosmique inégalable.

Achille, ce héros grec, fut baptisé dans les eaux du Styx, qui veut dire « chagrin ». Il ne se battit qu'une fois, à cause du grand chagrin de la mort de son ami. Sa seule présence suffisait à emmener des armées entières au combat.

Comme j'expliquais ceci par hasard (?) à un ami parisien, directeur artistique d'une maison de disques et chanteur d'une sensibilité à fleur de peau, il me dit qu'en ce moment il souffrait du tendon du pied. C'est un Aurum. *Achille était touché au tendon ! Un tout petit tendon d'Achille irrité... et un grand animateur n'avance plus.*

Napoléon fut un de ceux-là. Sont rares ceux qui, comme lui, ont assez d'ego pour avoir pu vivre au château d'or de Versailles. Il en fut comme Louis XIV, le Roi-Soleil, l'*Aurum* des *Aurum*. Il fit même inverser les signes de son zodiaque pour que le Lion soit dans son mois de naissance.

Les *Aurum* ont les sens très développés, qu'il s'agisse des oreilles (on l'a vu), du goût comme Jean-Pierre Coffe qui pique des colères monumentales car on l'a « touché au goût ». Moïse fut pris d'une colère aussi monumentale quand il découvrit le Veau d'or. Ses fidèles n'avaient donc pas vu la puissance de l'Esprit ?

Le roi David se soulageait par la musique comme M. de Sainte-Colombe qui avait grand chagrin de n'avoir pu sauver sa femme. Ratoven Karachic chante bien. Il disait que dans cette guerre, il n'y avait plus que Dieu qui puisse l'aider. En effet, *Aurum* s'en remet à Dieu sans intermédiaire. Il a des tendances au suicide pour aller retrouver Dieu. Il ne parlemente avec aucun de ses semblables. Il est au-dessus ! Saddam Hussein, seul, s'est payé le monde entier.

L'enfant *Aurum* ne supporte pas la discipline. À peine né pour diriger le monde, il prend une fessée. « Comment cette institutrice peut-elle me forcer à... ? » Il ne supporte pas la société qui le bride. Il devient délinquant. Adulte, à 50 ans, il regarde ce qu'il a fait, pleure et décide alors de disparaître. Il s'autodétruit avec fracas. Un *Aurum* ne meurt jamais seul. Il y a beaucoup de dégâts – voyez Napoléon. Son suicide est toujours spectaculaire. Cette mise en scène est une préparation théâtrale à la rencontre avec Dieu. Les cadres *Aurum* ne supportent pas la retraite et meurent à brève échéance.

Par l'acuité de leurs sens très développés, les *Aurum* souffrent beaucoup physiquement et moralement car ils ne supportent pas l'idée de voir leur temple se délabrer.

Sur le plan physique, les *Aurum* ont un certain nombre de travers. Les oreilles bourdonnent. Le nez est rouge comme chez les alcooliques. Ils mangent goulûment, surtout au début du repas car cela intime aux autres l'ordre de manger. Les dents des *Aurum* se gâtent et sont remplacées par des dents en or. Certaines femmes *Aurum* sont devenues des femmes d'affaires, après avoir ainsi réglé leurs comptes aux 30 villageois de leur enfance. Elles ont des fibromes saignants, qui pleurent (chagrin). Le cœur des *Aurum* est touché au premier plan. Supportant mal les bassesses de ce monde, ils ont de l'hypertension artérielle. La colère les soulage. Les jambes et les pieds sont lourds. Le foie souffre de cirrhose. Faut-il le soigner au rhum ? Est-ce une plaisanterie ou de la symbolique ?

Quand la fin d'un *Aurum* approche, cela se sent. Un *Aurum* distribue ses biens pour avoir un bon bilan à présenter à Dieu. Le suicide d'*Aurum* va très vite car ce personnage fait tout pour déjouer les thérapeutiques. Il ne supporte pas qu'une autorité le mette en colère.

Aurum est donc un bon remède pour ces personnalités *Aurum*, ainsi que pour les petits maux énoncés tout au long de cette symbolique. L'homéopathie n'est pas ce que nous en connaissons dans les petits médicaments inoffensifs à action lente. Une seule dose d'*Aurum* à un suicidaire, ainsi présenté, le sauvera. Une seule dose et pour de bon !

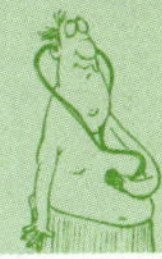

LES ÉLIXIRS FLORAUX DE BACH

Ceci n'est pas de l'homéopathie. Les fleurs des champs du docteur Bach sont associées à de l'eau de source et du cognac biologique pour rétablir l'harmonie émotionnelle de l'individu et :

– éliminer le stress et les tensions ;
– lutter efficacement contre les troubles psychiques ;
– ne plus être sous l'emprise d'états d'esprit négatifs ;
– transformer nos états de caractère négatifs en aspects positifs ;
– faciliter la communication de soi aux autres ;
– libérer notre potentiel retenu en nous à cause des conflits internes ;
– nous libérer de nos peurs, de nos angoisses et de nos doutes.

- Aigremoine (*agrimony*) : cache ses soucis derrière un masque jovial – *permet de se montrer tel que l'on est.*
- Ajonc (*gorse*) : sans espoir, « À quoi bon ! » – *donne foi, espoir et certitude.*
- Alène (*Scleranthus*) : indécision, incertitude entre deux choix – *donne résolution, choix et équilibre.*
- Bourgeons de marronnier (*chestnut bud*) : répète toujours les mêmes erreurs – *donne compréhension des leçons de l'histoire.*
- Bruyère (*heather*) : égocentrique, préoccupé de soi exclusivement – *donne altruisme, désintéressement et écoute des autres.*
- Centaurée (*centaury*) : soumission, faiblesse – *permet de servir avec sagesse, volonté et discernement.*
- Charme (*hornbeam*) : manque d'entrain – *donne de l'aide pour démarrer.*
- Châtaignier (*sweet chestnut*) : vide moral épouvantable – *fait renaître, s'ouvrir à la lumière, contrôle les émotions.*
- Chêne (*oak*) : continue à lutter malgré tout, abattement, désespoir – *donne force, patience, courage, constance et mesure.*
- Chèvrefeuille (*honeysuckle*) : lié au passé, nostalgie, regrets – *fait vivre le présent, riche de son histoire.*

- Chicorée (*chicory*) : amour possessif, donne pour recevoir – *permet de parvenir au don de soi.*
- Clématite (*clematis*) : inattention, rêverie, préoccupation, absence – *rend réaliste, présent et inspiré.*
- Eau de roche (*rock water*) : rigide envers soi, idéaliste, principes stricts – *pousse à s'accorder de la joie de vivre et un esprit souple.*
- Églantier (*wild rose*) : résignation, fatalité, passivité – *rend dynamique, avisé et enthousiaste.*
- Étoile de Bethléem (*star of Bethlehem*) : chagrin, peine, bouleversé, peur de vivre – *console, libère, donne l'envie de vivre et la paix intérieure.*
- Folle avoine (*wild oat*) : insatisfaction de qui ne trouve pas sa voie – *donne talent, ambition, discernement, affirmation de soi.*
- Gentiane (*gentian*) : mélancolie, découragement, pessimisme – *donne confiance et persévérance.*
- Hélianthème (*rock rose*) : peur panique, terreur – *donne le courage, l'oubli de soi et la volonté.*
- Hêtre (*beech*) : critique, intolérant, caustique – *donne indulgence, compréhension, acceptation.*
- Houx (*holly*) : haine, envie, jalousie, suspicion, colère – *donne un esprit généreux, compréhensif et tolérant.*
- Impatience (*impatiens*) : impatient, rapide, irritable, précipité, seul – *rend détendu, tolérant et doux avec les autres.*
- Marronnier blanc (*white chestnut*) : idées fixes, « petit vélo » dans la tête – *donne un esprit calme et une orientation constructive.*
- Marronnier rouge (*red chestnut*) : peur pour les autres – *procure la confiance en l'expérience vécue chez autrui.*
- Mélèze (*larch*) : manque de confiance, persuadé de l'échec – *rend déterminé, capable et sans crainte du résultat.*
- Moutarde (*mustard*) : tristesse sans raison apparente, mélancolie soudaine – *donne stabilité, humeur plus égale et la paix intérieure.*
- Muscade (*Mimulus*) : peur au quotidien, timidité, crainte identifiable – *donne la force tranquille et l'humour.*
- Noyer (*walnut*) : sensible aux ambiances – *donne constance, identité.*

- Olivier (*olive*) : épuisement - *conduit à l'énergie retrouvée.*
- Orme (*elm*) : accablement, dépassé par l'ampleur de la tâche - *rend capable, efficace, confiant, permet de « lâcher prise ».*
- Pin sylvestre (*pine*) : culpabilité, scrupules, se sentir responsable de tout - *donne un jugement sain dans l'humilité.*
- Pommier sauvage (*crab apple*) : honte, sentiment de saleté, attaché à des détails - *permet l'acceptation de soi et purifie nos pensées.*
- Plumbago (*cerato*) : manque de confiance en soi - *avec plumbago, on renoue avec sa certitude intérieure.*
- Prunus (*cherry plum*) : peur de craquer, impulsif - *donne apaisement, sang froid et lucidité.*
- Saule (*willow*) : boudeur, amer, rabat-joie, victime, susceptible - *retrouve joie de vivre et humour, sens des responsabilités.*
- Tremble (*aspen*) : peur vague, appréhension - *donne confiance et sérénité.*
- Verveine (*vervain*) : surrégime, surenthousiasme - *donne modération, permet d'« ÊTRE » plutôt que « FAIRE ».*
- Vigne (*vine*) : autoritaire, dominateur, cherche à imposer ses idées - *donne respect d'autrui et autorité sage et compréhensive.*
- Violette d'eau (*water violet*) : fier, distant, condescendant - *met discrètement ses capacités au service des autres.*
- Remède d'urgence (*rescue*) : événements perturbants du quotidien, choc, catastrophe - *permet de retrouver une harmonie émotionnelle.*

LA SANTÉ RETROUVÉE

Le printemps revient pour toi,
les roses vont s'épanouir pour toi,
et tu voudrais mourir ?
Sors,
dans la plus suave nuit de l'année.
Il pleut des fleurs de pruniers,
qui sécheront tes larmes.

Taï-chou-Louen.

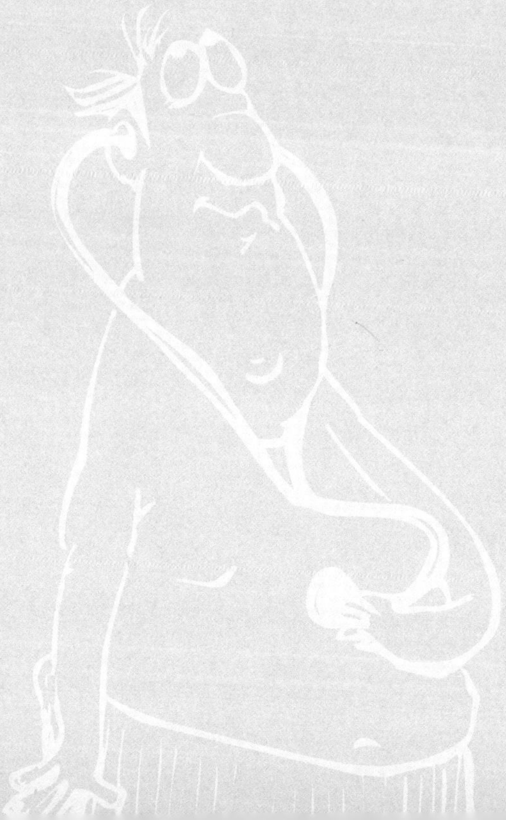

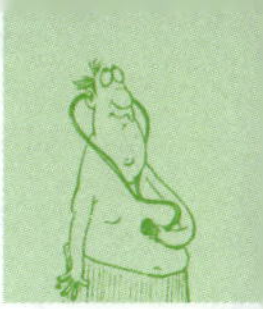

LES PREMIERS RÉSULTATS

Après ce beau travail de remise en cause générale, nous sommes surpris du résultat : la grippe traditionnelle passe son chemin, l'entretien annuel nécessaire de nos dents n'est plus nécessaire et nous le découvrons par hasard : « Tiens ! Il y a des années que je ne suis pas allé chez le dentiste. » La peau redevient douce. La vue qui baissait inverse son processus et les oculistes révisent leurs convictions en s'expliquant mal pourquoi notre vue s'améliore sauf par une erreur – toujours possible n'est-ce pas ! – d'un confrère dans le passé. Les douleurs de partout alimentent maintenant les conversations des autres. La mémoire revient. Nous nous sentons beaucoup moins fatigués le soir et nous, qu'on avait connus si souvent las, nous nous levons le matin reposés et en pleine forme. Notre moral fait plaisir à voir. On recherche notre compagnie. Nous ne craignons plus le cancer.

Au cours de ce processus de rajeunissement spectaculaire, nous rencontrons cependant, vraisemblablement, quelques crises de désintoxication que nous apprécions à leur juste valeur : fièvres, maux de tête, suées, douleurs. Nous ne gâchons pas tout en invitant des antibiotiques à jouer les trouble-fêtes. Nous savons aussi que, peut-être, nous aurons un peu de fatigue : c'est que notre organisme s'affaire à nettoyer et que nous ne vivons plus « sur nos nerfs » comme on dit. Bravo donc !

Notre cerveau fonctionne comme une horloge : nous suscitons l'admiration par notre capacité créatrice, notre imagination, notre repartie, notre vivacité intellectuelle, notre capacité de travail sans fatigue et notre instinct : nous sentons tout en toutes circonstances.

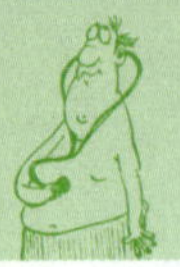

QUELQUES AUTRES CAS

Permettez-moi de raconter quelques autres cas vécus dans mon modeste cabinet. Ceux-ci nous éclairent sur la vitesse fabuleuse à laquelle l'organisme recouvre la santé quand on lui redonne un contexte strictement naturel.

Jean-Pierre vient me voir après avoir consulté un certain nombre de spécialistes. Il ne va pas bien. Il ne dort pas, prend des pilules pour cela. Il va à la selle tous les 4 à 5 jours. Il est anxieux. Il a la phobie de maigrir encore : il se pèse 2 fois par jour. Sa langue est surchargée. Il a toutes sortes de petits inconforts : des picotements aux membres, de l'eczéma, de la déprime, etc., bref de la spasmophilie comme on dit. Trois semaines de conseils adaptés contenus dans cet ouvrage, une séance de magnétisme et la remise en ordre de son dos par un étiopathe de mes connaissances. Il va à la selle chaque jour et peu à peu, tout rentre dans l'ordre.

Francine vient avec juste quelques petits problèmes cervicaux. Une étude iridologique sérieuse et un questionnaire approfondi nous font découvrir qu'elle est dans un état prédiabétique. Nous commençons le chemin inverse qui l'a menée là. Déjà, les douleurs s'estompent. Mais le plus important est le retour à la vie.

Catherine sort de quinze jours d'hôpital. « Ils n'ont pas réussi à me faire baisser ma tension. » Je lui explique qu'« ils » n'ont rien à faire baisser, que c'est elle qui va faire baisser « sa » tension. On commence alors un bon nettoyage de l'organisme. Les « compteurs » marquent 14/8 une seule semaine après. Pourtant, cette personne avait 19/12 depuis de longues années. Je l'ai revue. Ses maux de tête l'ont quittée. Elle a oublié ses jambes. C'est la résurrection !

Yves fait une compétition athlétique sérieuse. Il a un malaise pendant un semi-marathon. Il crie donc « au secours ». On décèle une surcharge méta-

bolique sérieuse de l'organisme. Désintoxication, magnésium, quelques compléments alimentaires après la désintoxication ont remis Yves plus vite sur pied qu'il ne l'espérait. Et il a compris ce qu'il doit éviter.

Christian a un pouls régulier à 112. On revoit ensemble ce qui crée son obésité. Il sait que toute la partie supérieure de son thorax respire mal. Ses côtes ne se dilatent pas à la respiration. Il risque un problème cardiaque. On s'en explique. Et l'on entreprend la « réparation » d'un commun accord. Le pouls revient vite à 70.

Philippe vient me voir avec une sclérose en plaques suite au « tuyau » d'une amie ayant vu la sienne résorbée par une prise en charge réelle suivant ces méthodes naturelles. Le médecin l'a déclarée guérie. Philippe est emballé par l'idée. Il se présente sur un fauteuil roulant, parle mal, ne bouge ni les jambes ni les bras. On entreprend le chemin inverse de celui qui dégénère son organisme. Je lui fais des cassettes de sophrologie, réforme l'alimentation, entreprends des cures de désintoxication, fais des séances de magnétisme. En quatre mois, la réponse de ses jambes passe de 17 % à 43 %. L'activité motrice du cerveau de 50 à 74 %. On l'observe parlant mieux, téléphonant, s'intéressant à pas mal de choses, se grattant le visage avec les mains... et souffrant beaucoup. Car toute maladie chronique de dégénérescence endort l'organisme lentement vers la mort. Toute guérison repasse par des crises aiguës qui font souffrir. Je suis heureux. Ses jambes se remettent à bouger. Les « formules » du professeur Lautié à base d'huiles essentielles et d'huiles de première pression à froid font merveille, accompagnées du reste. Et puis, d'un seul coup, en pleine régénérescence, il ne vient plus. Il faut dire que 1 000 km nous séparent. Ainsi va la vie. Sans doute que cela devait se faire ainsi !

Marie vient avec une dépression chronique. La carence en minéraux en est la cause. En trois semaines, elle voit la vie autrement.

Bernard accompagne sa femme qui est « Miss Angoisse » : « Oh ! Vous n'y arriverez pas, je fais des angoisses depuis toute petite. Dans ma famille, je suis reconnue pour ça. » On s'occupe de ses croyances qu'on jette aux orties. Elle demande que je regarde les analyses de son mari. Elles ne sont pas bonnes car il a un PSA désastreux (c'est le marqueur du cancer de la prostate). Il prend peur. On parle réforme alimentaire. Au retour dans la voiture, il décide de ne plus manger que des légumes crus. Un jour, il apparaît à une conférence sur la cure de raisin et il déclare à l'assistance ébahie : « Je n'ai plus rien, ma femme non plus. » Et il donne des détails pendant que je me repose, car c'est fatiguant d'argumenter : il le fait si bien ! Il a repris depuis l'alimentation dite normale. La vie est belle !

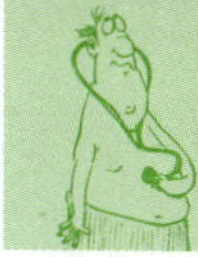

Chaque semaine, la liste est longue bien sûr. J'ai voulu encore citer quelques cas qui montrent que ce retour à la vie est rapide quand la nature a de nouveau le champ libre.

Pablo Picasso nous a confié : « On met très longtemps à devenir jeune. »

La réforme vitale peut ne pas guérir totalement mais peut aussi tout guérir si, par ailleurs, les conditions sont remplies. L'air et l'exercice procurent l'oxygénation qu'aucun aliment ne donne. Chaque ingrédient de l'hygiène vitale a son rôle qu'aucun autre ne peut remplacer. 50 % du problème est statistiquement celui de la nourriture mais, pour un individu donné, ce peut être 2 % si, par exemple, il y a un blocage énergétique causé par un problème émotionnel. Le fait est que notre alimentation, nos émotions, notre cadre de vie sont organisés n'importe comment.

Oui ! L'homme peut vivre 100 à 120 ans ! Observons les animaux : ils meurent déjà statistiquement de façon plus groupée en âge : un chien vit jusqu'à 13, 14 ans, à 2 ans près. Les animaux vivent en moyenne 5 à 7 fois la durée de leur croissance. La croissance est de 20 ans chez l'homme. 5 à 7 fois, cela correspond de 100 à 140 ans. L'homme meurt entre 20 et 95 ans. On voit, d'après cette observation, que des perturbations graves existent dans le déroulement de sa vie. De plus, par analogie vertébrale et métaphysique, on conçoit donc la vie jusqu'à 120 ans. On y va tout doucement.

Que se passe-t-il ? Les hommes, contrairement aux animaux, meurent souvent de maladies dégénérescentes comme le cancer, la démolition des artères, etc. L'homme boit de l'alcool et fume, assimile des excitants. Bref, il recherche tous les faux dieux qui pourraient le sortir de son ennui morbide habituel... et il en meurt comme la Rome antique en est morte. La femme vit environ 8 ans de plus car elle boit moins, mange moins et moins mal, fume moins, nettoie son sang ! Faisons une simulation sur une population mangeant correctement, vivant dans la nature sans angoisses, courant, riant comme mon chien qui, à 15 ans, jouait une heure chaque soir, etc. Faisons mathématiquement cette simulation en enlevant les causes de mort, les cas de dégénérescence et nous trouverons plus de 100 ans.

Et les cures de rajeunissement ? D'abord le « système cures » est mauvais : on fait n'importe quoi, y compris consciemment l'inverse de ce qu'on doit faire et hop ! On prend un « truc » qui corrige tout et puis on recommence. Chimères ! Quand quelque chose est vieux, le point de non-retour est dépassé. On a plutôt intérêt à l'empêcher de vieillir, chaque jour, sans effort, avec des habitudes différentes. Dans ce cas, il n'y a pas de choc (toujours nocif). Je suis contre les cures de jeunesse miracles qui permettent de ne pas traiter les problèmes. De plus, bon nombre de ces cures utilisent des procédés thérapeutiques désagréables, ayant, par exemple, nécessité le sacrifice d'animaux jeunes et en bonne santé. L'effet d'excitation obtenu est pris pour un regain de vitalité. La principale cure pour moi est celle de chaque jour : oxygénation permanente, vie saine et une alimentation qui nourrit sans surcharger, méditation, positivité, amour...

Pour « vieillir jeune », selon la charmante formule du professeur Lautié, on peut utiliser les aliments qui luttent contre le vieillissement (par exemple l'oignon), on peut aussi forcer sur ceux qui assurent un bon fonctionnement du système circulatoire. Ajoutons-y ceux qui « soignent » le foie, les reins, soit les organes qui nettoient l'organisme. L'exercice physique et la marche sont prépondérants. Une bonne colonne vertébrale, un enthousiasme à toute épreuve et le sentiment (à organiser) d'être utile jusqu'à la fin de ses jours sont des gages de réussite.

Si nous faisons partie de ces gens qui respectent leur nature humaine, si nous refusons à notre nourriture industrielle dénaturée le pouvoir de mener l'évolution de l'espèce humaine à sa perte, si nous voulons vieillir jeune, alors mangeons une nourriture solide, saine, chaque jour. Et nous consacrerons le septième jour à nous reposer l'organisme. Ce jour-là, nous adopterons soit un jeûne complet, soit une monodiète de raisins, de pommes, de cerises, etc. Ce jour-là sera alors un rendez-vous auquel notre organisme s'habituera. Il déclenchera à chaque fois le processus de nettoyage en stimulant ses fonctions d'élimination. Nous perdrons aussi un peu de poids. La perte de ce poids est intéressante parce qu'il ne s'agit pas d'une fonte des muscles ni d'une perte d'eau, mais bien, cette fois, d'une épuration de toxines. Les six autres jours ne seront pas consacrés à ne faire que des bêtises, sachant qu'il y a le septième pour tout nettoyer. Même si nous mangeons correctement pendant ces six jours, l'alimentation moderne nous apporte des toxines, que nous le voulions ou non. Si nous voulons profiter d'un organisme de plus en plus propre, de cellules de plus en plus détoxinées, d'une oxygénation de plus en plus efficace, donc réduire le risque de maladies graves, nous mangerons le plus sainement possible six jours dans la semaine et, le septième jour, nous nous reposerons comme des dieux que nous sommes. Nous nous relaxerons, méditerons chaque jour calmement dans une pièce de notre maison prévue à cet usage, maison que nous aurons dynamisée de mille couleurs et matériaux d'harmonie.

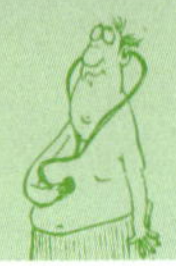

QUELQUES FLASHS

Amusons-nous un peu et voyons ce qu'on a observé :

- Il y a beaucoup d'yeux bleus chez les centenaires.
- La sédentarité n'est pas bonne pour la longévité mais le trop de labeur physique y nuit aussi. Ingénieurs et professeurs vivent plus vieux que manœuvres et agriculteurs.
- Il y a trois fois plus de morts en voiture qu'en autobus et 7 fois plus en moto.
- 4 300 tués sur les routes par an en France et très peu en moins chaque année malgré des dépenses folles en radars et sanctions, à comparer aux 100 000 vies à gagner en consommant 5 fruits et légumes par jour.
- Les vacances et le repos portent à vivre plus vieux.
- Les centenaires avaient tous la passion de leur métier. 70 % d'entre eux travaillaient encore à 70 ans et 8 à 9 % à 90 ans !
- Les espérances de vie ont augmenté de 25 ans pendant ce siècle.
- Le dernier étage d'un immeuble n'est pas recommandé.
- La vie à la campagne est bien meilleure.
- Le Midi-Pyrénées, la Vienne et l'Indre-et-Loire sont plus recommandés que la Bretagne, la Picardie et le Nord-Pas-de-Calais, en matière de mortalité.
- Le tabac tuerait 60 000 Français par an et 4 millions dans le monde, dont 70 % dans les pays en développement.
- 5 millions de personnes ont contracté le virus du sida cette année dans le monde.
- Les médicaments, le sucre précipitent l'issue fatale.
- Les légumes crus et les fruits la retardent.
- Des parents et grands-parents morts tardivement sont de bon augure.

- Le sommeil profond sans somnifère est favorable. Ronfler est défavorable car l'organisme s'oxygène de façon désordonnée.
- Une activité sexuelle régulière prolonge la vie en améliorant l'équilibre psychologique.
- Les centenaires sont quasiment tous irritables, tyranniques, intolérants mais rient beaucoup.
- Les centenaires chantent tous de bon cœur et couramment.

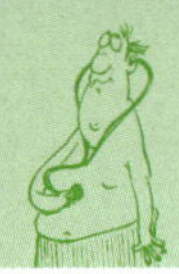

QUELQUES BONS TRUCS POUR ASSAINIR LA SANTÉ PUBLIQUE

Les dépenses de santé de la Sécurité sociale peuvent diminuer. C'est facile. Demain si l'on veut. Il suffit d'essayer. Commençons par supprimer les médicaments inutiles, puis que notre pays vende les autres au prix moyen européen. Pour commencer...

Les soins médicaux ont perdu de leur noblesse. Ils ne se gagnent plus à la sueur de notre front. Ils sont gratuits, donc sans valeur. On jette les médicaments, on butine de thérapeute en thérapeute, on essaie un jour ou deux, puis on change. Une personne sur cinq ne vient pas au rendez-vous. Malades, nous sommes pris en charge de A à Z sans transparence, sans effort de compréhension, sans dialogue conséquent, sans prise en main personnelle. Et, de fil en aiguille, notre santé n'est plus une valeur à gagner. Au 1er janvier, on se présente des vœux de santé : « L'essentiel c'est la santé », l'air de dire : « Pourvu que j'aie de la chance de ce côté. » Il ne s'agit pas du tout de chance. La santé se gagne.

L'homéopathie est inscrite à la pharmacopée française depuis 1965. 1 000 médicaments sont pris en charge par la Sécurité sociale de notre pays. Chaque année, on diminue son remboursement. Les médicaments homéopathiques ont un effet plus rapide dans bon nombre de cas, par exemple : la grippe. Les animaux y réagissent aussi : donc ce n'est pas l'effet placebo. Un Français sur trois les utilise. Un médecin homéopathe coûte beaucoup moins cher au pays ; les remboursements des ordonnances coûtent 0,25 % des remboursements de la Sécurité sociale. En juillet 1991, le Parlement européen a reconnu l'homéopathie et a demandé le remboursement sur l'ensemble de la Communauté. L'homéopathie est une médecine européenne. Les médicaments homéopathiques ne sont en général pas dangereux, alors que leurs « concurrents directs » ont des effets nocifs réels. On reconnaît sur les notices contenues dans les emballages les effets secondaires. C'est qu'on les connaît pour les avoir expérimentés.

Tous les médicaments modifient le métabolisme naturel. À ce titre, ils engendrent des effets secondaires qui n'apparaissent pas sur la notice. Le Mag 2, couramment employé pour doper en magnésium, encrasse surtout le foie. Quel est l'effet du magnésium chimique fourni dans ces conditions ? Et pourtant, il s'agit d'un des plus utilisés. Tout le monde peut se tromper. Des médecins allopathes, homéopathes, naturothérapeutes se trompent. Des malades se trompent en prenant aveuglément des médicaments en surdose, des médicaments qui ne leur conviennent pas. Ces erreurs ne créent pas de dommages en homéopathie. Alors, ensuite, il faut réparer ces dommages avec d'autres médications. Cela coûte très cher à la santé et à la Sécurité sociale.

Les petits maux de tous les jours ne requièrent pas forcément l'intervention du médecin. Il existe un certain nombre de cas d'utilisation des végétaux. C'est facile et efficace.

Béatrice me téléphone un soir, avec un mal de coude abominable. Rien n'y a fait. Je lui ai déjà recommandé plusieurs fois d'entortiller son coude pendant la nuit de feuilles de choux. Elle n'a pas essayé ; cela a fait rire toute la famille, le pharmacien, etc. Mais ce soir-là, Béatrice a trop mal. Elle insiste. Comme elle habite loin de chez moi, je lui propose à nouveau, pour cette nuit, « ma » feuille de chou. Elle n'en veut toujours pas. Elle veut quelque chose d'efficace. On tergiverse. On ne se comprend pas et on se quitte au téléphone. Le surlendemain midi, elle rappelle. N'en pouvant plus et n'ayant rien d'autre, elle a essayé « ma » feuille de chou. Depuis, elle n'a presque plus mal. Elle a passé la matinée à expliquer à ses voisins les bienfaits de la feuille de chou la nuit, posée sur la douleur ; elle est allée voir le pharmacien ; elle m'explique dans les moindres détails...

La paix thérapeutique ? Cette jolie expression était chère au docteur André Passebecq.

Maurice vient me voir. Je lui avais dit d'emmener ses analyses et médicaments. De ceux-ci, il y a deux sachets pleins. Des tas de boîtes de toutes sortes. Le médicament B donne un peu de tonus pour diminuer l'effet du A qui calme, etc. 12 cachets à chaque repas. Le cerveau ne sait plus où donner de la tête. Il dirige une armée aux sujets incontrôlés. C'est le désordre le plus complet.

La paix thérapeutique, c'est l'arrêt total de tous les médicaments, drogues, pendant un temps au moins. L'organisme retrouve alors son identité profonde. Il peut commencer à réparer les méfaits de toutes ces prises. J'ai vu une personne en vacances se remettre à dormir subitement en arrêtant toutes ses potions censées la faire dormir sans résultat. C'est la paix thérapeutique.

Léon Binet écrivait : « Le jardin est une officine dont nous devrions nous servir plus souvent. »

L'autre soir, j'ai reçu Paul. Trois semaines avant, il était venu, à tout hasard, après dix ans de sciatique et avant son opération fatale programmée. Nous avons beaucoup parlé. Pendant ces trois semaines, nous avons commencé la désacidification de son organisme. Il n'est pas allé à l'opération. Sa femme m'a téléphoné pour me dire qu'il était transformé. Elle l'a retrouvé comme elle l'avait épousé, avec un punch phénoménal. Il a repris le sport. Toute la famille a modifié son alimentation. C'est la révolution culturelle. Il était ébahi, chez moi, du peu de choses à faire pour se retrouver bien.

Une sciatique traitée conventionnellement coûte entre 200 et 10 000 € à la santé publique, ceci pendant 3 semaines à 4 ans. Chez un ostéopathe, elle coûte entre 38 et 150 €, ceci pendant un jour à 2 mois. Paul a préféré notre méthode qui n'a rien coûté et lui a éveillé les sens pour l'avenir.

Dès le lancement en 1994 de l'étude SUVIMAX dont nous avons déjà parlé dans ce livre, nous pouvions en affirmer les conclusions et gagner les coûts de l'étude. On les connaît depuis le début du siècle dernier. Elle est largement développée dans cet ouvrage. Ensuite, peut-être, dans 10 ans, nous pourrons faire une autre étude pendant 10 ans avec 100 000 personnes pour savoir si les aliments naturels et variés sont plus ou moins efficaces que les comprimés. Je propose que l'on donne à 50 000 cobayes humains les comprimés et aux 50 000 autres de bons aliments. Ainsi, dans 20 ans, nous apprendrions que les aliments naturels sont cent fois plus efficaces, sans effets secondaires, sans intoxication des organes émonctoires, etc.

On dit souvent que les aliments biologiques coûtent plus cher que les autres. Notre société est ainsi construite : les bonnes machines à laver sont plus chères que les modèles minables. La culture biologique requiert des soins particuliers dans la lutte contre les insectes sans produits chimiques. L'alimentation saine demande en contrepartie beaucoup moins de viande, produit coûteux. Les jours de monodiète ou de cures de raisin sont très bon marché. La maladie, donc l'absentéisme, baisse dans les entreprises. La consommation de drogues baisse au profit d'une augmentation des produits agricoles biologiques, dont le prix baisse de ce fait. La compétitivité est de la partie. Les frais de maladie ne secouent plus le pays en crises d'alarmes répétées.

La méditation ne coûte rien. Elle prend un peu de temps, dit-on. Le mécanisme mis en place par cette pratique quotidienne organise notre cerveau. Nous sommes d'une efficacité incroyable ! Nous gagnons beaucoup de temps. C'est trop simple pour être opérant ? Essayons !

Et enfin, osons en parler ! L'intelligence, l'imagination, la créativité croîtront. Les drogues abêtissent les populations, les digestions lourdes les alourdissent, le manque d'oxygénation, les scléroses, les excitants les épuisent, les carences les angoissent. C'est vrai qu'ainsi elles sont plus faciles à gouverner. Le docteur Passebecq écrivait : « La vraie santé physique et mentale libère l'homme et le préserve des égarements. Elle le met en état de mieux comprendre le sens de sa vie et le rend, dans une large mesure, maître de sa destinée. » Essayons une cure de désintoxication, au hasard de celles décrites dans cet ouvrage ; nous apprécierons à quel point, ces jours-là, notre esprit est clair.

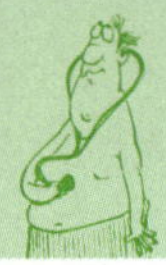

QUELQUES RÈGLES DE VIE SAINE EN RÉSUMÉ

Osons insister encore et nous répéter !

Faisons les choses dans un ordre logique, sachons nous organiser et aider ainsi notre cerveau à être plus efficace, d'autant qu'il est prêt, après un petit déjeuner aussi sympathique que celui ici proposé.

Vivons avec la nature qui remet tout dans l'ordre et pour laquelle nous sommes faits. Profitons de son soleil, de sa lumière, de son oxygène et de ses paysages merveilleux. Des tests probants sont actuellement réalisés sur des personnes âgées qui retrouvent la mémoire par simple observation des arbres des forêts.

Essayons de garder le contact avec les saisons. Les fruits et légumes de saison s'assimilent mieux. Leur valeur énergétique est à son paroxysme. Le sage chinois écrit que l'homme doit manger ce qu'il trouve à moins de cent pas de son domicile. La compréhension totale est dans cette phrase. Le gibier et la viande en automne et hiver, les crudités quand elles poussent, des pommes toute l'année jusqu'en mars. Tant pis pour les fraises de Madagascar en février : elles annoncent à l'organisme qu'il faut donner des ordres de réfrigération au corps, car il fait 30 °C et 100 % d'humidité. Les méridiens, chargés de mesurer le temps qu'il fait et le temps qui passe, ne savent plus où ils en sont.

Tout est énergie électromagnétique. Les dernières découvertes le confirment encore et encore. Les fruits et légumes de saison en sont porteurs. Les conserves ne conservent que des calories et de la chimie. Les végétaux, venus sur terre pour nous aider à vivre, ont une vibration cosmique. Leur assimilation est une marche vers l'évolution universelle. C'est pourquoi toutes les médecines, poussées dans leurs retranchements en cas d'impasse, recommandent les nutriments crus de saison.

Chaque saison a donc son rôle et les aliments qui y viennent à terme ont le même rôle. Il faut manger des fruits parfaitement mûrs pour cette raison. C'est à ce moment-là de l'année que nous dépensons le plus d'énergie. La digestion est facile pour cette raison aussi. En automne, saison qu'a choisie Dame Nature pour perdre ses feuilles, libérons-nous de nos toxines, de nos cellules mortes. C'est la saison des cures de désintoxication, de la cure de raisin. L'hiver nous offre les légumes à racines plus riches et plus « lourds » afin de stocker par ce temps rude. Le printemps est le renouveau. Ne dit-on pas « un nettoyage de printemps » ? Au printemps, on nettoie son sang, ses fonctions d'oxygénation pour un été énergétique à son paroxysme. Cette roue de fortune n'est pas construite au hasard.

Marchons chaque jour, en toute occasion : la marche est un sport non violent, bon marché et méditatif de première qualité. Au cours de ces marches, respirons, méditons... Sachons nous relaxer, surtout sachons « lâcher prise » dans notre tête, car c'est la forme de surmenage la plus terrifiante.

Évitons tous les stimulants culinaires et autres et veillons à bien dormir 7 heures chaque nuit, la tête au nord ou à l'est, dans une maison saine. Ne restons pas sédentaires et inutiles devant la télévision selon la moyenne française actuelle de 30 heures par semaine. Terrifiant !

La sieste a d'innombrables bienfaits : elle renforce la santé et prévient les maladies cardiovasculaires. Elle augmente l'efficacité au travail, requiert un temps de sommeil moindre, diminue le stress et rend aimable et positif.

Offrons la paix thérapeutique à notre corps qui attend ce jour béni pour enfin vivre. Les antibiotiques font baisser les bêta et gammaglobulines, agents immunitaires de défense anti-infectieuse, et ceci pendant quatre semaines après l'arrêt du traitement.

Le soir, dans notre lit, avant de nous endormir, ayons une visualisation positive : la vie en est si riche. Soyons joyeux, répandons le sourire... La vie nous le rendra au centuple.

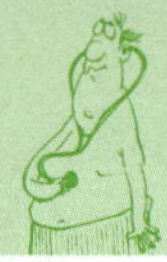

TOUT VA CHANGER CE SOIR

C'est le titre d'une chanson de Michel Fugain : « Tout va changer ce soir, on prend un nouveau départ. » Tout d'abord, comme nous l'avons écrit au début de cet ouvrage, on ne commence pas la voile par un tour du monde en solitaire. Il s'agit de commencer doucement. Peu à peu, chacun améliorera sa connaissance des choses. Nous faisons des bêtises ; la nature interpelle parfois sévèrement ; nous rectifions. Et inlassablement, nous recherchons les causes. Un travail de fond se construit un peu chaque jour. Nous réunissons tous les atouts pour que notre organisme ne remplisse pas les conditions de fabrication d'une tumeur, d'une obstruction circulatoire. Nous savons ce qu'est l'hygiène intestinale. Nous avons appris à en déceler les anomalies car nous savons que c'est la source de problèmes graves. Nous apportons chaque jour minéraux, vitamines naturelles et pensée positive.

Au niveau social, ce ne sera pas facile. « Allez, un petit Ricard, ça n'a jamais fait de mal à personne. » On nous prendra pour un farfelu. Le milieu familial dans lequel nous chercherons peu à peu à l'imposer ne sera pas forcément favorable. On aura du mal à nous inviter car nous serons beaucoup trop « originaux ». Et puis la publicité omniprésente continuera à nous assaillir, à nous tenter. Nous ferons des écarts, beaucoup d'écarts. Nous serons plus dérangés que les autres par ces écarts. Les tentations seront nombreuses. Mais, peu à peu, nous ferons des adeptes devant les résultats obtenus. Ce nouveau contexte nous aidera à son tour et nous réussirons. Notre sérénité devant la maladie et notre attitude positive face à cette embûche finiront par intéresser notre entourage. La nature a horreur de la complexité ; le caractère simple de notre vécu finira par l'emporter.

Cette remise en cause est une véritable révolution physique, certes, mais surtout spirituelle. Par ce « petit jeu », nous apprenons à nous connaître, à nous aimer, donc à aimer les autres. Notre réussite étonnera beaucoup de monde. Ce sera l'occasion d'en parler et de proposer la même démarche.

Des amis retrouveront la forme de leurs vingt ans et ce sera un partage avec eux. Quel vécu d'amour !

Il ne nous reste plus qu'à nous mettre au travail. Saint Bernard a dit : « Ce que l'on fait crie plus fort que ce que l'on dit ! »

Je tiens maintenant à vous remercier de la confiance que vous me faites en lisant ces lignes.

Cependant, je vous invite à vivre votre vie, selon votre intuition. De ce point de vue, oserais-je vous écrire que tout ce que vous venez de lire est faux ?

Je vous souhaite une belle vie longue et heureuse. Vous en avez les moyens...

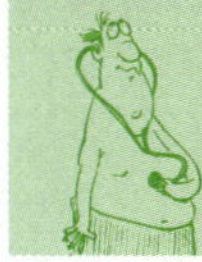

BIBLIOGRAPHIE

G. ALTENBACH, *Lieux magiques et sacrés de France*, Robert Laffont.

G. APFELDORFER, *Je mange donc je suis*, Payot.

R. BONEWITZ, *Cristal de vie*, Le Souffle d'Or.

J.-M. BOURRE, *La diététique du cerveau*, Odile Jacob.

J. BRANDT, *La cure de raisin*, Dervy.

B. CARRE, *Cours de magnétisme, de radiesthésie, de sophrologie.*

D. CHOPRA, *La vie sans conditions*, InterÉditions.

D. CHOPRA, *Le corps quantique*, InterÉditions.

G. DAMEON-KNIGHT, *Karma, destinée et Yi-king*, J'ai lu.

Y. DAVROU, *La sophrologie*, Retz.

J.-M. et N. DELECROIX, *L'apprentissage de la nutrition au quotidien : 265 assiettes sans fausse note*, Dangles.

R. DEXTREIT, *La cure végétale*, Éditions de la revue « Vivre en harmonie ».

N. DONALD WALSCH, *Conversations avec Dieu*, t. I, t. II, t. III, t. IV, Ariane.

AL LAMBIN DOSTROMON, *La spectrologie médicale*, Anthropocosmiques.

P. DROUOT, *Guérison spirituelle et immortalité*, Roseau.

P. DROUOT, *Nous sommes tous immortels*, Édition du Rocher.

B. et R. DUTHEIL, *L'homme superlumineux*, Sand.

Énergie Santé, revue.

S. FAELTEN, *Les minéraux*, Québec Agenda.

J. FRICKER, *Le guide du bien-maigrir*, Odile Jacob.

S. GAWAIN, *Techniques de visualisation créatrice*, Vivez-Soleil.

R. G. HAMER, *Genèse du cancer.*

R. G. HAMER, *L'infarctus, maladie de l'âme.*

G. KATZ, *Santé et thermalisme*, Dangles.

C. KOUSMINE, *Votre alimentation*, Robert Laffont.

C. KOUSMINE, *Soyez bien dans votre assiette*, Sand.

G. KRIYANANDA, *Méditation*, Amrita.

Ph. LAGARDE, *Lumières nouvelles sur la prévention*, SMC.

P. LANCE, *La margarine et le cancer*, Ère nouvelle.

B. LEGRAIS, *Santé et cosmo-tellurisme*, Dangles.

P. MANOURY, *Traité pratique de magie sexuelle*, Librairie de l'inconnu.

D. MARTINEZ, *Cours de médecine traditionnelle chinoise.*

O. MIKHAEL AIVANHOV, *Harmonie et santé*, Prosveta.

M. MONTIGNAC, *Je mange donc je maigris !*, Artulen.

D. NATURE, *Le livre de la vie*, Éditions permanentes.

E. NIGEL, *Pouvoirs merveilleux de la pomme*, Andrillon.

PAPUS, *Traité méthodique de magie pratique*, Dangles.

A. PASSEBECQ, *Cours complets de naturopathie.*

A. PASSEBECQ, *Encyclopédie de naturopathie.*

A. PASSEBECQ, *Qui ? Découvrez qui vous êtes et qui sont réellement les autres*, Dangles.

G. PERRIN, *Cours de psychothérapie.*

G. PERRIN, *De la thérapie à l'initiation*, Roseau.

Y. ROCARD, *La science et les sourciers*, Dunod.

ROGER (Frère), *Amour de tout amour*, Les sources de Taizé.

G. ROULIER, *L'ostéopathie*, Dangles.

J. SEIGNALET, *L'alimentation ou la troisième médecine*, collection « Écologie humaine », François-Xavier de Guibert.

G. SIMONOFF, *La nouvelle éternité*, Grasset.

R. SANANES et A. C. QUEMOUN, *Cours complets d'homéopathie.*

D. SERVAN-SCHREIBER, *Guérir sans médicaments*, Robert Laffont.

D. SOLEIL, *Guide des régimes*, Vivez-Soleil.

T. SOUCCAR, *Okinawa : l'île où on ne vieillit pas*, Lia Ambrosia.

R. THEWISSEN, *Aimer et guérir*, Hachette Carrère.

R. TOQUET, *La biodynamique du cerveau*, Dangles.

R. WALFORD, *La vie la plus longue*, Robert Laffont.

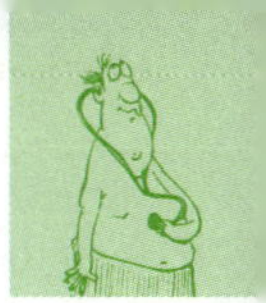

SITES INTERNET

http://forum.doctissimo.fr
http://fr.wikipedia.org
http://www.dgccrf.bercy.gouv.fr
http://www.healthandfood.be
http://www.lanutrition.fr
http://www.lesclesdelasource.com
http://www.passeportsante.net
http://www.vegetarisme.fr

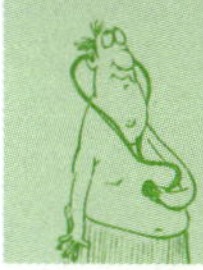

TABLE DES MATIÈRES

L'ALIMENTATION ET SON ÉVOLUTION DANS L'ORGANISME

LE SUCRE

MINÉRAUX ET OLIGOÉLÉMENTS, SOURCES DE VIE

QUELQUES NUTRIMENTS USUELS

Et maintenant, tous à table !

Quelques recettes...

Faut-il compléter l'alimentation ?

Les maladies

Le nettoyage

Maigrir

L'ARBRE DE VIE

L'habitat sain

L'aide de l'homéopathie

La santé retrouvée

conception
réalisation
mise en page
pca
44405 Rezé cedex